大展好書　好書大展

品嘗好書　冠群可期

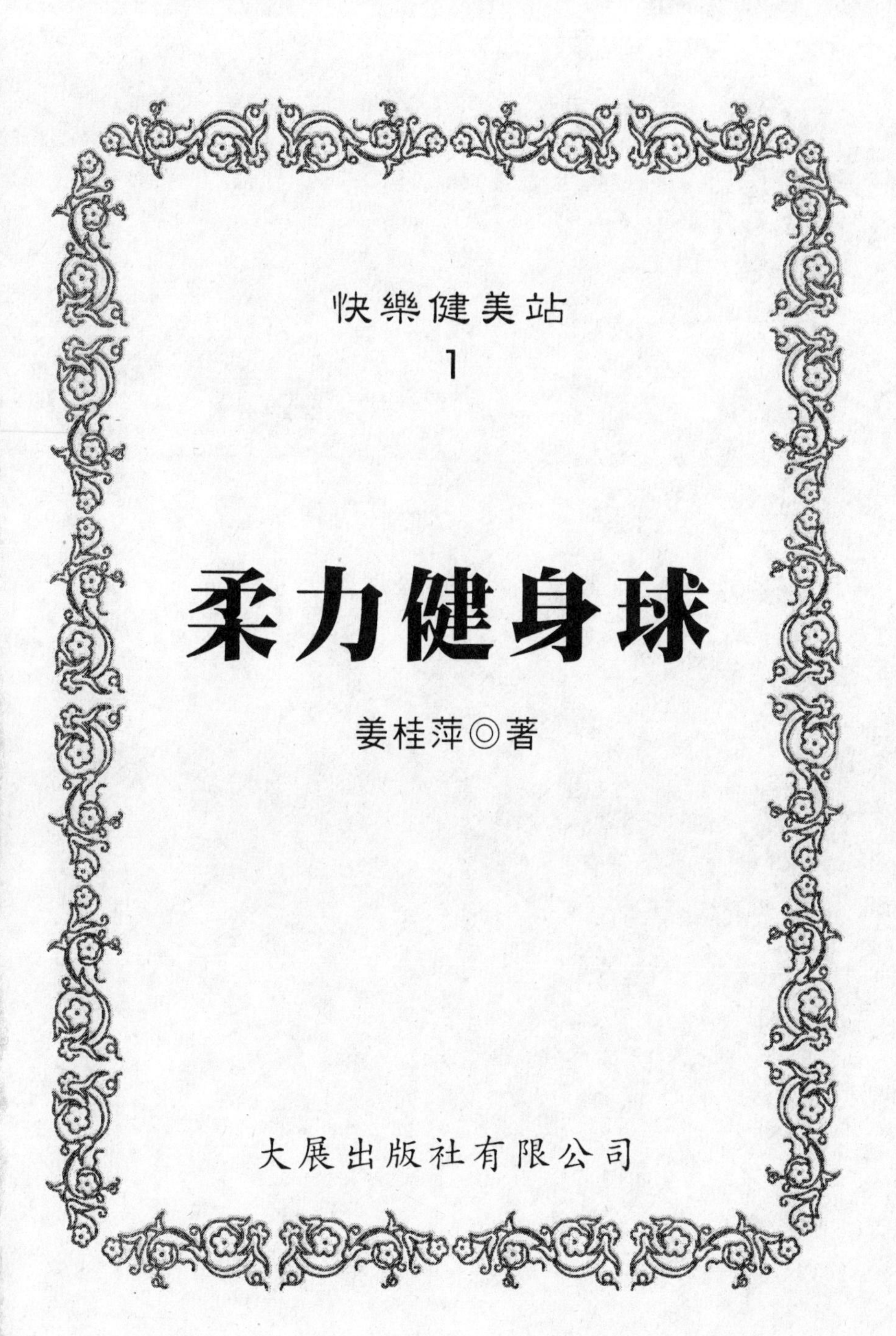

快樂健美站

1

柔力健身球

姜桂萍◎著

大展出版社有限公司

前　言

目前，我國已進入小康社會。隨著人民生活水平的提高，健身、休閒、娛樂已成為現代人追求的時尚。

由於生活水平的提高，體力活動的減少，人到一定年齡腹部開始凸起，並由此開始肥胖。科學研究證明，腹部的肥胖、腰圍的增粗與心腦血管等現代文明疾病的發病率成正比。柔力健身球操在減脂塑身方面有著獨特的作用。它可以在不同的平面、運用不同的動作對腹部進行有效的鍛鍊及按摩，從而起到腹部減脂的作用。

由於長期伏案工作或端坐在電腦前而出現的腰痛、背痛等局部過度疲勞現象，影響著現代人的生活質量。柔力健身球在緩解腰、背部疲勞方面的效果獨特，通過依托球體對人的背部進行一系列有效的伸拉、按摩等鍛鍊，可以幫助人體進行功能恢復。

除此之外，柔力健身球適宜於各種人群進行鍛鍊，它既可以鍛鍊身體的局部，也可以對人體進行全面鍛鍊，動作簡單易行，不需要特殊的場地，可以在家中，也可以在辦公室、健身俱樂部等處進行，是一種方便、有效而有趣味的健身活動。

柔力健身球起源於瑞士，起初用於康復醫療，後流行於歐美，成為現今時尚的健身活動。它富有彈性，色澤明快，滾動自如，在您與球共舞的鍛鍊中，將為您的健身活動帶來樂趣。

本書將向您介紹柔力健身球的健身功效和針對身體主要部位的鍛鍊方法，還向您介紹適合不同年齡特點的人鍛鍊的成套動作。鍛鍊方法以圖為主，易學易練。

目　錄

第一章

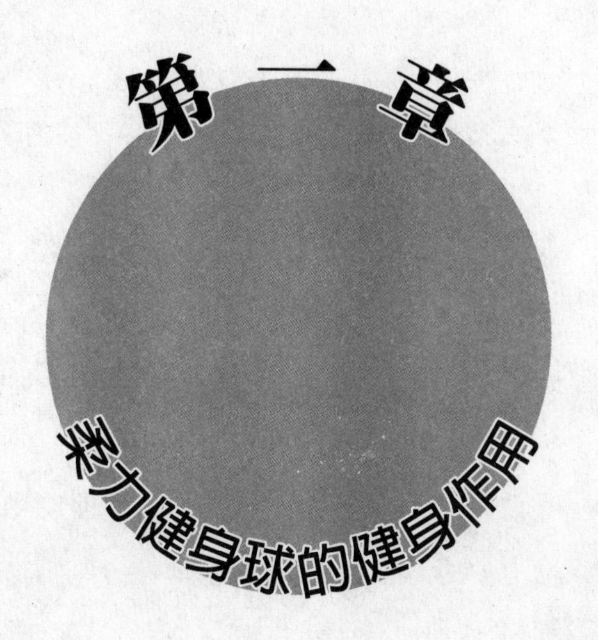

柔力健身球的健身作用

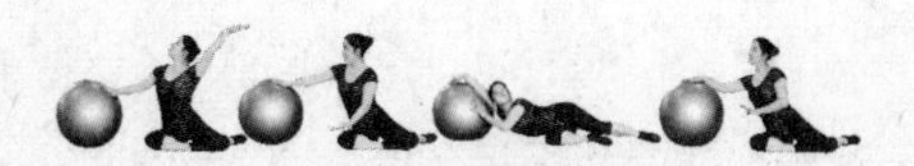

第一節　緩解背部疲勞

一、人體的脊柱

脊柱是由椎骨、骶骨、尾骨連接構成的（圖 1），長約 70 公分，女性和老年人略短。椎孔連接組成了人體椎管、內藏脊髓。脊柱是承上啟下的樞紐，向上托頭，下連骨盆，胸椎兩側連接胸廓，並構成了胸腔、腹腔、盆腔的後壁，具有支持體重、保護脊髓和內臟器官、傳遞壓力、緩衝震動及運動的重要作用。

幼年時脊柱由 33 塊椎骨組成，包括 7 塊頸椎、12塊胸椎、5 塊腰椎、5 塊骶骨和 4 塊尾骨。達到一定年齡後，骶骨相互癒合成 1 塊三角形的骨頭，尾骨也癒合成 1 塊骨頭，形成了脊柱的末端。位於椎骨之間的物體叫椎間盤（圖 2），成人共有 23 塊椎間盤，大小與相鄰椎體近似。它的作用是減緩震盪、保護腦和脊髓，增加脊柱運動幅度，所以椎間盤就像一個震動吸收器。

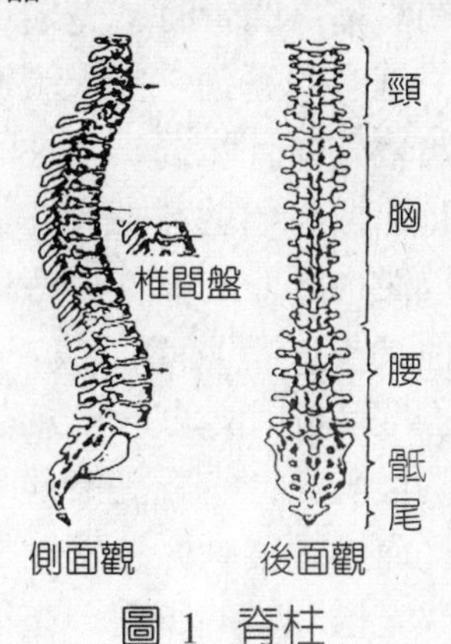

圖 1　脊柱

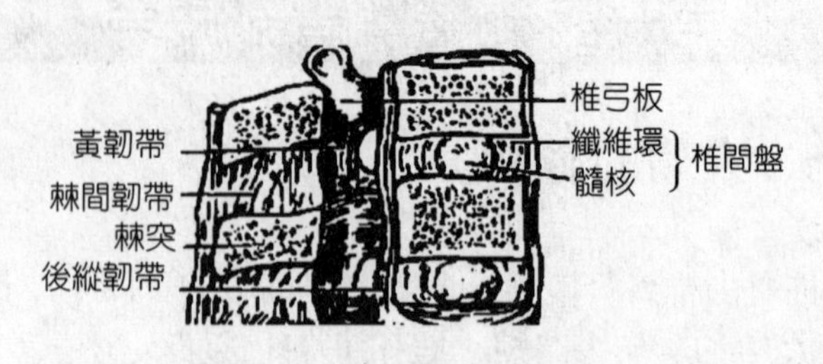

圖 2　脊柱椎間盤和韌帶

椎間盤由纖維環和髓核構成。纖維環是由纖維軟骨構成的，堅硬而富有彈性，它成環形排列在脊髓的周圍，緊密地連接著上下椎體，並限制髓核向周圍擴散。髓核是有彈性的膠狀物體，位於纖維環的中央。

值得注意的是，這種膠狀物體沒有直接的血液供應，它是依靠運動來保持健康的。當脊柱運動時，液體被擠壓到椎間盤核內，同時將代謝產物擠壓出去，以保證椎間盤的健康。所以，椎間盤就像一塊飢餓的海綿，只有運動才能供給椎間盤的營養，使它飽滿起來。

運動越多，椎間盤獲得的營養越充足。因此，所有的人都應堅持有規律的、適度的運動。當人體進入老年後，椎間盤內的膠狀物體開始變乾而且脆弱，脊柱的運動幅度也受到限制，不能像年輕時那樣自如地轉動脊柱了，但是經常進行適當的運動，卻可以使椎間盤的彈性保持更長時間，從而延緩椎間盤的衰老進程。

脊柱運動時，椎間盤向相反的方向突出，如脊柱前屈時，椎間盤稍突向後越過椎體面，當脊柱後伸時，椎間盤又稍向前突。椎間盤越厚，運動幅度越大。適度的體育鍛鍊可以提高椎間盤的彈性，改變椎間盤的厚度。在日常生活中，脊柱

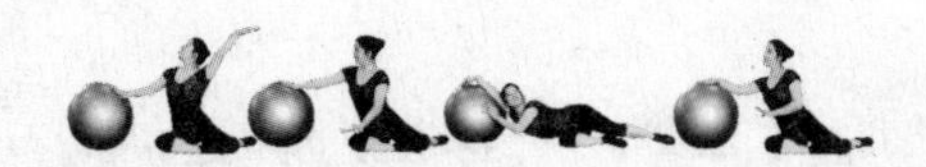

經常是前屈的，如長時間坐著、做過多的屈體動作等，由於長期反覆地擠壓，使椎間盤過分向後突出並壓迫神經，形成椎間盤突出症。此類病症多發生在腰椎椎間盤的後側和後外側。體育鍛鍊可以減緩椎間盤的退行性變化。

柔力健身球運動可以保持骨骼強健。目前很多國家的國民受到骨質疏鬆症的困擾，其原因是礦物質流失。在更年期，雌性激素的缺乏使女性患骨質疏鬆的機會比男性高 6~8 倍。骨學專家提出了預防骨質疏鬆症的幾點建議，進食鈣，保持每日需求量為1000微克。

鈣是維持骨質成分最重要的元素，專家特別建議多吃魚和植物蛋白，少吃肉。另外，堅持每天做柔力健身球運動，有利於維生素 D的形成和鈣的吸收。

在椎體的前面有前縱韌帶，它有限制脊柱過度後伸和防止椎間盤向前脫落的作用。在椎體的後面有後縱韌帶，它有限制脊柱過度前屈和防止椎間盤向後脫落的作用。上體前屈時將會牽拉脊柱後面的韌帶，同時放鬆脊柱前面的韌帶；當上體後屈時則會牽拉脊柱前面的韌帶，同時放鬆脊柱後面的韌帶。如果脊柱經常處於一種彎曲的姿勢，久而久之，那些過度牽拉的韌帶將會加長，而那些放鬆的韌帶則會明顯地縮短，這樣，脊柱將很難保持在一個正確的位置上，勢必產生疼痛。

脊柱雖然是一個個椎體連接在一起，但它們組合起來卻不是筆直的，脊柱的側面呈現「S」形狀，即在頸部和腰部向前彎曲，而胸部和骶部向後彎曲。脊柱的生理彎曲有著明顯的年齡特徵（圖 3）。

嬰兒在剛出生時，脊柱呈弧形，當嬰兒三個月後，隨著頭頸的抬起，頸椎開始前凸。在學習爬行的過程中，因目視

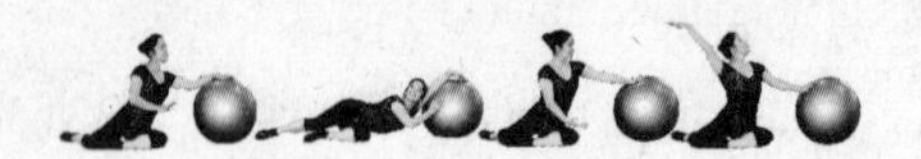

前方，在肌力的作用下頸曲更加前凸。直到嬰兒能夠站立時腰部的彎曲才開始形成。

脊柱的彎曲使它更有力量。從物理學分析，當你彎曲一個柱狀體後，它將變得更強、更有彈性。脊柱上的彎曲有異曲同工之妙，它能緩衝震盪、分散脊柱承受的壓力。如果脊柱沒有彎曲的話，那麼，在我們跑或跳躍時，就會有很大的震動傳遞到頭部。脊柱彎曲的功能就是使脊柱能夠像彈簧那樣吸收一部分震動，使動作變得輕快、敏捷。

但是，當脊柱的彎曲被改變時，脊柱就會受到壓力，這種情況在改變身體姿勢以及改變工作方式時均會出現。人在坐著的時候，脊柱改變了它的「S」形狀，支撐身體的力量就向身體的其他部分轉移，比如會增加腰部和頸部的壓力，所以，長時間坐在桌前或開車，將會使腰部和頸部的彎曲發生改變，這是導致腰疼、頸疼的原因之一。

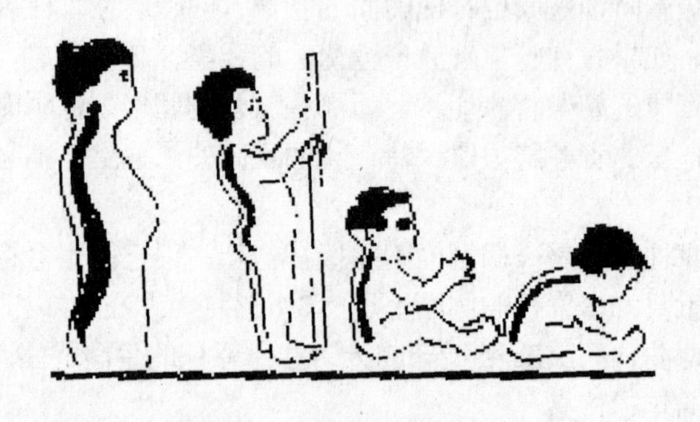

圖 3　脊柱的生理彎曲

脊柱作為一個整體，可以進行屈、伸、側屈、轉、迴旋運動，在進行屈伸運動時脊柱的生理彎曲發生變化（圖 4）。脊柱的運動往往是數個椎骨同時進行，運動的幅度也是數個椎骨運動的疊加。

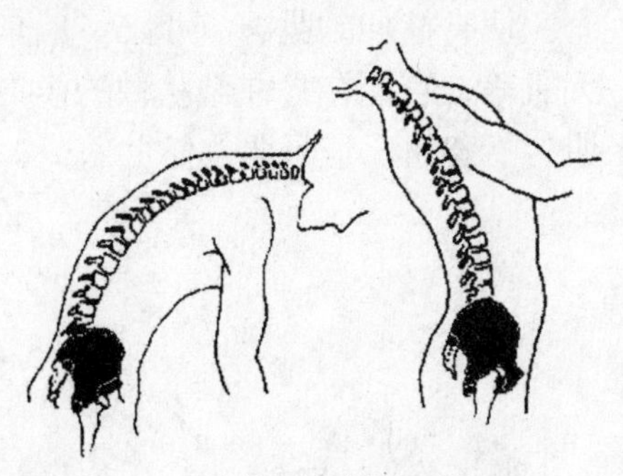

圖 4　脊柱運動

二、軀幹運動的肌肉

軀幹運動的肌肉均起於或止於軀幹，按其部位可將這些肌肉分成頸肌、背肌、胸肌和腹肌。脊柱屈的肌肉包括同側的胸鎖乳突肌、豎脊肌、腹內斜肌、腹外斜肌、腹直肌、斜角肌等，它們的合外力線在脊柱矢狀軸側方跨過，下固定收縮，使脊柱側屈（圖 5）。

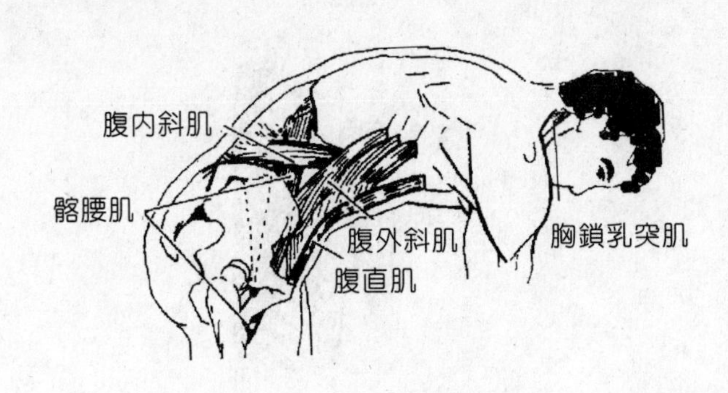

圖 5　脊柱屈的肌肉

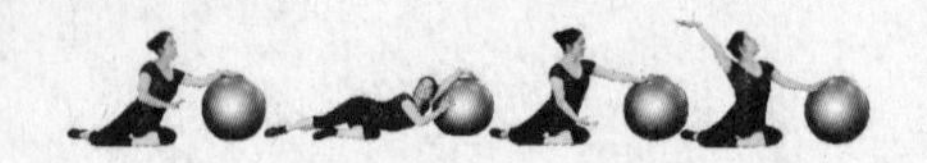

使脊柱伸的肌肉（圖 6～8） 有斜方肌、豎脊肌、臀大肌等，它們在脊柱額狀軸的後方下固定時使脊柱伸，豎脊肌包括脊肌、最長肌、髂肋肌。

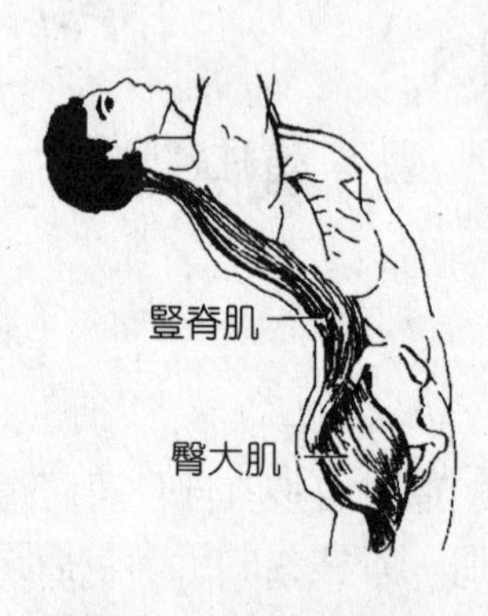

圖 6　脊柱伸的肌肉

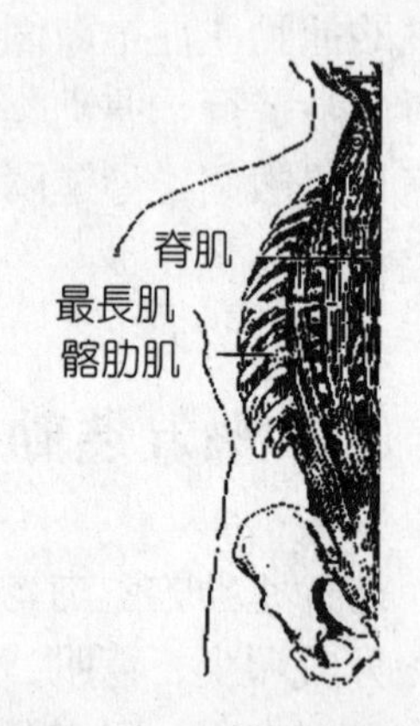

圖 7　脊柱伸的肌肉

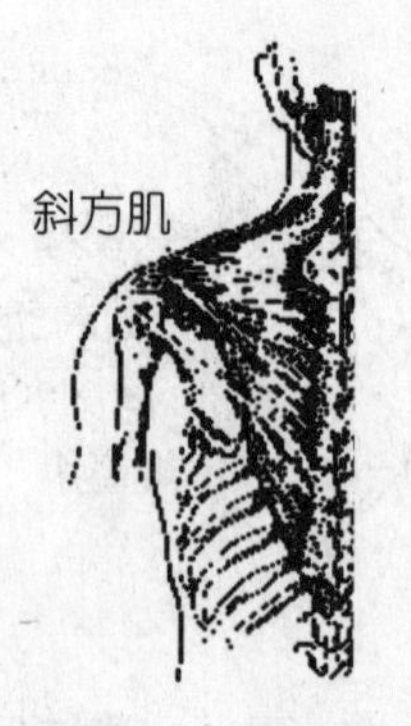

圖 8　斜方肌

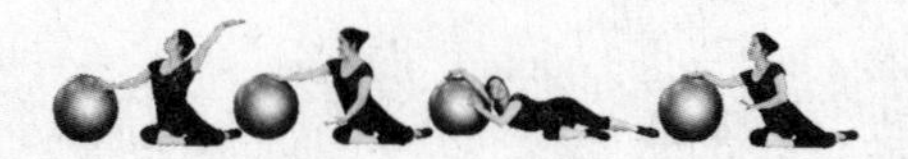

使脊柱側屈的肌肉（圖 9）有腹直肌、腹外斜肌、豎脊肌、腹內斜肌、腰方肌。使脊柱迴旋的肌肉（圖 10）包括腹外斜肌、腹內斜肌，它們在合拉力線跨過脊柱的垂直軸，下固定時使脊柱迴旋。

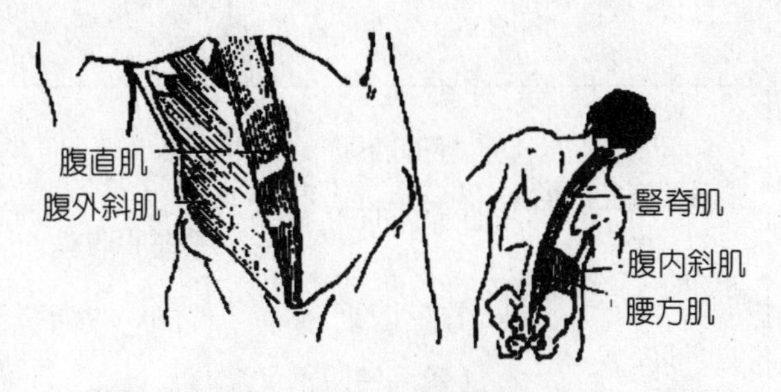

圖 9　脊柱側屈的肌肉

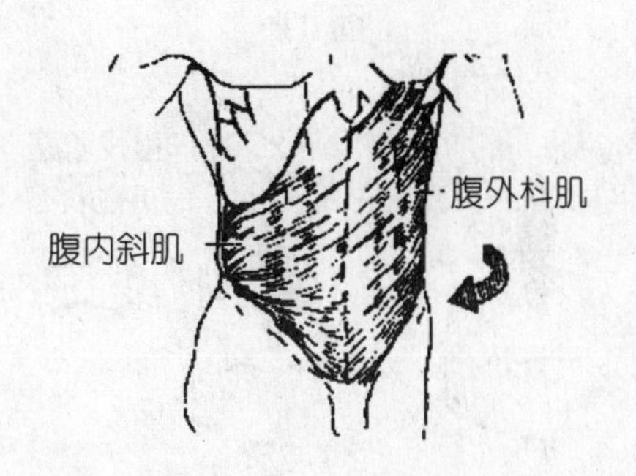

圖 10　脊柱迴旋的肌肉

肌肉收縮的種類分為動的收縮和靜的收縮。動的收縮有縮短性向心收縮、伸張性離心收縮和等動收縮；靜的收縮是肌肉的長度不變化的收縮。向心收縮是肌肉收縮時肌肉的起點和止點間距離縮短，而離心收縮是起點和止點在收縮時兩

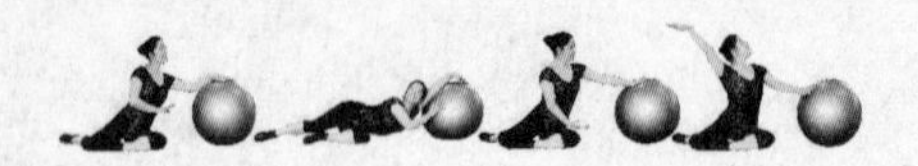

點間距離增大（圖 11），即肌肉收縮大體上分為等長性收縮和等張性收縮，前者肌肉長度不變化，發揮肌力的肌肉收縮叫靜的收縮；相反，後者長度發生變化叫動的收縮。當肌力比對抗負荷小時，和肌力發揮方向相反的運動叫伸張性收縮。還有等動收縮、縮短性收縮等（圖 12）。

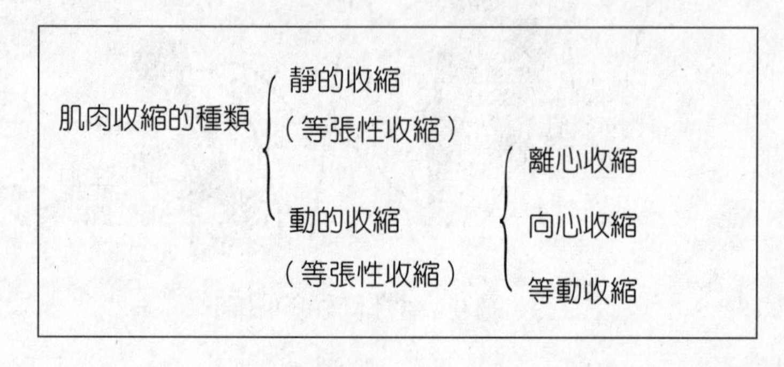

圖 11

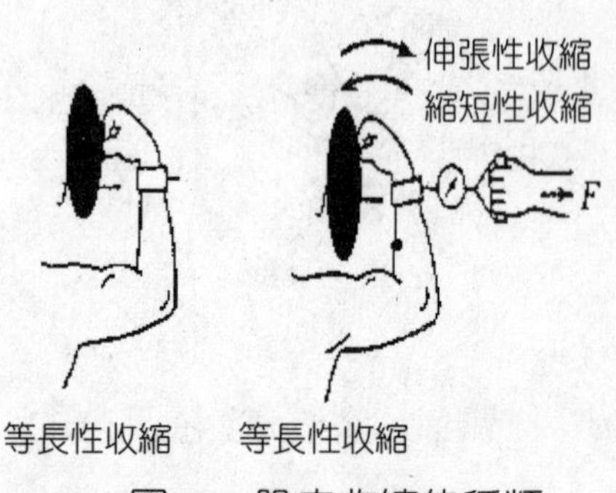

圖 12　肌肉收縮的種類

兒童少年處於力量隨年齡增加而身體發育自然增長的階段，最好把適當的力量訓練納入身體全面鍛鍊，在負荷和練習方法上應與成人有區別。負荷必須適量，兒童階段可採用

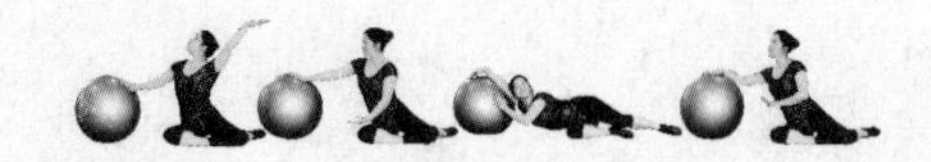

徒手或對抗自身體重的練習；少年期再逐漸增加一些少量負荷，在練習方式上應以動力性練習為主。在身高生長加速期，負荷和用力應考慮有利促進身高的增長，易採用伸展肢體的舉球、彈跳、球上俯地挺身、俯在球上的倒立等方式，避免長時間做某一部位肌肉的靜力練習。

三、背部疲勞產生的原因

長期坐在辦公室、電腦桌前及久坐在駕駛室開車的人，一般都有過背、腰疲勞和疼痛的經歷，其實這就是坐久了導致健康受損的一個信號。我們前面講過，正常的脊柱是「S」型的，這種非常合理的曲線「設計」，使人在站立時身體更加穩固，行動時更加靈活。當我們坐著的時候，脊柱就改變了它的「S」形狀，支持身體的力量向身體的其他部分轉移，比如增加了腰部、頸部壓力。長時間坐著不動，不僅脊柱改變了形狀，而且脊柱總是處在一種靜止狀態，這樣不僅椎間盤長期受到擠壓，而且還得不到及時的營養補充，因此，久坐不動容易引發脊背的各種健康問題。

另外，大多數人在坐久後會懶散起來，因為此時支持腰部的肌肉已經太疲勞，懶散的坐姿對脊柱的韌帶會施加格外的壓力。可以想像，長期放鬆地駝背坐著，久而久之，脊柱後部的韌帶被過分拉長，從而失去原有的彈性與韌勁，而脊柱前部的韌帶被放鬆，背部的韌帶長期過度緊張，必然導致背部疲勞。大家知道，「坐」班人的健康隱患——頸椎病是一個很麻煩的問題。人體骨骼中，各關節連接處只有通過適度的運動才會產生黏液，濕潤關節囊，以防止骨骼間相互磨損，而久坐和少動者的骨連接處無法產生這種黏液而變得乾

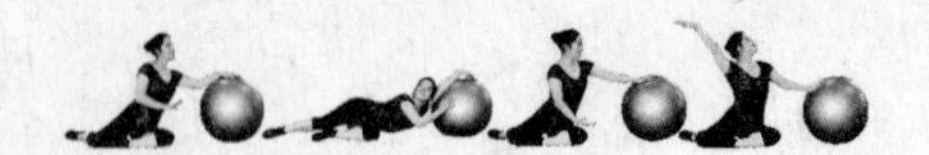

燥，繼而引發關節炎和脊椎病。久坐不動不僅會引起頸椎僵硬，影響頸椎動脈對頭部的供血量，使人體的正常生理彎曲被破壞，失去了身體姿態的美感，出現弓背或骨質增生，而且還使得整個軀體重量全部壓在腰骶部，壓力隨承受面分布不均，會引起腰、腹、背部肌肉下垂、疼痛，脊椎肌肉也因循環欠佳而失去彈性，出現痙攣、疼痛等現象。

四、柔力健身球對緩解背部疲勞的作用

減緩背部疲勞的措施：

如果存在治療脊背的神奇療法的話，那麼非運動莫屬，關鍵是選擇適合的運動。如果堅持不懈地進行適度的運動，能防止背痛的復發，當運動使身體變得強壯時，您的背部、腹部的肌肉也會提高抗傷害的能力，人軀體前部的腹部肌群和後部的背部肌群形成了支持背部的緊身護衣，所以，肌力的強壯不僅能保護脊柱，而且通過吸收那些可能對軟組織造成傷害的壓力而保護肌腱和韌帶。

另外，緩解脊背疼痛的辦法就是按摩，經研究發現，按摩對急性的背痛療效很好，對慢性背痛也起作用。

柔力健身球在緩解背部的疲勞方面有著獨特的作用。

柔力健身球體積大，人可以坐在上面，用它代替椅子。柔力健身球又是一個具有彈性的球體，人們坐在上面不是靜止不動，而是隨著球體的彈動進行運動，這樣它的功能又超出了椅子的功能。由於工作原因，許多人必須長時間地坐在椅子上工作，所以使脊柱總是處於一種靜止狀態下得不到運動。由於椎間盤本身不具備血液供應，只有靠脊柱運動才能得到營養，而脊柱長時間處在一種彎曲狀態，椎間盤受到擠

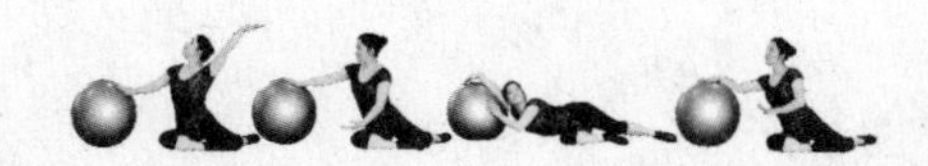

壓，得不到營養的滋潤，必然出現背部疼痛等疲勞現象，從而加速其老化進程。坐在柔力健身球上，人們即使在辦公室也可以運動，因為球體有彈性，人們坐在球上隨著球的彈性而運動，從而使椎間盤得到及時的營養補充，彈性增強，延緩了老化進程，減少背部疲勞發生的機率，所以有人提出用球代替椅子。

據報導，在西歐的某城市的市政府辦公樓，已經將辦公椅撤出，用球來代替。

長期坐在辦公椅上或電腦桌前工作的人，脊柱形狀已發生改變，人體不免懶散起來，忽視了坐姿的正確與否，很容易使脊柱發生前屈。脊柱長久時間前屈，使脊柱後部的韌帶處於一種長久的緊張、被拉長狀態，不免使背部長期產生疲勞。人體解剖結構決定，軀幹宜做前屈運動而不宜做後伸運動，在正常的情況下，很難從軀幹後伸的動作來緩解背部疲勞。柔力健身球體積較大，又可滾動，所以借助它來進行脊柱的伸展運動，效果非常好。比如：坐在球前，將球放在軀幹的後部，背部靠在球上，軀幹可以壓在球上，隨著球的形狀向後伸展，並隨著球的滾動而運動，使脊柱後部韌帶及後背肌群得以放鬆，從而有效地緩解背部的疲勞與緊張。

背部疲勞往往是由於背部韌帶、肌肉長期緊張而造成的，所以使緊張的肌肉、韌帶得以放鬆是緩解背部疲勞的有效方法。柔力健身球在緩解背部緊張、疲勞的作用是其他機械難以代替的，並在世界上得到廣泛認可。另外，由於人體長期習慣於軀幹前屈，脊柱前部韌帶總是處於放鬆縮短狀態，久而久之，脊柱前部韌帶被縮短。正是由運用柔力健身球進行後背伸展練習的同時，也拉長了脊柱前部的韌帶。

柔力健身球本身具有彈性，所以在運用其伸拉背部的同時，也對背部進行著有效的按摩。人體作用在球體時，壓迫著球體使其下凹，而球體本身又具有向上反彈的力量，所以當人體下壓時，球體對人體進行反彈，正是這種反彈力量，構成了球對人體背部的按摩。這種按摩不需要他人幫助，練習者本人可以根據需要進行。

柔力健身球的運動使神經系統得到改善：神經脈衝的發射頻率和被動員的運動單位數的增加，特別是訓練的初期積分肌電值增加，繼續訓練運動單位完全被動員。

根據對人們坐在柔力健身球時的腦電波、肌肉肌電圖和反應時間的研究得知：閉眼坐球時的腦電波 α 波最大值（圖13）和 β 波（14 ~ 30 Hz）功率積分值（圖 14）比坐椅子時大（0.25＜P＜0.5,T 檢驗）。睜眼坐球時的腦電波 α 波最大值比坐椅子時（圖15）大，可以判斷大腦的覺醒水平提高。

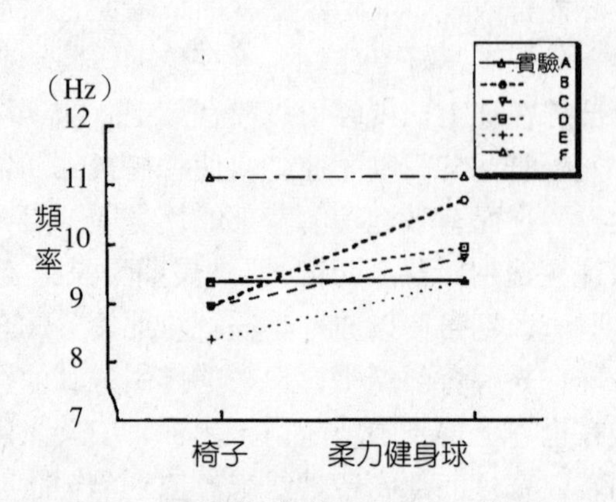

圖 13　閉眼坐球腦電波的 α 波最大値

(引自：日本大琢隆，健身球坐姿健身效果研究，日本體育方法研究報告，1997，27)

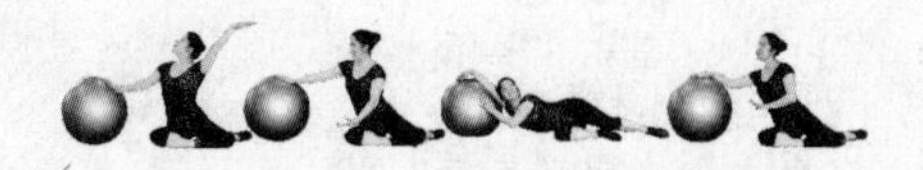

通過電腦顯示1、2、3，在顯示 3時，儘快按 0鍵，進行 60次 3 分鐘的實驗，平均 12人中的 7人動作反應時間縮短。反應時間變短，是由於坐在不穩定的球上，人體保持緊張狀態，各種反應的分散減少，使人體能安定地反應（圖16 和表1）。

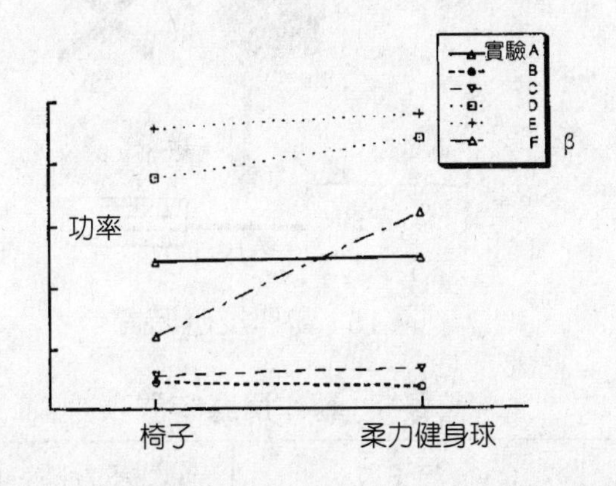

圖 14　閉眼坐球腦電波的 β 波功率積分值

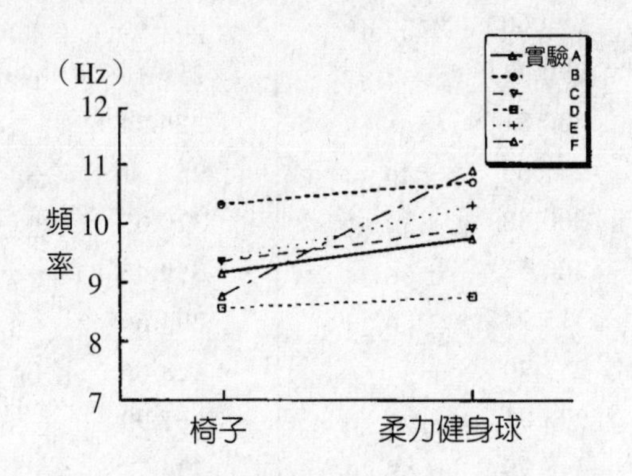

圖 15　睜眼坐球腦電波的 α 波最大值

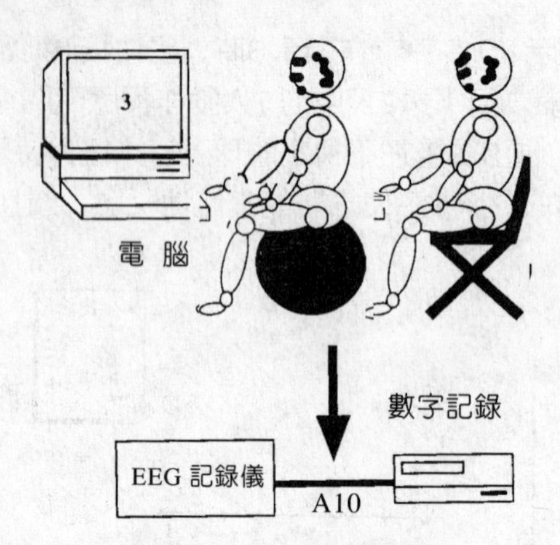

圖 16　動作反應時間

表1　動作反應時間表

實驗對象	椅子		柔力健身球	
	時間平均值	標準差	時間平均值	標準差
A	609.72	±5810.6	536.14	±223.36
B	299.60	±37.48	307.66	±36.39
C	270.73	±34.87	259.19	±23.11
D	300.81	±66.18	326.54	±43.81
E	247.63	±49.34	252.91	±27.91
F	300.88	±49.62	320.05	±55.80
G	360.57	±86.24	359.45	±77.27
H	315.94	±60.24	294.66	±54.92
I	241.70	±53.56	228.66	±21.29
J	273.21	±29.20	261.99	±38.47
K	348.99	±65.80	434.72	±109.45
L	259.50	±40.65	239.08	±42.38

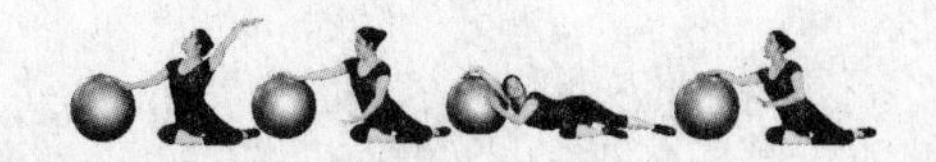

用肌電圖觀察腹直肌和背闊肌的肌電活動，日本大球隆和日本筑波大學副教授長谷川盛修得出相同的結論，認為是為了保持一定的姿勢，腹直肌和背闊肌一定要收縮，這對於減少腹部的脂肪具有重要的作用。同時，中老年人經常坐在球上，因α波最大值和β波（14~30Hz）功率積分值大，可以判斷大腦的覺醒水平提高，也有利於防止腦的萎縮，提高運動能力。

人體的運動是在大腦中樞神經系統的控制下進行的，大腦兩半球的功能不同，右大腦管理身體左側的運動，左大腦管理身體右側的運動。在大腦皮質中，指揮頭部與手及軀幹運動所佔的區域最大（圖17），因此，兩手和軀幹的運動，有利於促進這個區域機能的提高。顯然，提高人的兩手及軀幹的功能，對延緩大腦中該區域機能的消退是有益的。

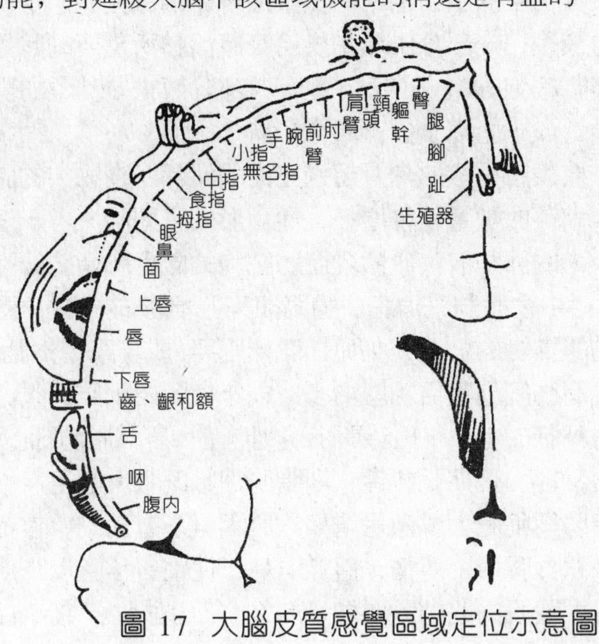

圖 17　大腦皮質感覺區域定位示意圖

第二節　減少腹部脂肪

一、對脂肪的認識

脂肪組織是由大量脂肪細胞聚集而成。成群的脂肪細胞之間，被疏鬆的結締組織分隔成脂肪小葉。脂肪組織主要分布在皮下、腸系膜等處，具有儲存脂肪、保護人體器官、緩衝震動、維持體溫等功能。

脂肪是人體必需的營養素。機體所需熱能主要來源於食物，食物中的脂肪供給的熱量最多，為每克 9 千卡。脂肪進入血液後，一部分由氧化供給身體活動所需要的熱量，一部分作為細胞的組成部分，還有一部分轉化為其他物體，多餘的便進入「脂庫」儲存起來。

機體所攝取的熱量超過正常的消耗，食物中的脂肪進入脂庫儲存的數量就會增多，從而形成了肥胖。

人的胖瘦取決於體內脂肪細胞的數目和脂肪細胞內脂質（包括中性脂肪、磷脂、膽固醇等）含量的多少，即決定於脂肪組織總的數量。少兒期開始肥胖、成年後仍然肥胖的人，體內脂肪細胞數目明顯增多；成年後開始肥胖的人，主要是脂肪細胞的肥大。短時間出現肥胖者，多為脂肪細胞的肥大；而緩慢地、長期肥胖者，則脂肪細胞既肥大數目又增多。引起脂肪細胞肥大或數目增多的原因是多方面的，包括飲食結構、飲食習慣、遺傳、體能消耗、性別、年齡以及疾病等。

人體肌肉運動需要能量ATP（三磷酸腺苷），ATP供給主

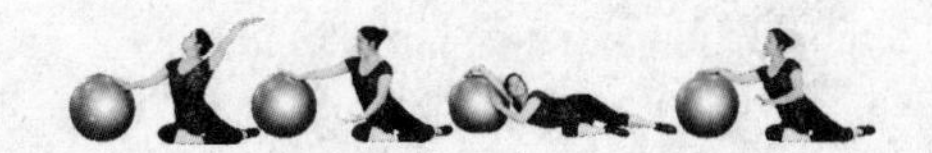

要有無氧供能及有氧供能。在運動強度低的情況下，肌肉中ATP 分解速度慢，ATP 再合成是在氧充分供給的情況下進行的。特別是耐力性運動，這個供給系統是以有氧供能為中心，其氧化過程在肌纖維內的線粒體中進行。

糖酵解產生丙酮酸（圖19）和脂質的游離脂肪酸（FFA），經過B氧化被轉化成乙酰輔酶A，經過三羧酸循環產生更多ATP，水（H_2O）和二氧化碳（CO_2）（圖20）。

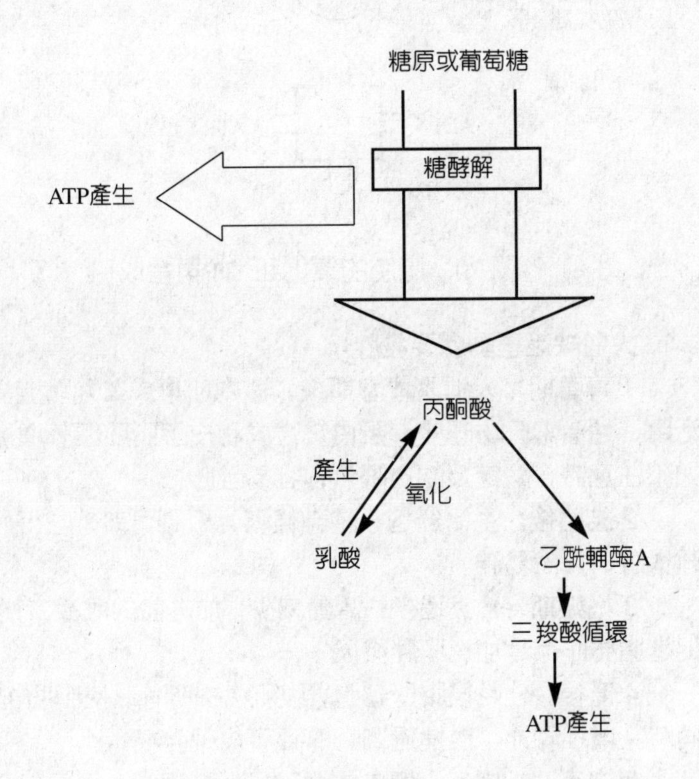

圖 19　糖酵解產生和ATP的過程

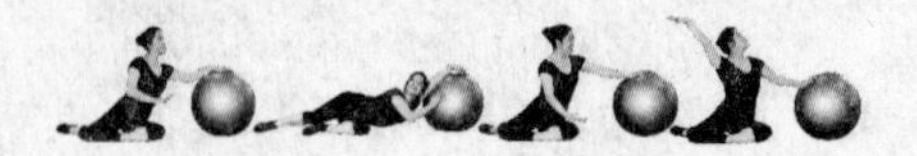

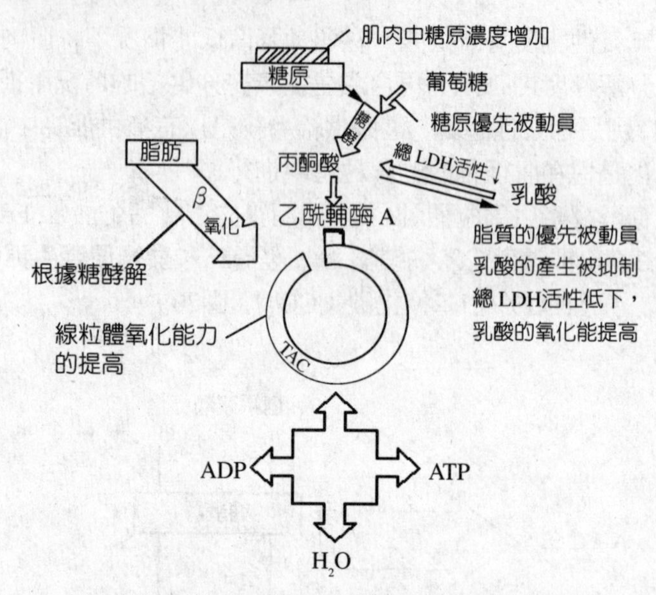

圖 20　脂肪的氧化和ATP再合成

人體缺乏運動就要發胖：

1.青春期： 人進入青春期後，體內卵巢或睾丸功能異常活躍，性激素分泌旺盛，蛋白質合成和皮下脂肪顯著增加，如不注意體育鍛鍊及飲食限量，容易發胖。

2.結婚後： 生活舒適，精神輕鬆，飯菜可口，吃得好，睡得香，自然易胖。

3.妊娠期： 營養過多，活動減少，加之體內雌激素增加，促進脂肪貯存，加速肥胖發展。

4.產後： 分娩後腹壁鬆弛，腹肌失去彈性，使脂肪沉積；同時為增多乳汁，滋補過剩，導致產後肥胖。

5.中年期： 中年人體內性激素仍保持相當水平，但活動明顯減少，多數人都會發胖。

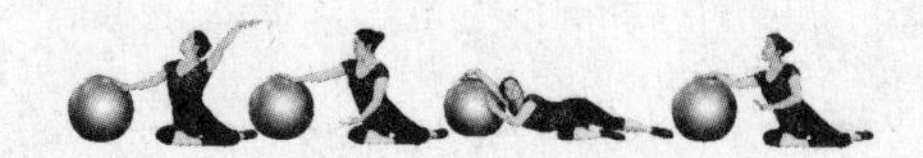

6.老年期： 人到老年工作負擔解除或減輕，閒情逸志，睡眠增多，飲食營養豐富，極易發胖。

一個人攝入的營養過多，超過他所需要的熱量，就會引起肥胖。營養的熱量是以「卡路里」為單位進行計算的，而機體所需熱量一般也以「卡路里」來計算。

人的體重和所攝入的熱量存在三種情況：1. 攝入機體的卡路里值正好與所需的量相等，則體重不變。2. 攝入機體的卡路里值比所需要的少，則體重減輕；3. 攝入機體的卡路里值比所需要的多，則體重增加。

理想的體重為一定的年齡、身高、性別與體重的理想比例。由於體重與人的年齡、身高、性別有直接關係，故沒有理想體重的絕對值，而是根據各個可變因素，得出具體的理想體重。因此，理想體重僅僅是相對的標準。

理想體重可由計算法得出。常用的公式為：標準體重（公斤）＝身高（公分）－105（公分）或 100（女性）。超重百分比＝（實測體重－標準體重）/標準體重×100%。

二、判斷肥胖的標準

是否肥胖可根據體重標準、皮下脂肪厚度標準及腰圍、臀圍標準進行判斷。超過標準體重 20%～30%為輕度肥胖；超過標準體重 30%～50%為中度肥胖，超過標準體重 50%以上的為重度肥胖。皮下脂肪厚度可用指捏法獲得，即用拇、食指相距 3 公分左右，捏起皮褶，其厚度大致為皮脂厚度，在腹部、臀部檢查，超過 2.5 公分為肥胖。還可以根據皮脂厚度來判斷肥胖度（表 2）。

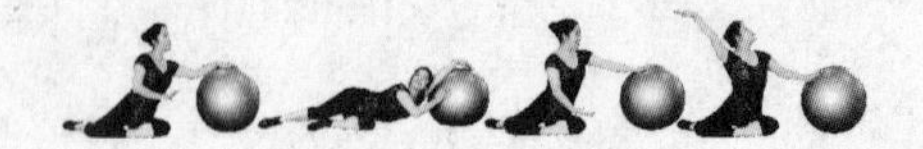

表2　皮脂厚＝上臂部＋背部

性別	年齡 階段歲	輕度肥胖 皮脂厚 毫米	體脂肪 %	中等肥胖 中脂厚 毫米	體脂肪 %	重度肥胖 皮脂厚 毫米	體脂肪 %
男	6~8	20	20	30	25	40	30
	9~11	23	20	32	25	40	30
	12~14	25	20	35	25	45	30
	15~18	30	20	40	25	50	30
	成人	35	20	45	25	55	30
女	6~8	25	25	35	30	45	35
	9~11	30	25	37	30	45	35
	12~14	35	25	40	30	50	35
	15~18	40	30	50	35	55	40
	成人	45	30	55	35	60	40

肥胖大致有兩種類型：單純性肥胖及繼發性肥胖。單純性肥胖無明確的內分泌遺傳原因、熱量攝入超過消耗而引起脂肪組織過多者。一般認為，體重超過標準體重 20％為肥胖。單純性肥胖可分為體質性肥胖與獲得性肥胖兩種。體質性肥胖是由於25歲前營養過度，加上遺傳因素影響所致的肥胖。

胎兒期30週至出生後的 2 歲以內，脂肪細胞有一個極為活躍的增生期，在這個時期，若營養過度就會引起脂肪細胞增多，最多可多達正常人的脂肪細胞數目的三倍。正常女性較男性的脂肪細胞數目要多，這也是女性肥胖者較男性多見的原因之一。中、老年人肥胖，若是在他們的嬰兒期和青春發育期未曾發生過肥胖，則他們肥胖主要是由於脂肪細胞的肥大，而脂肪細胞的數量是正常的，治療也較容易。

獲得性肥胖也稱外源性肥胖，為 20~25 歲以後營養過度，是脂肪細胞肥大所引起的肥胖。其脂肪主要分布於軀幹，飲食控制等治療容易見效。如果肥胖發展很快，一般只是脂肪細胞的肥大；而當肥胖發生、發展過程緩慢且又長期持續下去的時候，脂肪細胞則不僅個體肥大，而且數目增加。當脂肪既肥大又增生的時候，就會大大增加身體脂肪庫容，造成明顯的肥胖。

隨著人們生活水準的不斷提升，加之運動量的減少，在城市中患有肥胖症的人逐年增加。肥胖不僅影響人體的健美，更重要的還會引起或加重多種疾病，如糖尿病、冠心病等，還可能導致高血脂、高血壓、脂肪肝等。

有人認為肥胖的關鍵不在於體重增加，而在於腰圍和臀圍增加，因為脂肪常常沉積在腹部。故可根據腰圍、臀圍與理想值比較判定是否肥胖。

三、腹部脂肪的危害

腹部脂肪摸起來沒有皮下脂肪那樣柔軟和鬆弛，它堅硬，沒有彈性，是積累在內臟周圍的脂肪形成的。內臟脂肪與血糖疾患、成年性糖尿病、高血壓、高膽固醇和心臟疾病有關，所以說，腹部脂肪使我們的健康面臨著各種威脅。

儘管腹部的脂肪與健康的危險性的增加有關，但是它有一個優點，腹部的脂肪比大腿和髖部上的脂肪代謝活躍，也就是說腹部的脂肪比其他部位的脂肪更容易消除。腹部的脂肪積累較快，它也比大腿和臀部的脂肪容易降解。

運動減掉腹部脂肪是有效的方法。藉由運動，人們消耗的卡路里比攝入的多，脂肪就會減少，一旦我們已經將從食物中攝入的脂肪消耗掉，也就開始利用藏在脂肪細胞裡的能量。

運動還能增強肌肉，而肌肉組織一旦形成，它消耗的卡路里就要比脂肪組織高30%～50%，因此肌肉越多，消耗的卡路里也較多。實際上每天鍛鍊1小時的人，即使是在休息時消耗的卡路里也比不愛運動的人高8%。

四、柔力健身球對腹部減脂的作用

柔力健身球對減掉腹部脂肪的作用較為顯著。柔力健身球可以使人在不同的平面、不同的方向對腹部進行鍛鍊，如在球上、球下、球前、球後等不同的平面、方向，及透過舉球、夾球、蹬球、壓球、滾球等不同方法對腹部進行鍛鍊。運用柔力健身球進行腹部鍛鍊，不僅方法多樣，而且樂趣無窮，從而消除了單純鍛鍊腹肌的煩悶和痛苦。

除此之外，在運用柔力健身球進行鍛鍊的同時，還可以由球體反覆對腹部進行按摩、減脂。所以，運用柔力健身球進行鍛鍊，可以使您與球共舞，快樂健身，輕鬆減脂。

柔力健身球的運動強調ATP供能。從肌肉能量代謝的觀點看，肌肉耐力提高了，毛細血管數大約增加兩倍，因此，促進了各種各樣的肌纖維供氧和能量代謝能力的提高。特別是長時間緩慢的運動，可以燃燒脂肪，得到減脂肪的作用（圖21）。

為了減少脂肪，一般是使用大肌肉群進行運動，以60%的運動強度運動20~60分鐘，一週3次以上，可以促進脂肪組織的脂肪燃燒。這種方法以脂肪代謝的運動生理學為基礎，脂肪生成的脂肪酸在骨骼肌中可以高效率地燃燒，最終獲得減少脂肪的作用。

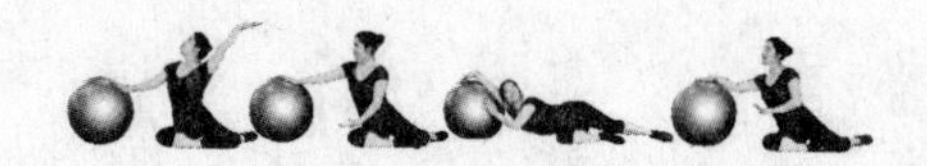

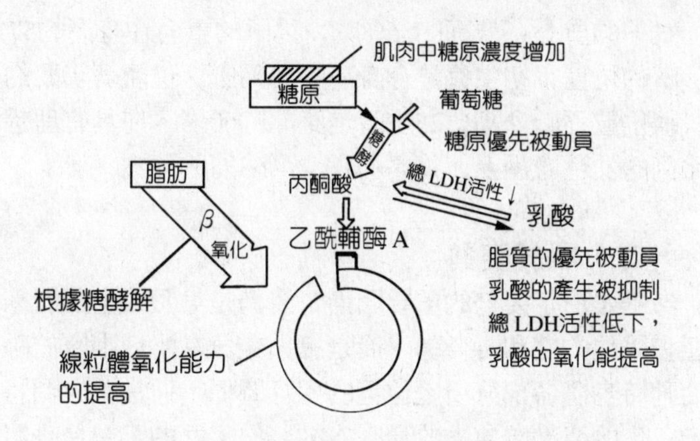

圖 21　有氧練習提高能量代謝示意圖

第三節　矯正不良姿勢

一、對姿勢的認識

（一）身體的比例

一般以頭長作為一個基準單位，計量人的身體比例。

2 個月胎兒身高相當於 2個頭長，5個月胎兒身高相當於 3個頭長，初生兒身高相當於4 個頭長，2 歲身高相當於5個頭長，4 歲身高相當於 5.5 個頭長，6 歲身高相當於 6 個頭長，10 歲身高相當於 6.5 個頭長，12 歲身高相當於 7 個頭長，15 歲身高相當於 7.5 個頭長，25 歲身高相當於 8 個頭長。

女子的重心在身高的56%處，男子的重心在身高的57%處。臍的位置，初生兒是在身高的50%處，但隨著年齡的增加，臍位置逐漸升高，25歲時是身高的60%。在具有理想身體比例的女性身體上，臍高約在身高63%的位置。

（二）關於姿勢

身體是決定姿勢的重要因素，姿勢是身體的全部狀態、姿態和體位的總和。姿勢一般是指人在日常生活中處於靜止或活動時身體各部分所處位置的相互關係。通常，人們將立、走、坐的姿勢視為人的最基本的姿勢。好的姿勢是身體健康的基礎，是完成所有動作的基礎。

二、正確姿勢的標準

良好的姿勢應是：頭部正直，挺胸展髖，腹部收緊，脊柱和重心線必須保持基本正確的位置關係。良好姿勢的基本條件是穩定，肌肉輕度負荷，從耳到肩關節轉動中心、髖關節轉動中心、膝關節轉動中心和到足的中央連線垂直於地面（圖22）。

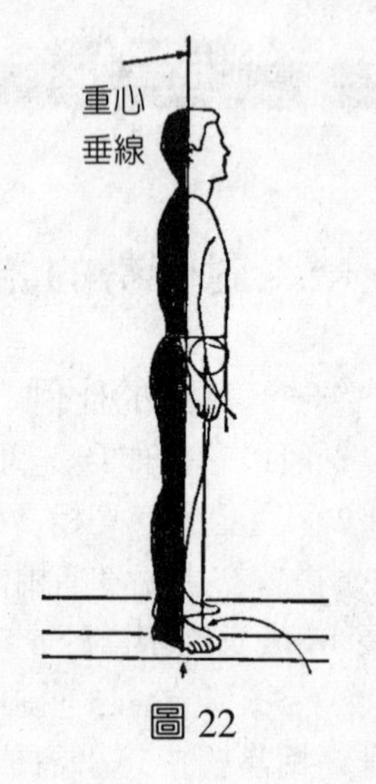

圖 22

人體大多是站立和蹲坐的姿勢，在站立姿勢中，腿部的伸肌、頸部的肌肉以及脊柱的肌肉等抵抗重力。在站立中，脊柱特殊的彎曲有重要的作用，它可以緩

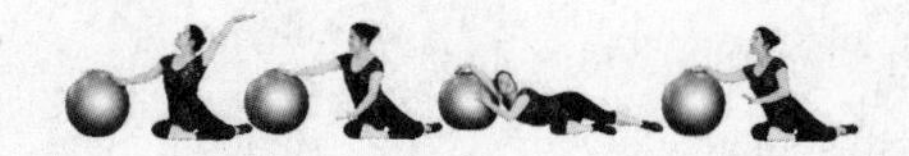

衝對頭部的衝擊力，脊柱的彎曲度小，頭部和脊柱間的變化大，給肌肉韌帶增大了負擔。好的姿勢從力學角度看是穩定的，從生理學角度看是不易疲勞的，從心理角度看是良好的，從醫學角度看是健康的，工作效率高。

如何評價自身的姿勢

進行姿勢評價時，一般從後面和側面進行。

從後面評價時，被評價人兩腳開立，兩腳間的距離為10公分左右。

●從腳下看，腳的內側應是一個緩和的弓形，而不應是扁平的（圖 23）。

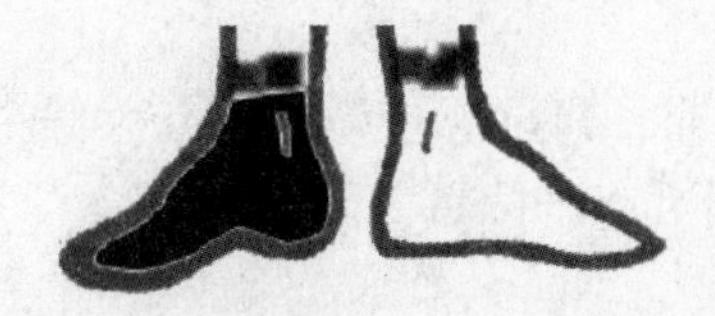

圖 23

●從跟腱看，跟腱應是垂直的，兩小腿肌肉的突出部位應是均勻的（圖 24）。

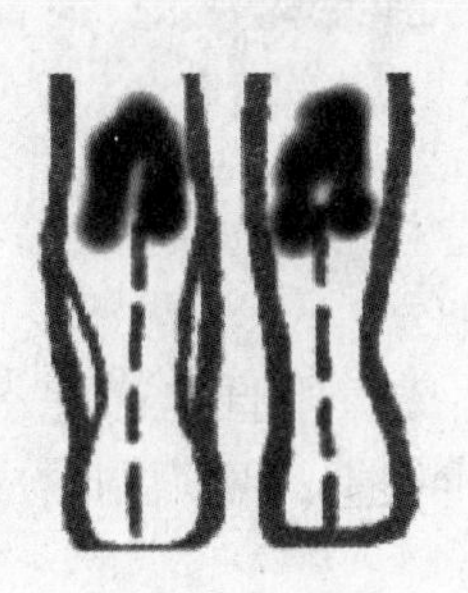

圖 24

●從膝關節後面的褶皺線看，應該在一條水平線上（圖25）。

圖 25

●從臀後部看，臀部的褶皺線應在一條水平線上，說明骨盆的位置是處於水平位置上的（圖 26）。

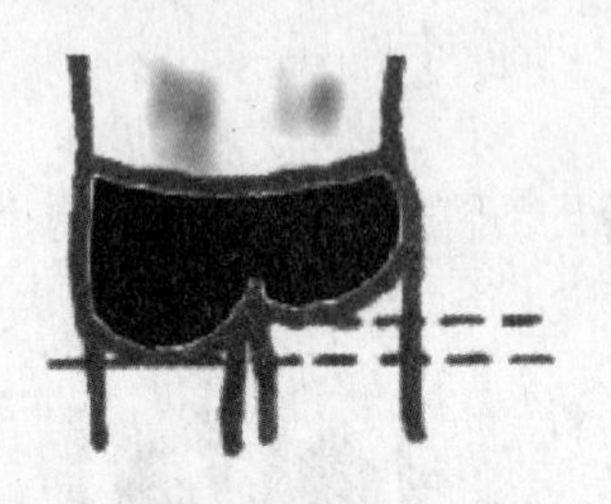

圖 26

●檢查脊柱是否處於垂直位置時，可以看兩肩胛骨、雙肩是否在同一條水平線上，腰兩側的皮褶皺在數量上及形狀上是否一致（圖27）。

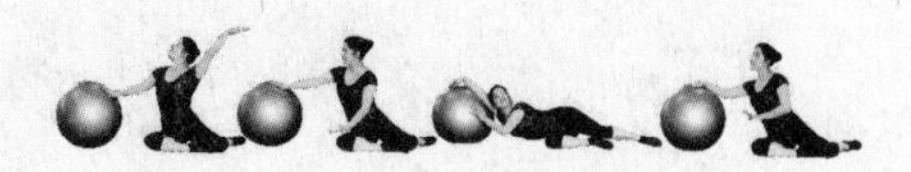

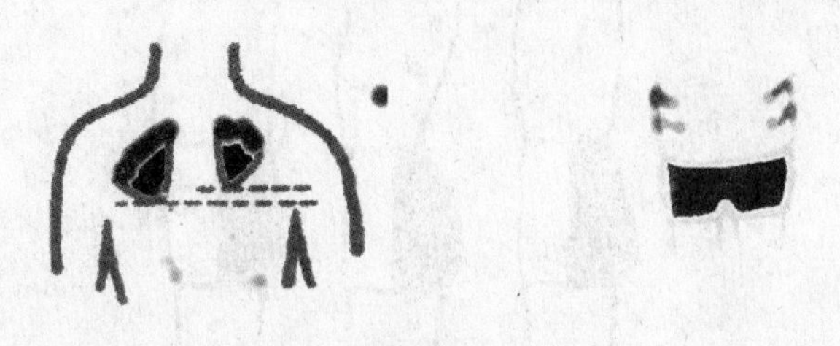

圖 27

●看頭的位置是否正直，不偏向一側（圖 28）。

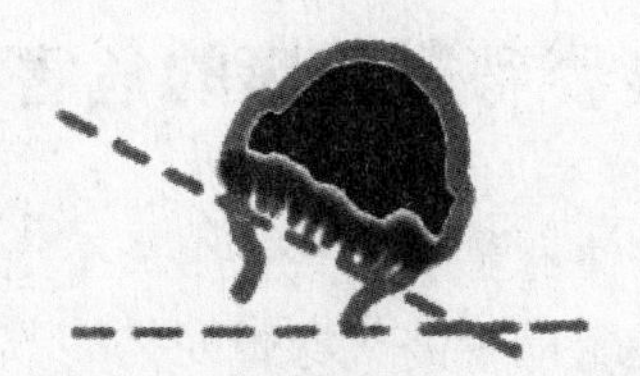

圖 28

從側面評價時，被評價人應側立在一條垂直的物體旁，並以此作為參照物。站立時，踝骨應在垂直線稍後的位置，看其耳、肩、髖、膝、足的中央連線是否垂直或形成一定的角度。

另外，再看腰部的彎曲是否理想。

當被評價人在離牆15～20公分處背靠牆站立、臀與肩觸及牆面時，評價人將手插入被評價人的腰與牆的空隙之間，若手伸平可以插入，說明腰椎的彎曲度正好，若整個手掌插入後仍有空隙時，說明腰椎的彎曲度過大，若只有手指尖可以插入，說明腰椎的彎曲度過小（圖29）。其中1為彎曲度正好，2為彎曲度過大，3為彎曲度過小。

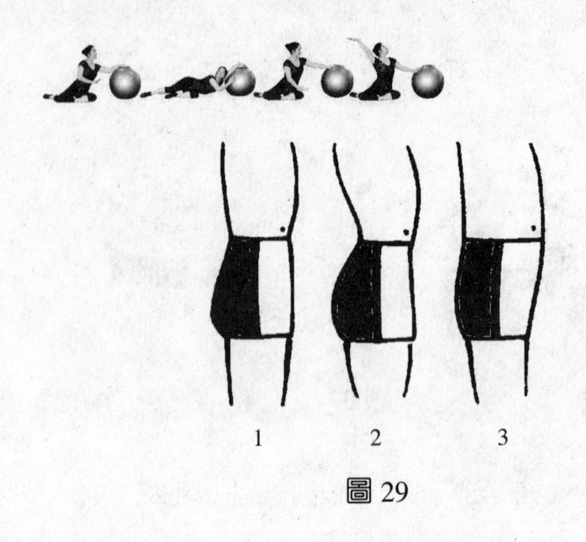

圖 29

三、不良姿勢對健康的危害

不良姿勢會使身體中的某些組織不斷承受很大的壓力，最終會導致這些組織受傷。身體姿勢的改變常常與一些肌肉虛弱無力和另一些肌肉過於緊張用力有關。身體是決定姿勢的重要因素，不良的身體姿勢意味著疲勞和處於劣境，是肌緊張的表現。

如腰部過於彎曲時，腹肌被拉長，因而變得無力，從而造成骨盆前傾。骨盆對腰椎的拉力又加大了其彎曲的程度，從而加大腰椎間盤和腰椎所承受的壓力，久而久之，就會導致腰疼。

生活中常見的「啤酒肚」姿勢，就是多年缺乏運動，加上體重過大，使腹肌缺乏力量造成的，骨盆的傾斜又使屈肌縮短。

駝背也是生活中常見的不良姿態。正常人應是耳肩在一條直線上，而駝背的人則是頭前探，兩肩過分前聳（圖 30）。

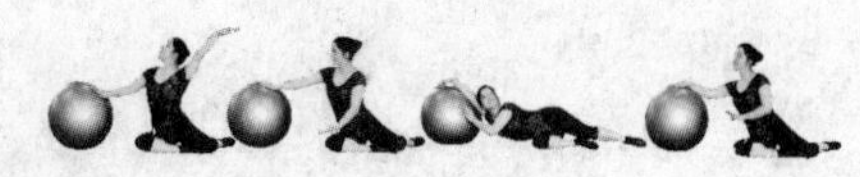

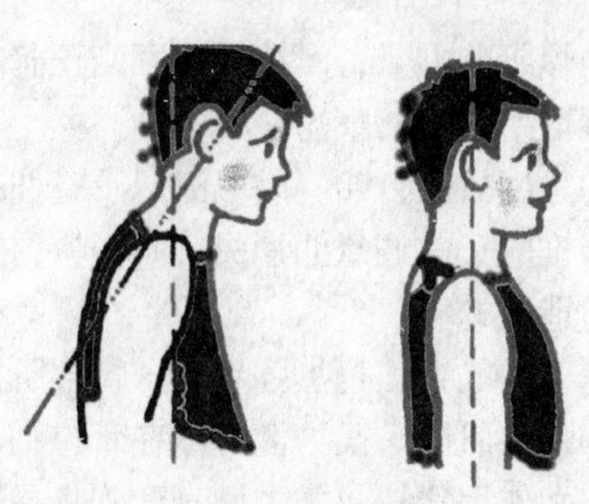

圖 30

駝背姿勢主要是頭、頸、肩關節以及脊柱上部的位置發生了改變，胸椎的正常的彎曲消失了。這種姿勢的人向後拉肩的肌肉太弱，背部肌肉無力，兩肩胛骨間的距離加大並彎曲，常常在兩肩胛骨之間的部位出現疼痛。

腰椎彎曲過小又稱平背姿勢，造成這種姿勢的原因是由於骨盆向後傾斜，腰椎也被向後拉動。這種姿勢的人，由於脊柱幾乎被固定在伸直的位置上，軀幹無論是前屈或後屈，脊柱都很僵硬。

四、柔力健身球對矯正不良姿勢的作用

柔力健身球本身的特點決定了它在矯正不良姿勢中的重要作用。

腰部過於彎曲是由於腹肌被拉長而且無力，造成骨盆前傾，因此，必須選擇有縮短腹肌作用的練習。運用柔力健身球練習，可以藉由不同的形式，在不同平面上，運用多種方法，使練習者在歡樂愉悅的氣氛中進行練習，從而縮短腹肌

的長度，加強腹肌的力量，牽拉骨盆回到正確的位置，減輕腰椎間盤和腰椎所承受的壓力。

駝背姿勢是由於頭、頸、肩關節以及脊柱上部的位置發生了改變，胸椎的正常的彎曲消失，向後拉肩的肌肉太弱，背部肌肉無力造成的。

矯正這種姿勢的方法是加強肩部、背部肌力，牽拉緊張的胸部肌肉和頸後肌肉。柔力健身球在牽拉胸、頸肌肉和發展背部肌力方面作用獨特。柔力健身球本身具有體積大、可滾動、有彈性的特點，人們可以靠在球上、坐在球上、仰臥在球上、俯臥在球上，用多種方式、方法牽拉胸、頸肌肉，發展背部肌力，矯正駝背姿勢。

平背姿勢是由腰椎彎曲過小造成的。這種姿勢的人，由於脊柱幾乎被固定在伸直的位置上，軀幹無論是前屈還是後屈，脊柱都很僵硬。矯正這種姿勢的辦法是運用牽拉練習，增大腰椎的彎曲。

柔力健身球球體較大，人靠在球上後，順著球形後仰，使脊柱得以伸展，形成一定的背躬，這種牽拉練習是在緩慢、柔和的過程中進行的，不易造成傷害。經常進行這種練習，腰椎的活動能力就會得到恢復。

第四節　發展身體柔韌性

一、發展柔韌性的意義

（一）對柔韌性的認識

柔是指韌帶、肌肉拉長的範圍，韌是指韌帶、肌肉保持一定長度的力量。柔韌性是指人的關節活動幅度以及肌肉、韌帶、其他組織的伸展性和彈性。柔韌性的狀況取決於關節的骨結構，關節周圍組織的體積，跨過關節的韌帶、肌腱和肌肉的伸展性和彈性。另外，神經系統特別是中樞神經系統調節機能提高、對抗肌之間協調性的改善等也決定著柔韌性的發展。

柔韌性可以指一個特定的關節，也可以指一系列關節可能活動的範圍，它可能是一個關節（如肘關節），或者和一連串的關節有關（如脊柱關節），它們只有一同運動，人體軀幹才能自如地進行屈伸、轉動運動。

（二）發展柔韌性的意義

柔韌性是重要的身體素質之一，發展柔韌性無論是對於運動水準的提升還是日常生活中的運動都有重要的作用。

在日常生活中具備良好的柔韌性，可以減少韌帶、肌肉等軟骨組織的損傷，防止傷害事故的發生。具備良好柔韌性還可以提高工作效率，減少疲勞的發生，有助於肌肉的放鬆和情緒的穩定。

在體育鍛鍊中，具備良好的柔韌性可以提高關節的靈活性，提高動作的質量，使人體動作姿態優美。具備良好的柔韌性，還有助於動作技術的掌握。使人在學習技術動作時更協調、自如、準確，從而更好地掌握技術動作。

二、影響柔韌性的因素

（一）生理、解剖結構的影響

構成關節的兩關節面差決定著關節的活動幅度。關節的活動幅度是根據關節頭和關節窩這兩個關節的面差決定的，它們的差值越大，關節活動的幅度就越大。如髖關節、肩關節的關節面差大，那麼它們的活動範圍就大，而踝關節、腕關節的關節面差小些，它們的活動範圍就小。人體骨關節的這種結構是依據人體生理生長規律形成的，所以後天鍛鍊是很難改變的。

包圍關節的關節囊的厚薄程度、鬆緊程度以及關節周圍韌帶的多少、強弱也影響著關節的活動範圍。

關節活動幅度的大小還取決於周圍肌肉、肌腱、韌帶的伸展性及神經系統對肌肉的調節，這些因素透過後天鍛鍊是可以改變的。當發展柔韌性時，主要是發展關節屈伸、肌肉的伸展性及協調能力，牽拉限制關節幅度的對抗肌，逐漸增加它的伸展度。

中樞神經系統對主動肌與對抗肌調解能力的改善，能使主動肌收縮時對抗肌充分放鬆，從而降低主動肌的阻力，加大關節的活動幅度。為了達到關節的最大伸展度，還必須在完全克服對抗肌的限制力以後仍然拉伸，從而牽拉到肌腱、韌帶。

另外，關節周圍的肌肉過大、脂肪過多也影響著關節的活動範圍。

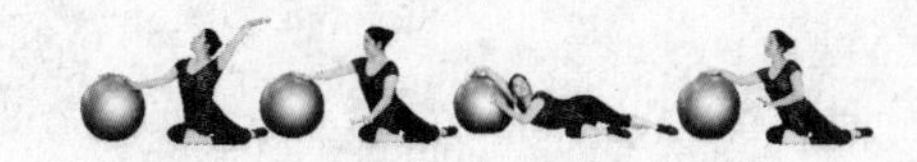

（二）年齡、性別的影響

身體的柔韌性與年齡的大小關係密切，初生兒柔性最好，隨著年齡的增長、骨化程度的增加、肌肉能力的增強，韌帶逐漸增強。在兒童期柔韌性最好，生長期柔韌性有所下降，年齡越大柔韌性越差。

在身體的柔韌性方面，女性通常好於男性。女性的肌纖維細長，橫斷面窄，伸展性好，而男性肌纖維較粗，橫斷面寬，收縮力大。所以，女性身體的柔韌性好於男性。

（三）身體溫度的影響

身體溫度對柔韌性有著一定的影響。當人體內部溫度升高時，血管擴張，供血增多，新陳代謝加強，肌肉的黏滯性減少，神經的傳導性速度加速，彈性和伸展性提高，從而使柔韌性增強。

在運動時，若外界溫度較低，必須要做好準備活動，以提高身體的溫度，補償外界環境對機體產生的影響。

除此之外，人體的神經系統的機能狀態、身體的疲勞程度及心理因素等都影響著人體的柔韌性。

三、柔韌性的自我檢測與評定

身體的柔韌性可以自己進行檢測與評定，這裡向您介紹簡便易行的柔韌性的自我測定與評價方法。

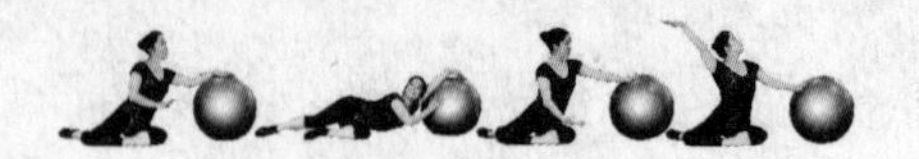

（一）檢測方法

1.手掌體前相對（圖 31）

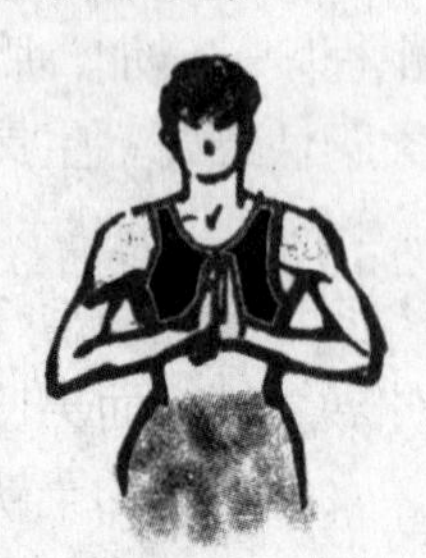

圖 31

2.坐地體前屈（圖 32）

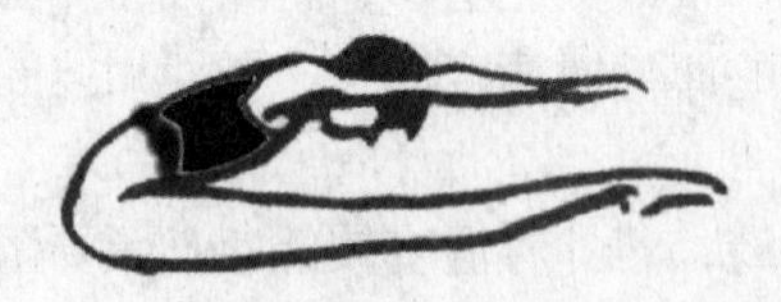

圖 32

3.併腿全蹲（圖 33）

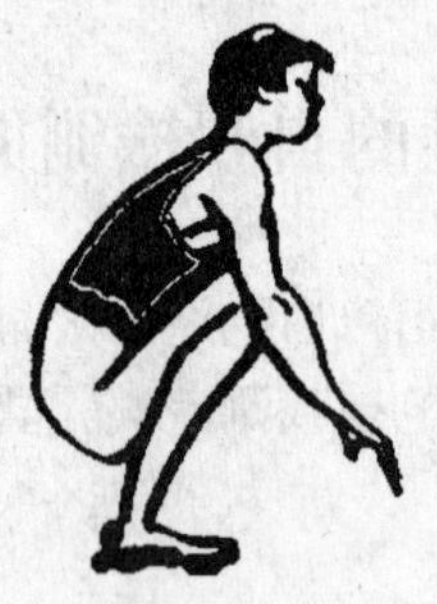

圖 33

4.上體轉動（圖 34）

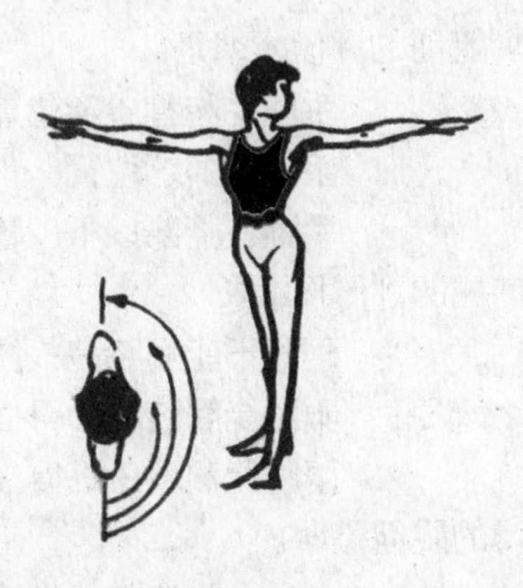

圖 34

5.體後屈（圖 35）

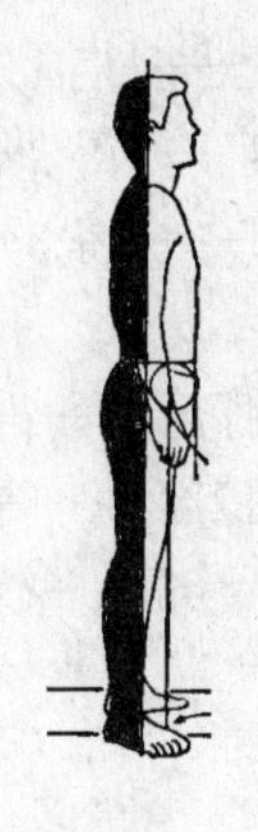

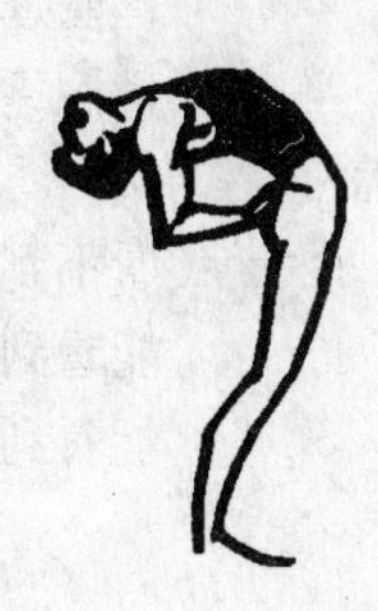

圖 35

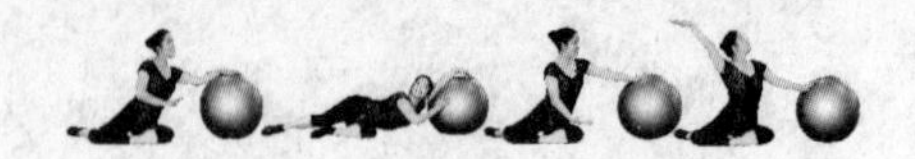

（二）評價標準

1.手掌相對體前的評價標準是:

手腕在胸骨尖突位置——得 1分
手腕在臍部位置——得 2分
手腕在臍部以下位置——得 3分

2.坐地體前屈的評價標準:

兩肘不能觸膝——得 1分
兩肘能觸膝——得 2分
兩肘能觸地——得 3分

3.併腿全蹲的評價標準:

一旦全蹲身體就後滾——得 1分
全蹲後身體稍向後倒——得 2分
全蹲後足跟著地身體穩定——得 3分

4.上體轉動的評價標準:

轉體達到120度——得 1分
轉體達到150度——得 2分
轉體達到180度——得 3分

5.體後屈的評價標準:

看不到同伴的膝部——得 1分
能看到同伴的膝部——得 2分
能看到同伴的足部——得 3分

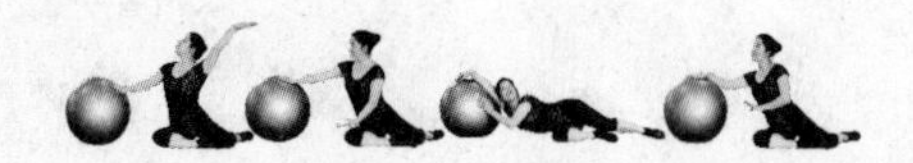

（三）評定方法

根據上述 5項得分總和分進行評定：

總和分＝1+2+3+4+5

總和分＝15為好

總和分＝10為中

總和分＝5為差

上述柔韌性的檢測、評定方法簡單易行，可用其進行測評並確定自身柔韌性的發展計劃。

發展柔韌性的練習步驟

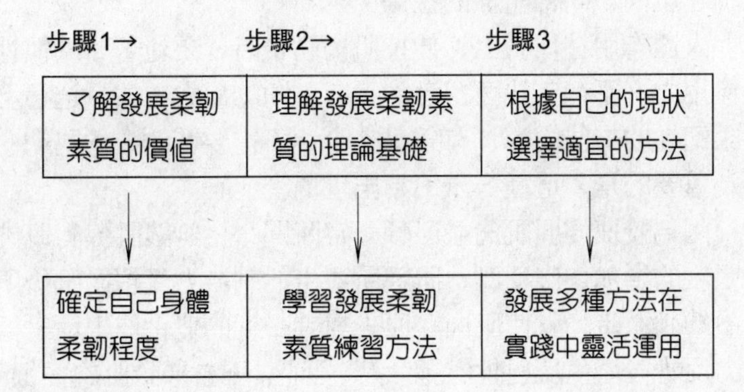

四、柔力健身球對發展身體柔韌性的作用

柔力健身球對發展柔韌性有著獨特的作用。

借助柔力健身球，可以拉伸身體在正常情況下無法牽拉的肌肉、韌帶。如：由於軀幹的生理、解剖特點決定了發展軀幹肌肉、韌帶柔韌性的方法要比發展四肢的方法少得多，而且也不易完成。柔力健身球體積大，人體可以仰臥或靠、搭在上面，完成人體在正常情況下無法完成的身體姿勢，從而提高肌肉、韌帶的柔韌性。

運用柔力健身球發展柔韌性是採用慢速伸展的方法，不易引起肌肉、韌帶組織的拉傷。

人體作用在球體上，伸拉肌肉韌帶時，要隨著球的慣性慢慢用力，不存在快速、激烈、有菱角的用力方式，這種發展柔韌性的方法簡單、有效、完全，不需要其他人的幫助，更為重要的是，這種方法不易出現傷害。

因為慢速伸展肌肉並停頓一定時間，足夠讓肌腱對肌肉緊張度的增加作出反應，肌腱所產生的刺激力量超過肌梭所產生的刺激時，就使肌肉在原先對其長度的變化作出反射抵抗力反應後產生反射性鬆弛狀態，因此，不會導致肌肉損傷。

第二章

柔力健身球的基本鍛鍊方法

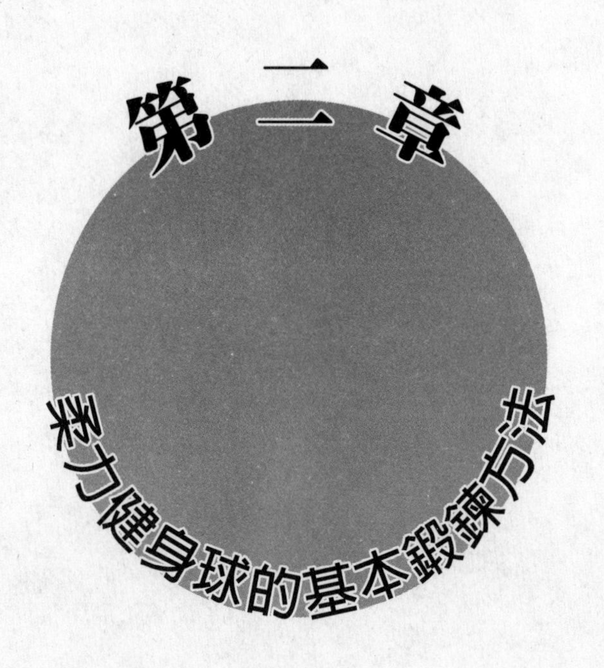

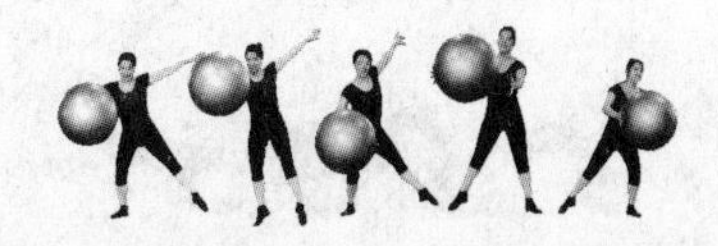

第一節　軀幹主要部位的鍛鍊方法

一、頸部鍛鍊方法

頸部是人體頭部與軀幹連接的主要樞紐，它由 7 個頸椎及周圍肌肉、韌帶組成。頸部除了支撐頭部外，還擔負著許多其他重要的任務，但是，頸部本身的結構比較薄弱，所以，不正確的姿勢較易造成疲勞。

在日常工作中，頸部前傾的姿勢較多，頸後部的韌帶被拉緊，長此以往，頸部疲勞現象較易出現。因此，由鍛鍊來緩解頸部緊張很有必要。

頸肌包括頸闊肌、胸鎖乳突肌、頸長肌、頭長肌、斜角肌、舌骨上肌、舌骨下肌、喉肌。頸部鍛鍊方法介紹如下：

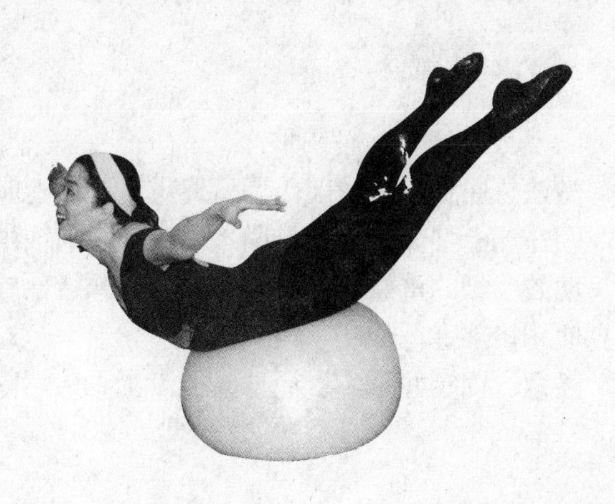

方法一　抬頭枕球

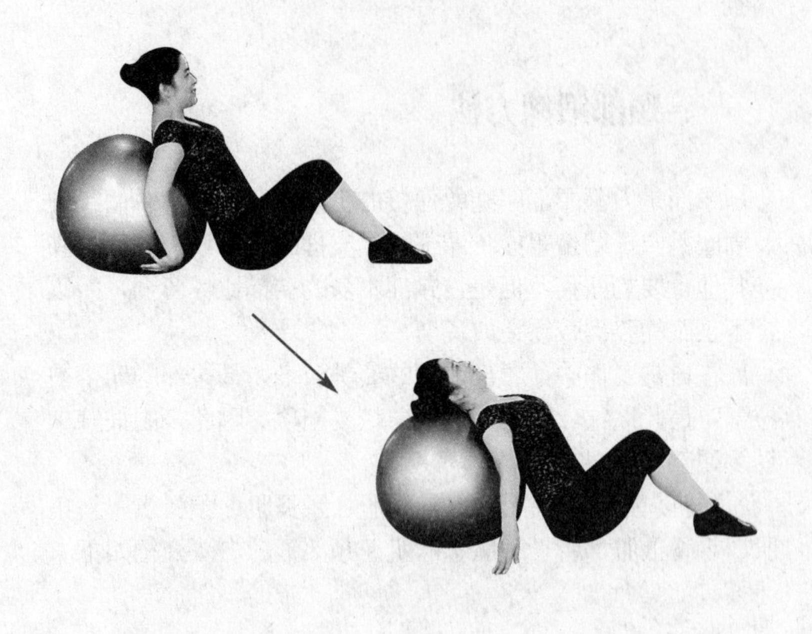

做法：屈腿坐在球前，肩背靠球。抬頭，頭後部枕在球上，頭在球上輕微地前後晃動，球也隨之前後稍滾動。

功效：頭的重量落在球體上，減輕頸後部的緊張，透過晃動使頸後部進行伸展，得到按摩。

注意：固定好球，以免球向後滾動，人體落空。

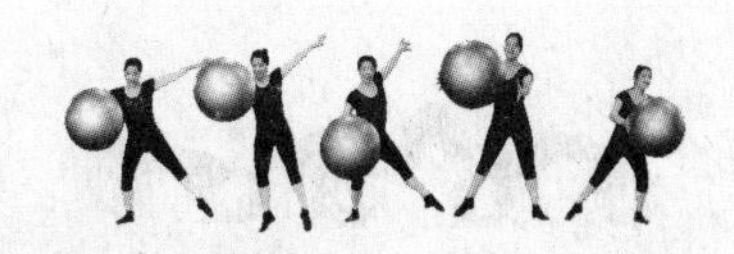

方法二　枕球轉頭

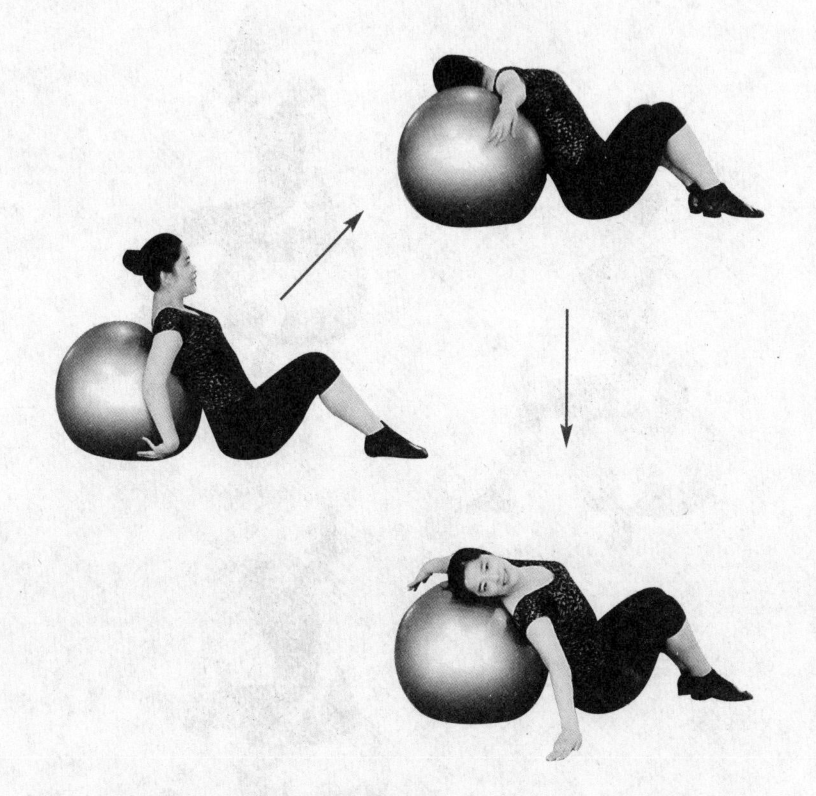

做法：屈腿坐在球前，肩背靠球，抬頭，頭後部枕在球上，兩臂伸直在兩側，頭向左轉，再向右轉，球也隨之稍向左右滾動。

功效：伸展頸部兩側肌肉及韌帶，並使頸部得到按摩。

注意：球滾到哪一側時，同側手稍撐地，從而保持球的穩定性。

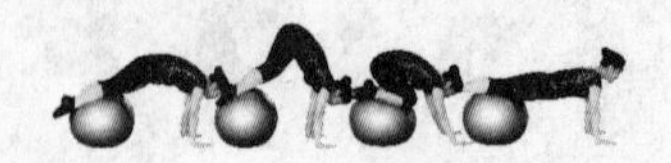

方法三　坐球頸屈伸

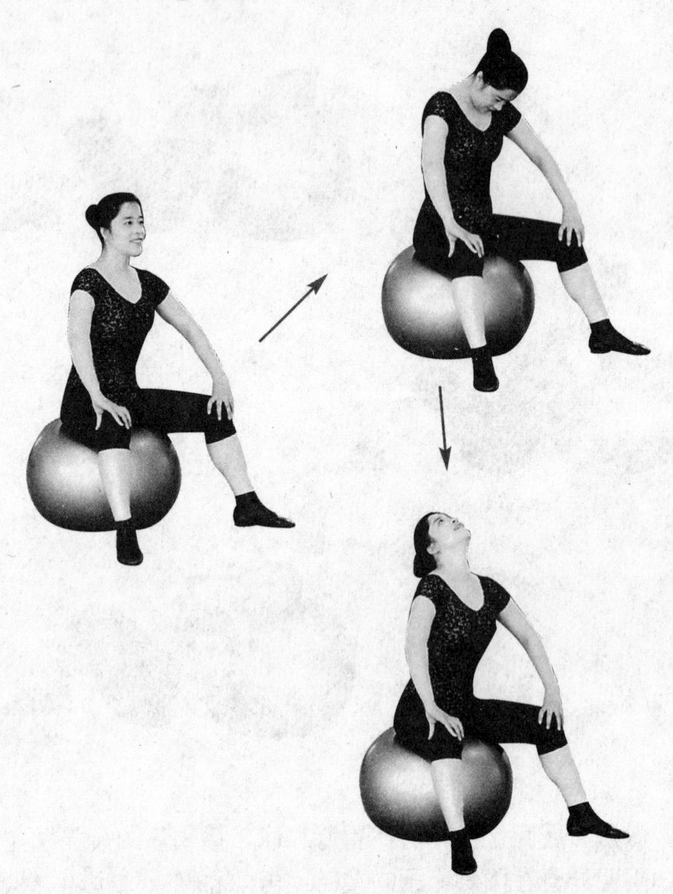

做法：雙腿分開，坐在球上，雙手扶雙膝。軀幹隨著球的彈性而上下彈動，同時頸部進行屈、伸練習。

功效：由軀幹的輕微彈動以及頸部的屈伸練習，使脊柱、頸椎有效地活動。

注意：兩腳要支撐好，軀幹彈動的幅度不要太大。

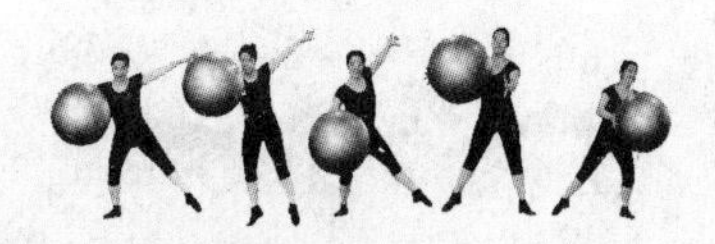

方法四　坐球頸旋轉

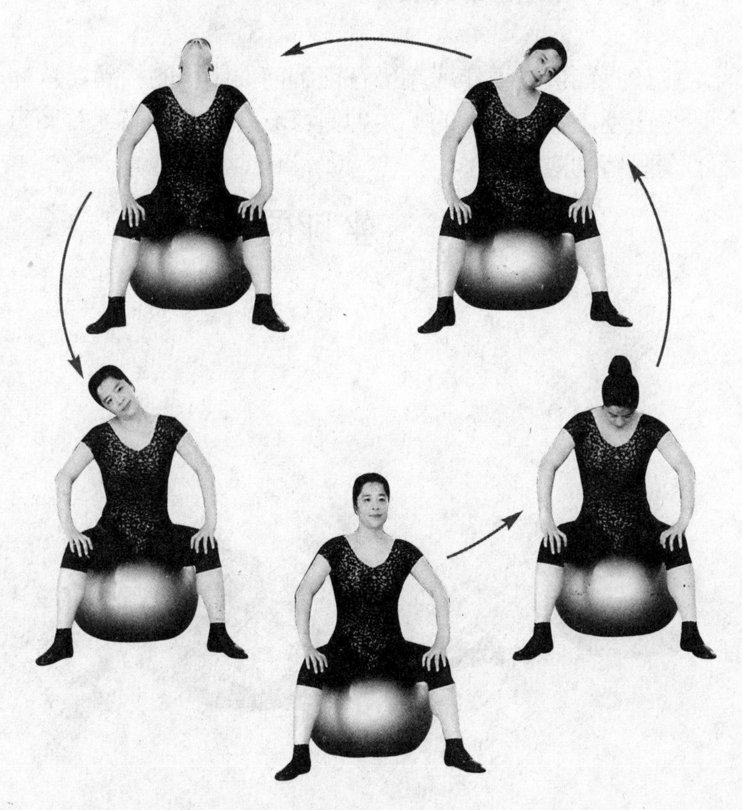

做法：雙腿分開，坐在球上，雙手分別扶雙膝。頭由前屈——左側屈——後伸——右側屈轉動一周。之後，頭再向相反方向轉動。

功效：由頭部的轉動，活動頸椎及其周圍韌帶、肌肉，促進血液循環，減輕疲勞。

注意：兩腿、兩臂支撐好，充分做到支點的作用。頭部旋轉的速度不要太快。

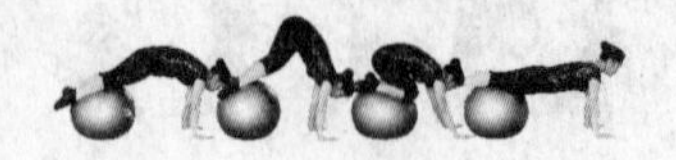

二、背部鍛鍊方法

由於長期伏案工作或端坐在電腦前而出現的腰痛、背痛等，是生活中較為常見的。柔力健身球在緩解腰痛、背痛方面有著獨特功效。

方法一　坐球展背

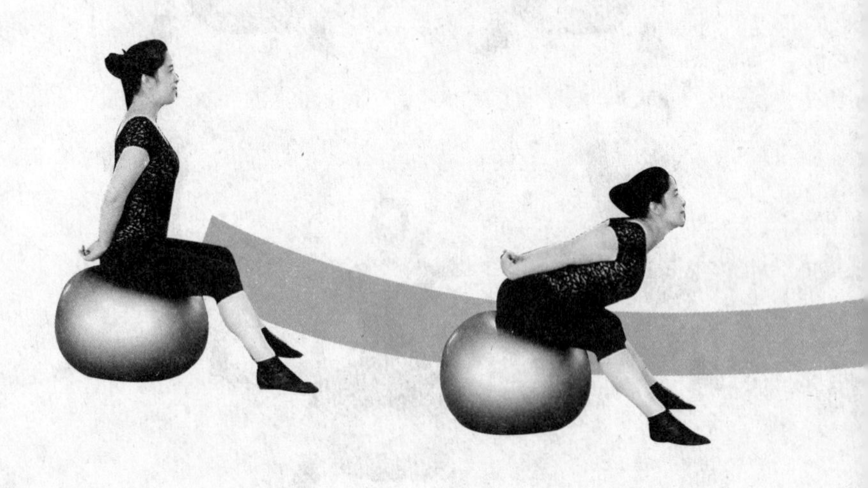

做法：兩腳分開坐在球上，兩手背後，髖部向後用力使球後滾，同時上體挺胸、展背、塌腰，稍停片刻後，髖部前收帶動球回滾，身體復原。

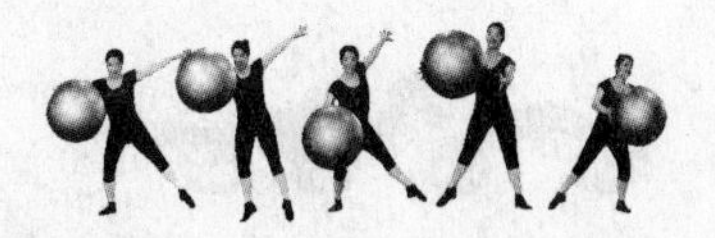

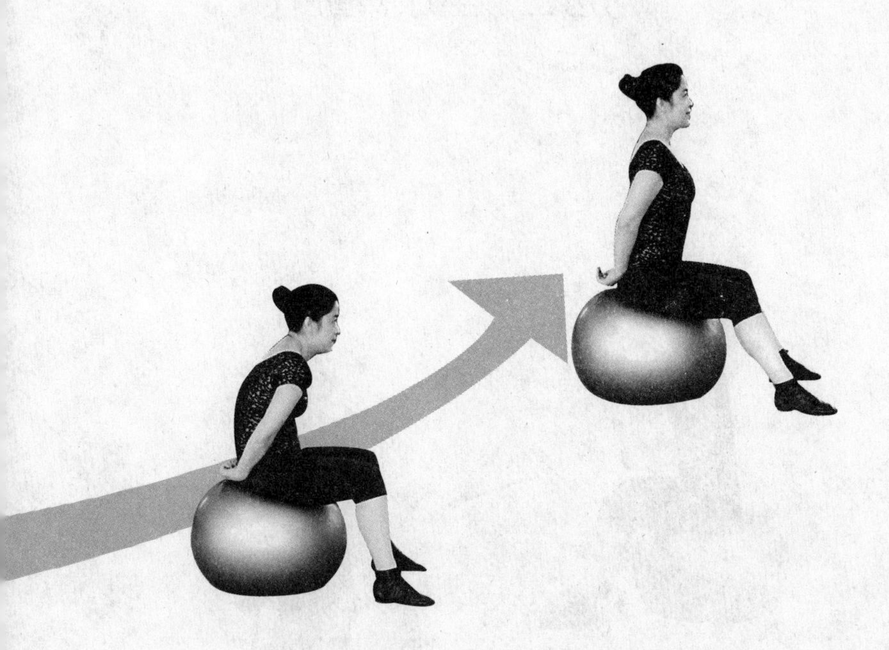

功效：在球的前後滾動中伸展背部，放鬆背部肌肉與韌帶，減輕疲勞。

注意：兩腿要支撐好，充分做到支點作用。

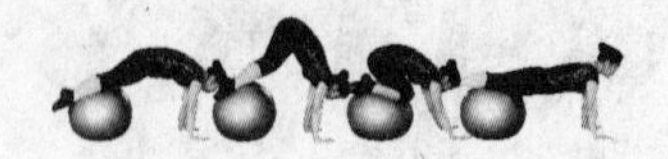

方法二　坐球彈動

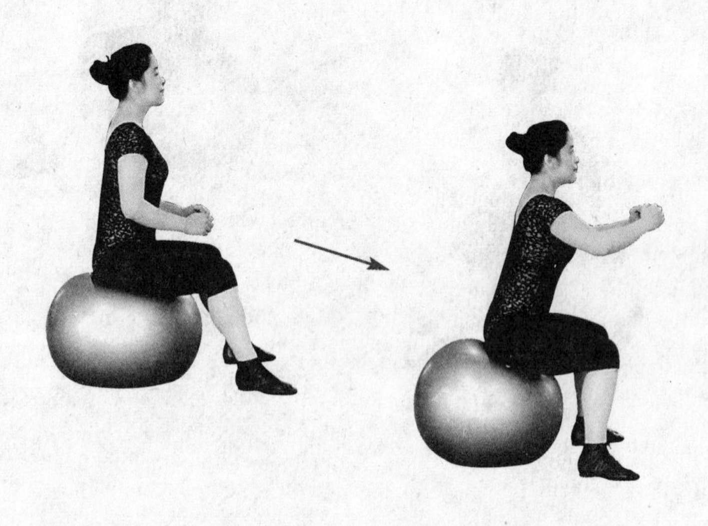

做法：兩腳分開，坐在球上，利用球的彈性作用，人體進行彈動練習，手臂也隨之前後擺動。

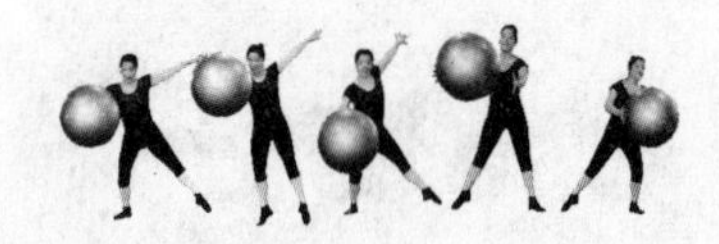

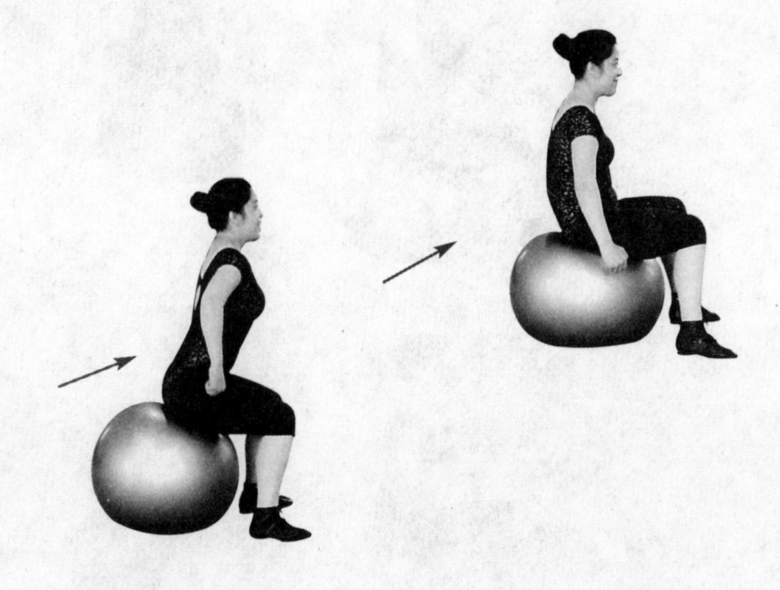

功效：隨著球體的彈性而進行的彈動練習，可以使脊柱及背部肌肉得到放鬆和活動。

注意：兩腿因做到支點的作用，所以不要隨意抬起。

方法三　坐球轉動

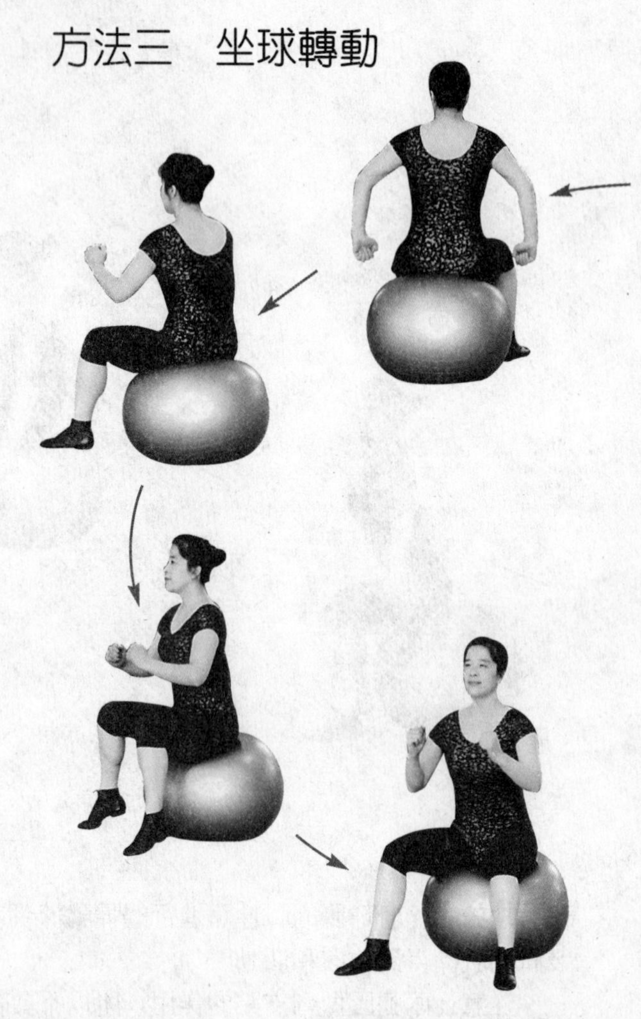

做法：兩腳分開，坐在球上，利用球的彈性使人體邊彈動邊轉動，每彈動一次轉動一定的角度（度數的大小可有一定的變化），大約是彈動 8～12 次轉動一圈。

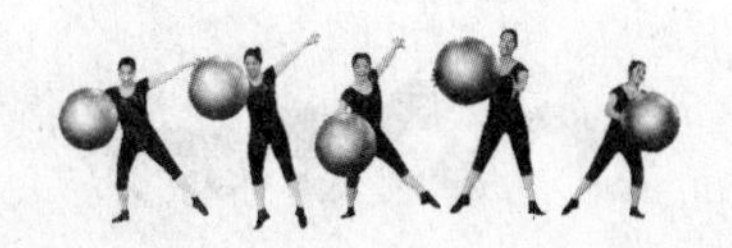

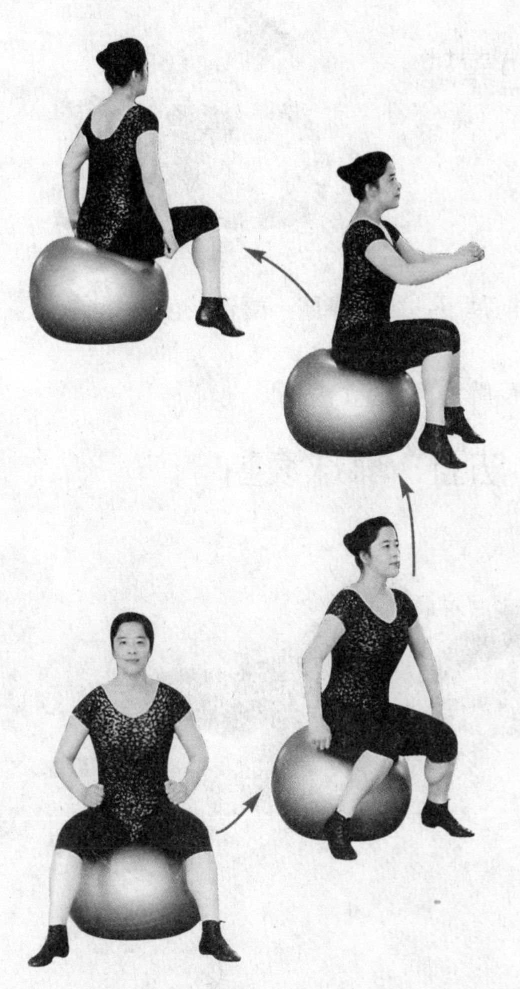

功效：由彈動練習，使脊柱得以活動，並且轉動可以訓練人體的前庭器官功能。

注意：進行彈動轉體時，不要使人體彈起太高，以免坐下時不穩定，最好是在臀部即將離球就轉體。

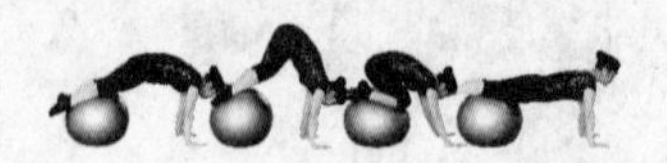

方法四　蹲地靠球

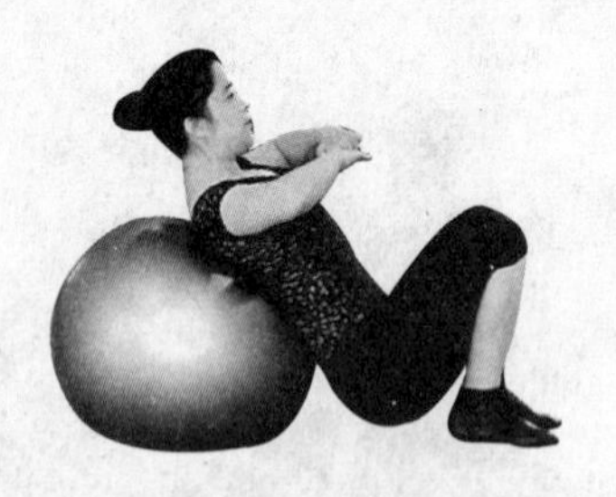

做法：人在球前蹲下，後背靠球，兩臂胸前平屈向後振動。

功效：由球的反彈對後背進行按摩。

方法五　靠球滾動

做法：兩腿彎曲坐於球前，後背靠球，兩手在後抱頭。兩腿慢慢蹬直，球隨之向後滾動。兩腿再慢慢彎曲，球隨之滾回至背部。

功效：球在滾動中對後背進行有效的按摩。

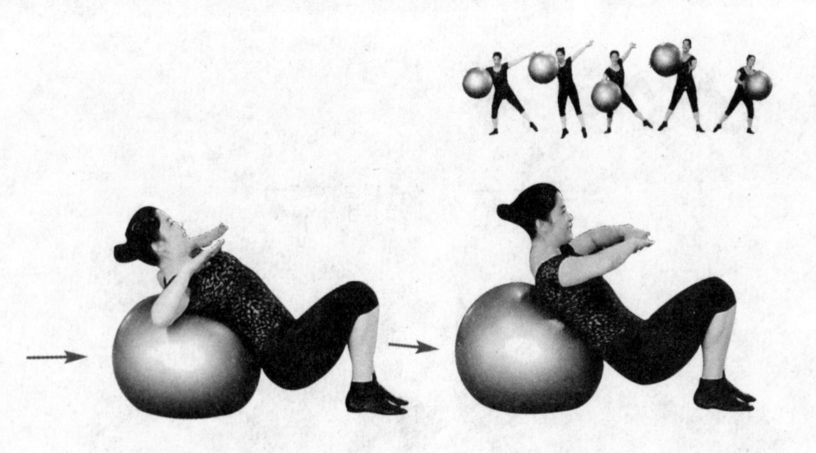

注意：向後靠球時，首先，兩臂要向後控制住球，然後再靠球。否則易使人落空。

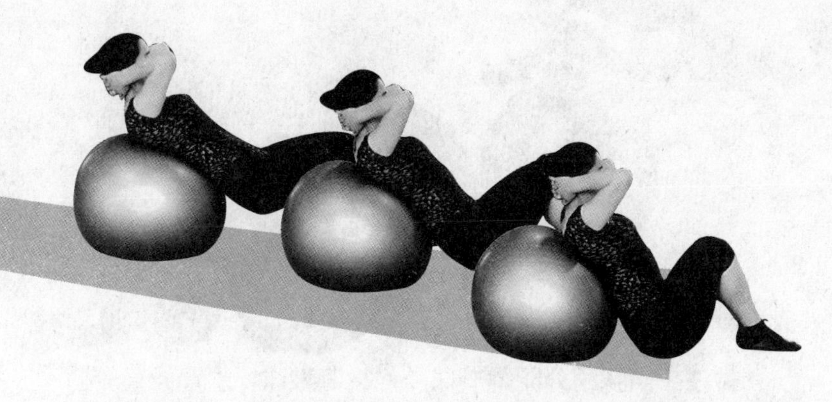

注意：兩腳作為支點不要來回移動，特別要防止腳下滑動。另外，人體一定要壓住球，從而保證球能隨著人體的移動而滾動。

方法六　繞臂滾球

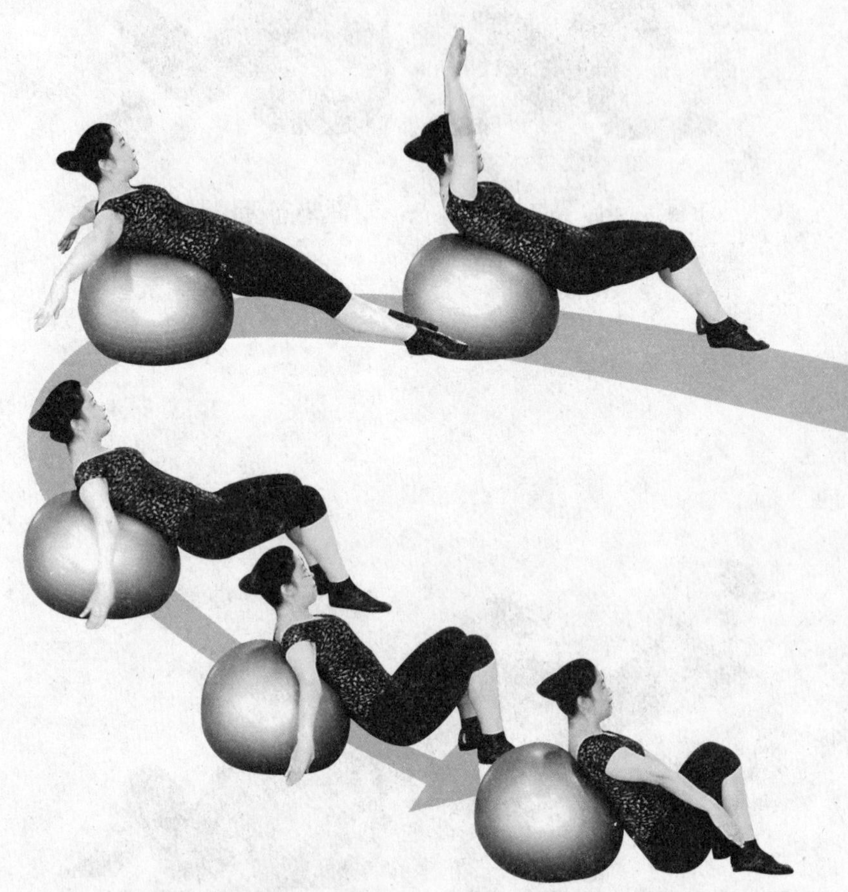

做法：兩腿稍分開蹲於球前，後背靠球，兩臂伸直於體側。兩腿蹬直，同時兩臂由前向後繞動，球隨之向後滾動。隨後，兩腿屈回，同時兩臂繼續由下向前繞動，球隨之向前滾動。

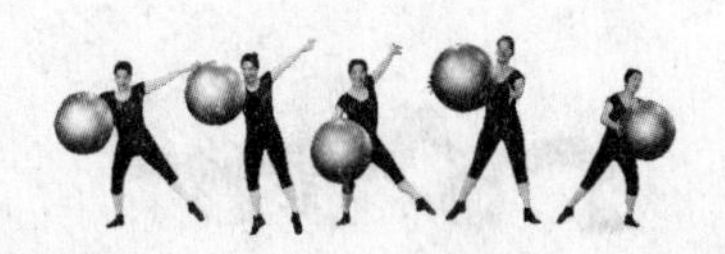

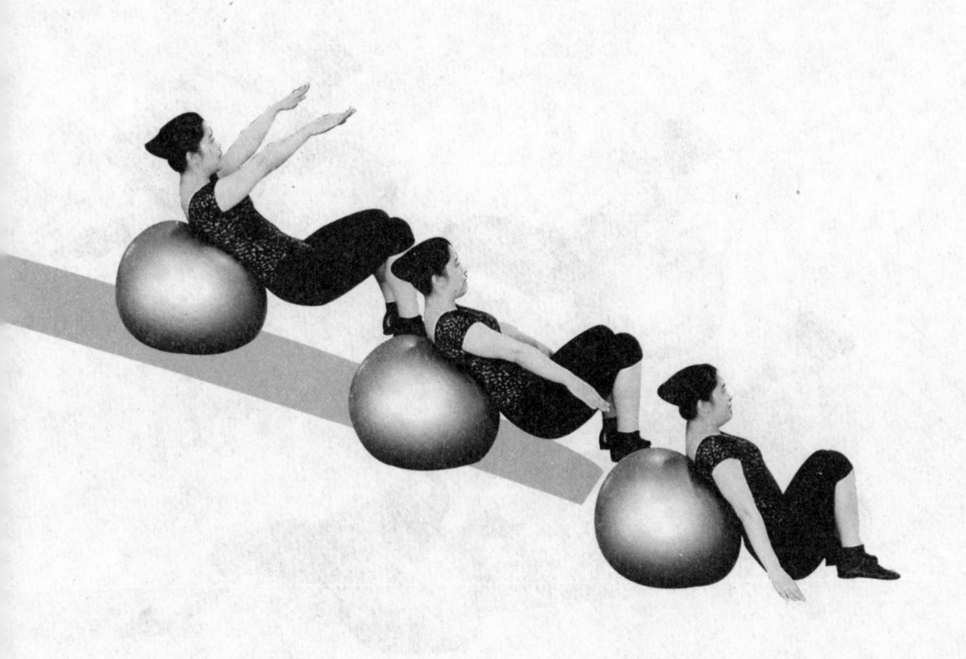

功效：透過球體的滾動對背部進行有效的按摩，同時由背部的伸展對背部進行鍛鍊。

注意：腳下不要滑動，身體壓住球。

方法七　擴胸滾球

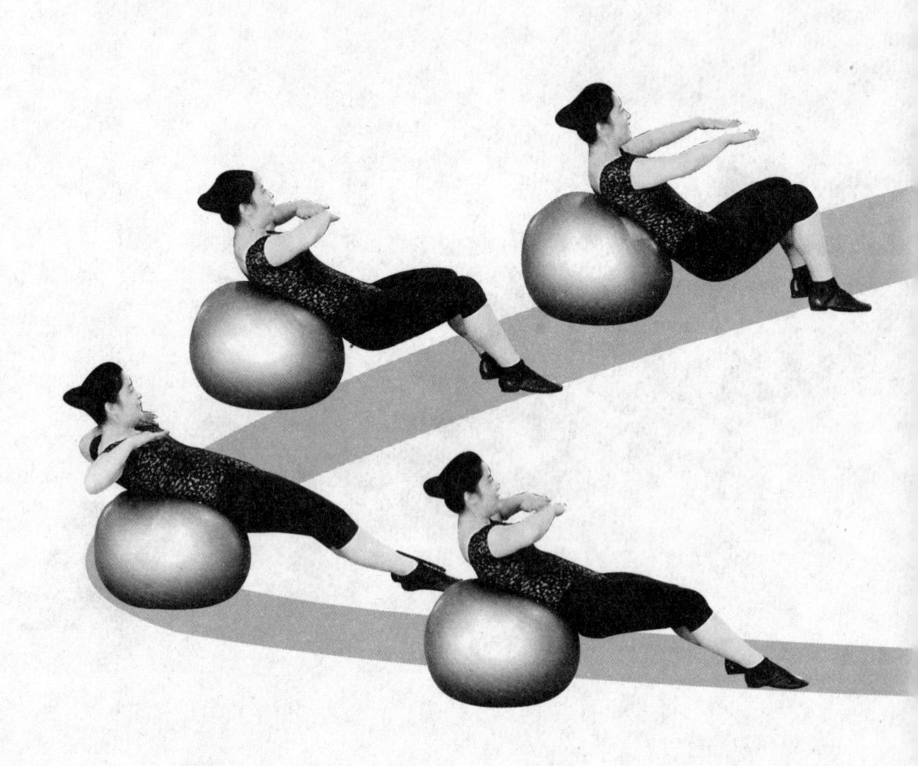

做法：兩腿稍分開蹲於球前，後背靠球，兩臂前舉。兩腿蹬直，同時兩臂向後振動，球隨之向後滾動。隨後，兩腿屈回，兩臂隨球的滾動前伸。

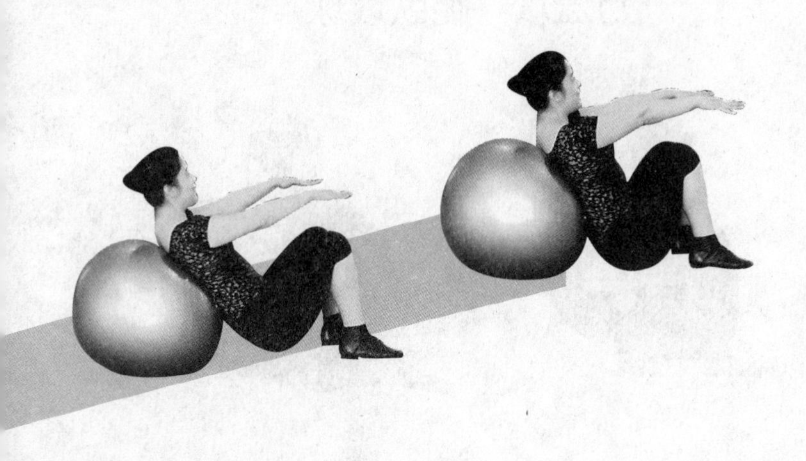

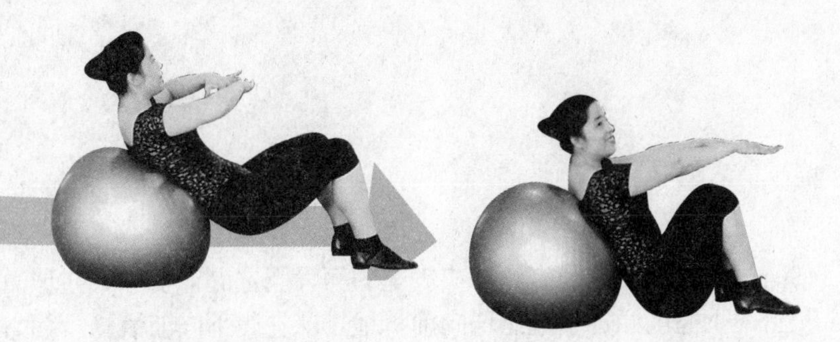

功效：由兩臂的振動對背部進行伸展練習，同時透過球體的反彈對身體進行有效的按摩。

注意：腳下不要滑動，充分做到支點的作用。背部要壓住球。

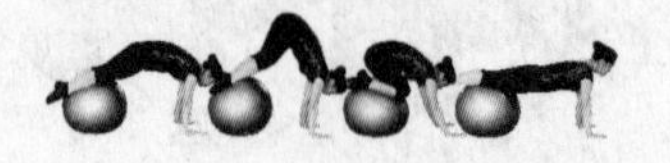

方法八　跪臥滾球

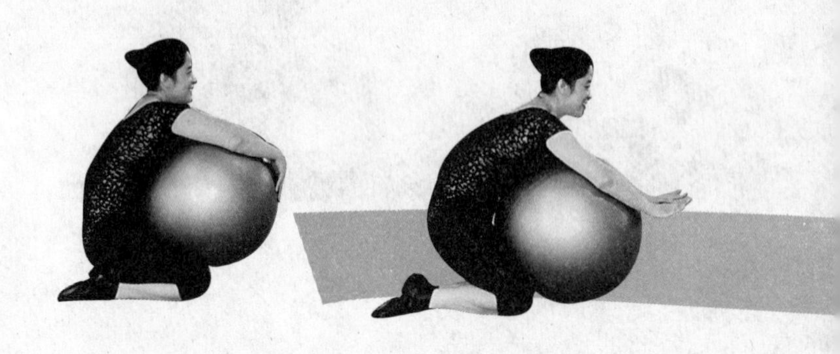

做法：雙腿跪立，球夾於上體與大腿之間，雙手放在球上。上體前傾，手越過球向前撐地，球在腹下向前滾動，腳蹬離地面，腿伸直，人體在球上做俯地挺身動作。之後，再返回到開始姿勢。

功效：通過脊柱由彎曲到伸展的變化，伸展脊柱及鍛鍊背部肌肉，同時對腹部也得到按摩作用。

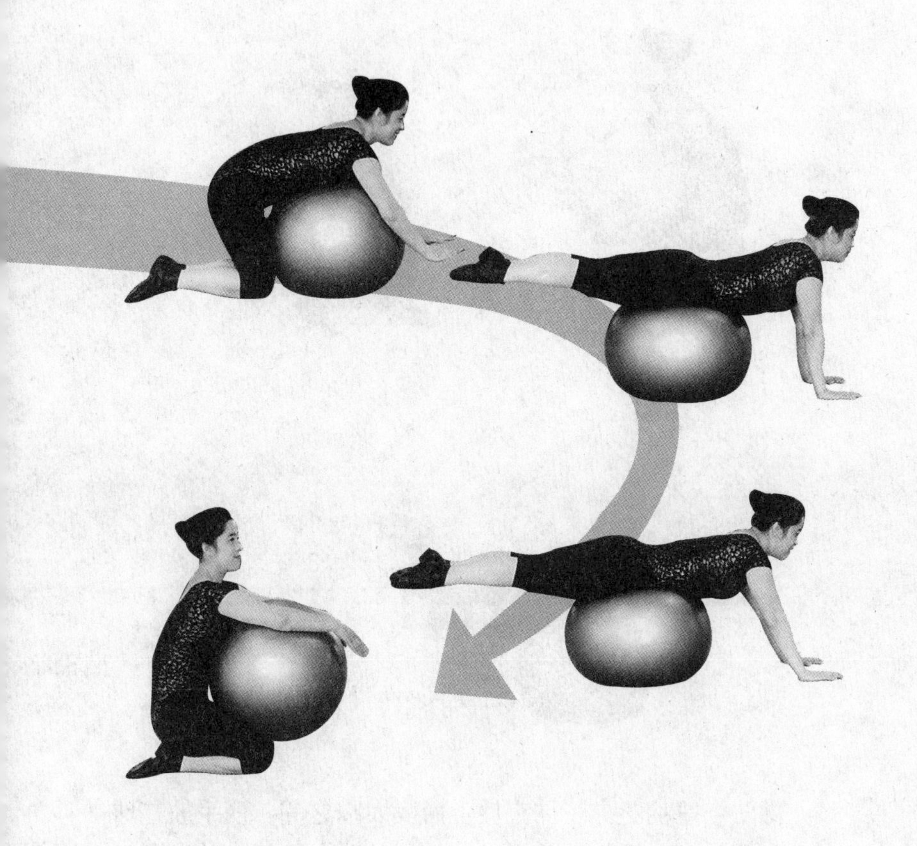

注意：跪地時要夾住球，滾動球時最初不要用力過猛，待適應後再加大力量。

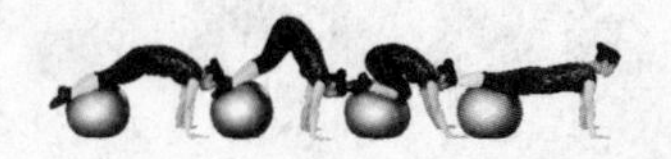

方法九　俯地挺身滾球

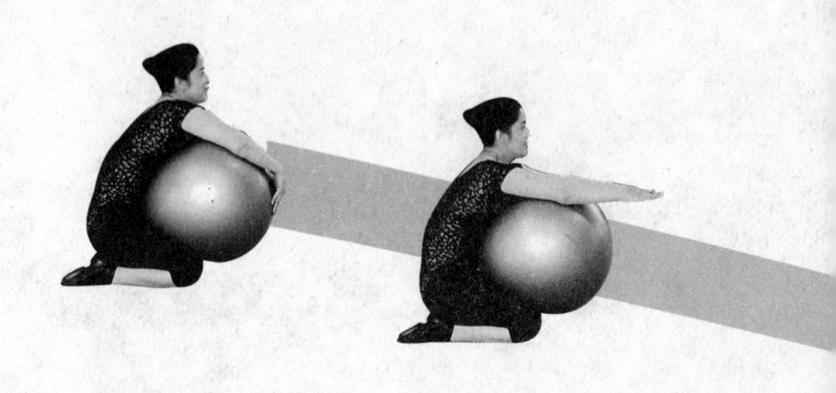

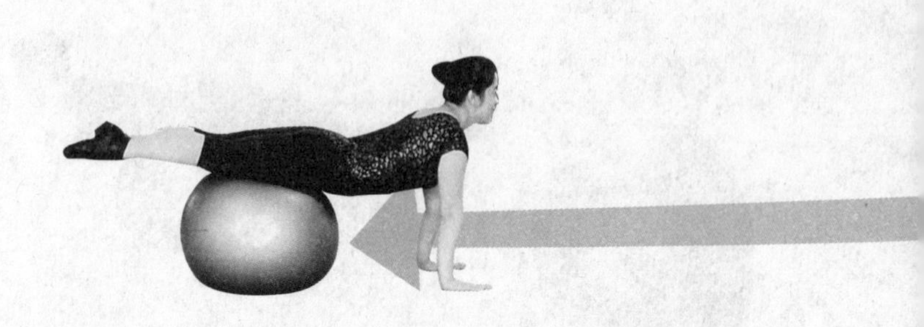

做法：雙腿跪立，球夾於上體與大腿之間，雙手放在球上。上體前傾，手越過球體向前扶地，球在腹下向前滾動，腳蹬離地面，腿伸直，人體在球上做俯地挺身動作。接著，由肩的前傾、手臂的後推、拉肩動作，球也隨之滾動，人體向後伸展，之後，再向前用力，球向前滾回原位。反覆練習。

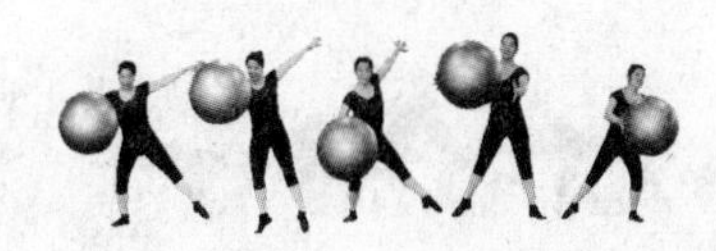

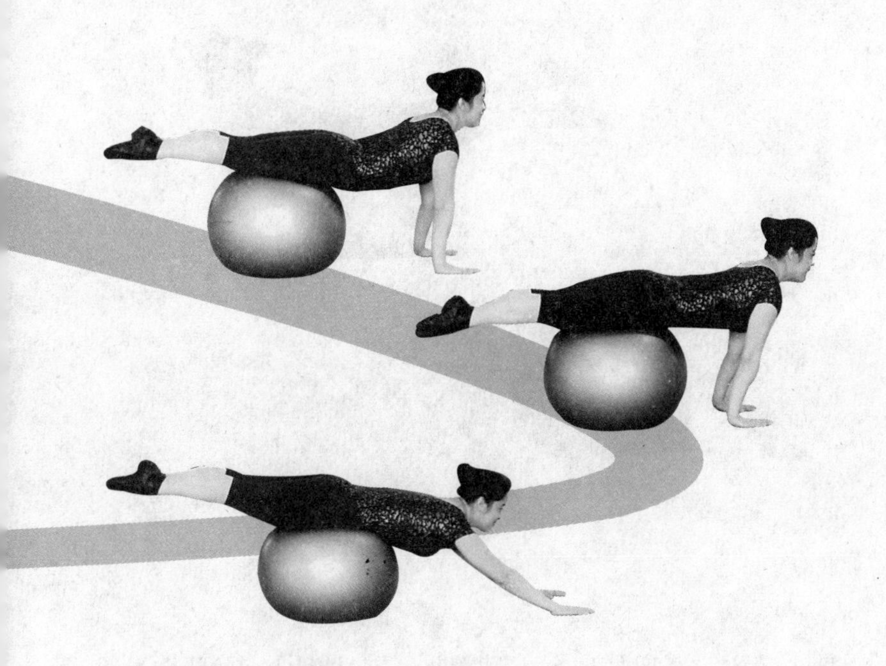

功效：隨著球的前後滾動進行背部肌肉及脊柱的伸展練習，有效地拉伸、放鬆背部的韌帶及肌肉，同時也拉伸肩關節。

注意：前後滾球時用力不要過猛，要隨著球的慣性前後用力，否則，易使人體偏離球體，從球體上落下。

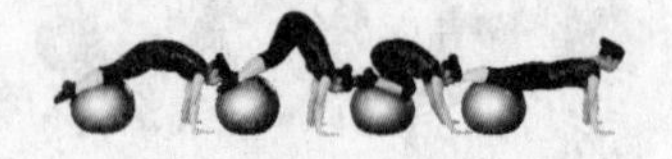

方法十　臥球翹腿

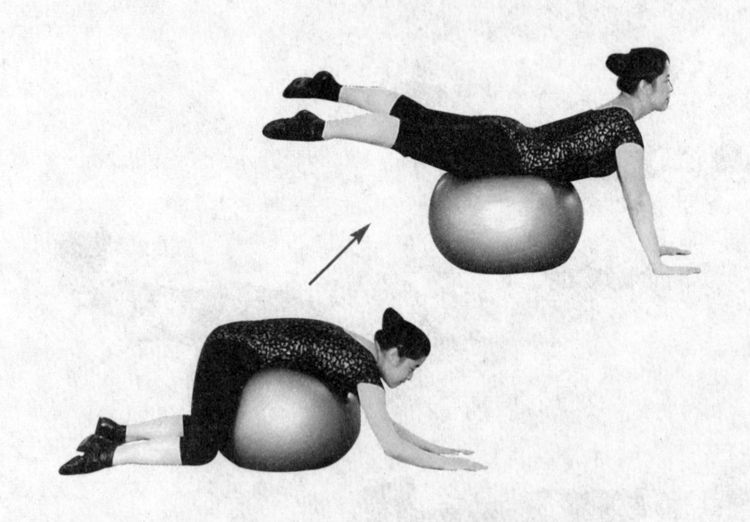

做法：俯臥於球上，手撐地（或肘撐地）。雙腿向上翹起，盡量抬高，之後，慢慢落下。反覆做。

功效：由腿部的翹起，訓練腰、背部肌肉的收縮力量，同時，球體的彈動也對腹部進行擠壓與按摩。

注意：俯臥球體時身體盡量在球的後部，即盡量加大後舉腿的阻力臂，從而達到鍛鍊背肌的目的。

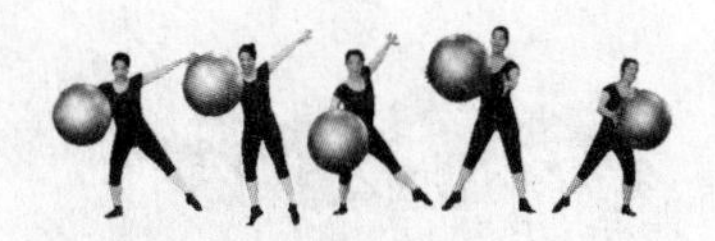

方法十一　蹬地展體

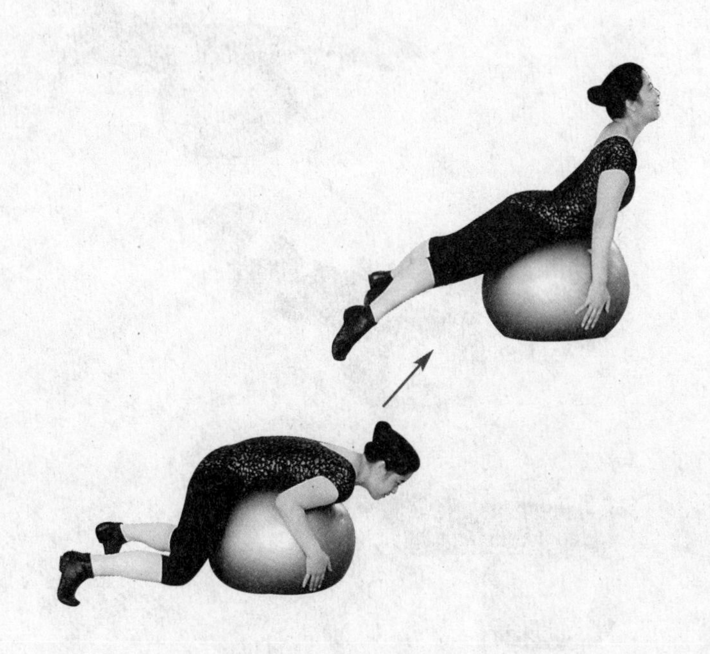

做法：俯臥於球上，兩腿屈膝分開，兩腳蹬地，兩手抱球兩側。腳蹬地，膝伸直，球隨之向後滾動，同時上體向後翹起，使人體充分伸展，稍停頓後，還原。反覆做。

功效：身體由屈曲到伸展的變化，鍛鍊背肌收縮力量，同時對腹肌也進行了鍛鍊。

注意：此動作的完成主要依賴於腳蹬地來發力，所以，一定要做好兩腳掌的蹬地動作。

方法十二　伸展平衡

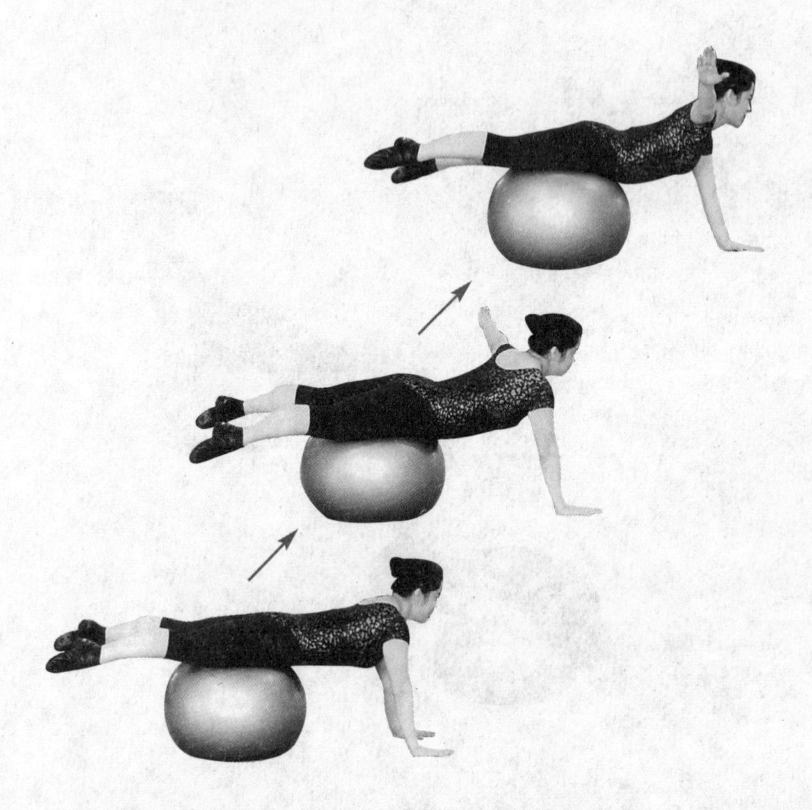

做法：兩腿分開置於球體上，兩手撐地，後背夾緊。左臂向側抬起，控制一下，撐地；右臂再向側抬起，控制一下，撐地。兩臂依次抬起進行鍛鍊，臂抬起的時間越長越好。

功效：鍛鍊背肌的平衡及控制能力。

注意：臂要慢慢抬起，慢慢放下，以免由於運動太快而失去平衡。

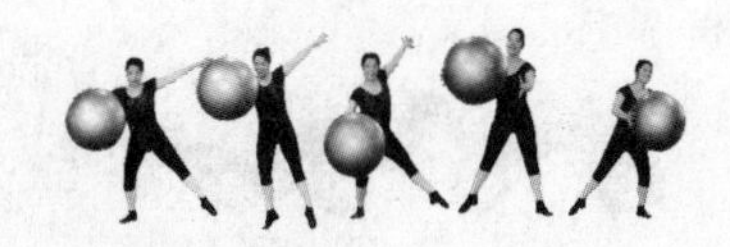

方法十三　夾球翹腿

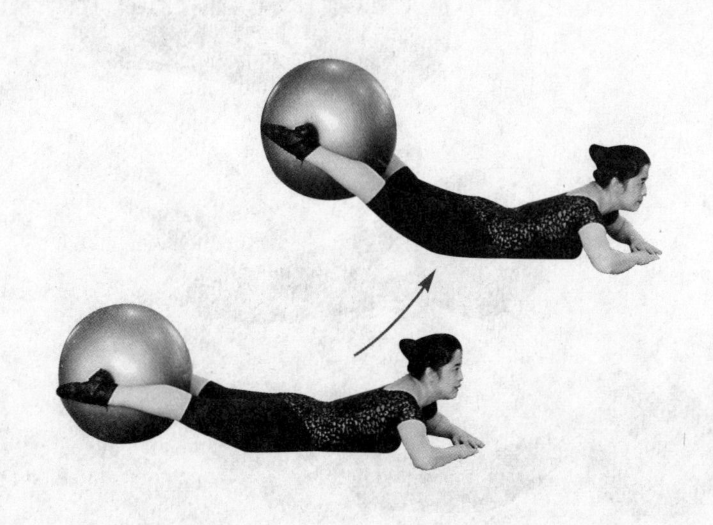

做法：俯臥，雙腿分開夾住球。兩腿用力向上舉，將球夾起，稍停頓一下，再慢慢放下。反覆做。

功效：鍛鍊背部肌肉的收縮力量及大腿內側肌肉力量。

注意：要想將球夾起，必須先夾住球，否則易在腿抬起時球落下。

方法十四　搭球滾動

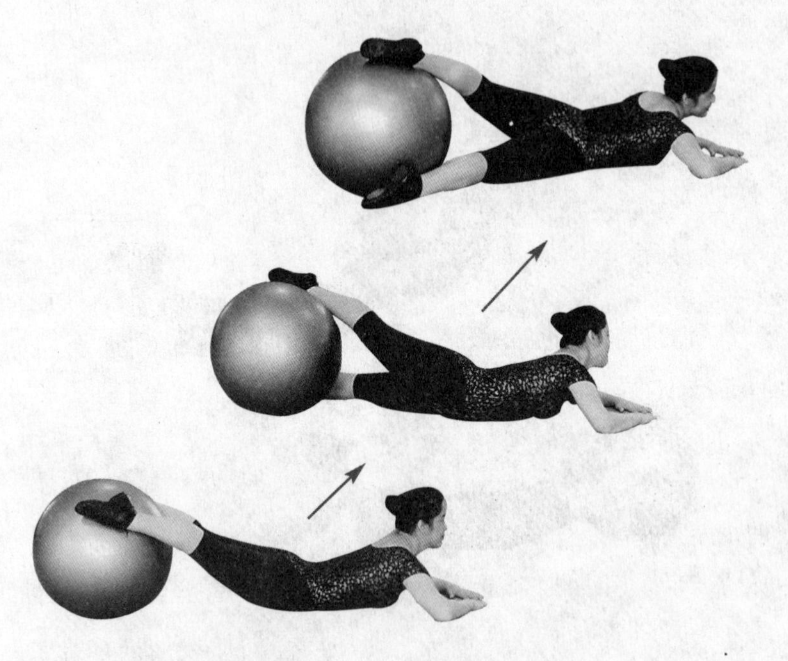

做法：俯臥，雙腿分開，腳背搭於球上。腳背向左發力，使球向左慢慢滾動，在左腳著地之前停下。之後，腳背再向右發力，使球向右慢慢滾動，在右腳著地之前停下。反覆做。

功效：由腿隨球的左右滾動，活動了脊柱下部並拉伸了其周圍的肌肉、韌帶，發展了柔韌性。

注意：腳面搭在球上，滾動時發力要柔和，並隨著球的慣性運動進行。腳不要發力過猛或轉動過快，否則易使球跑掉或人體拉傷。

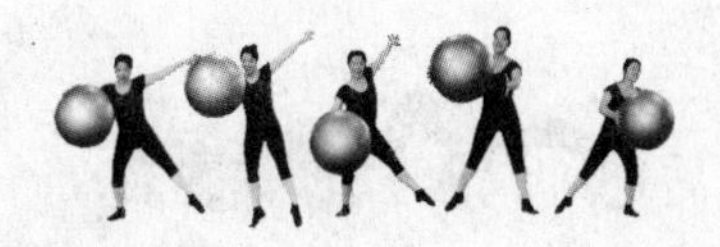

三、腹部鍛鍊方法

腹部肥胖會危害人體健康，因而減少腹部的脂肪十分必要。運用柔力健身球進行腹部減脂作用獨特，它可以在不同的平面，運用不同的動作對腹部進行有效的鍛鍊與按摩，從而達到腹部減脂的目的。

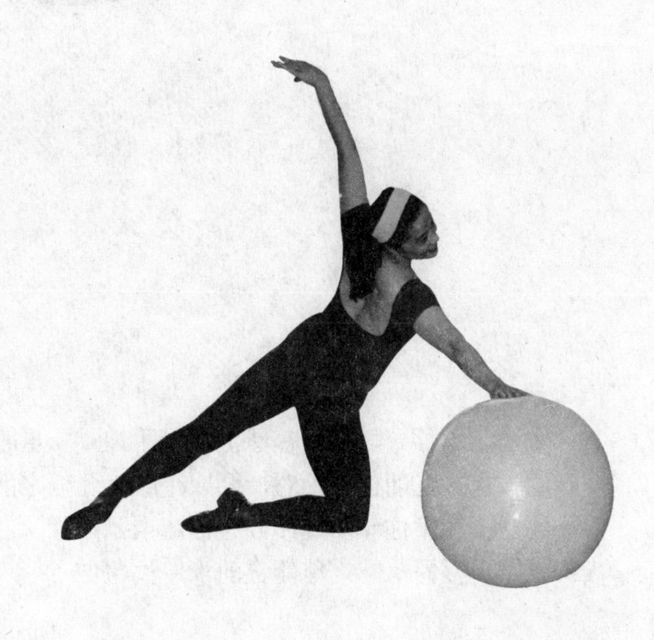

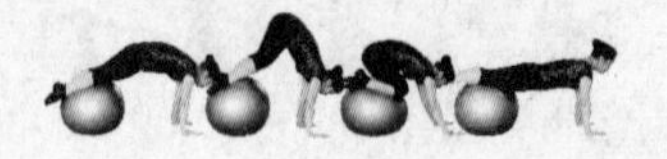

方法一　仰臥收腹

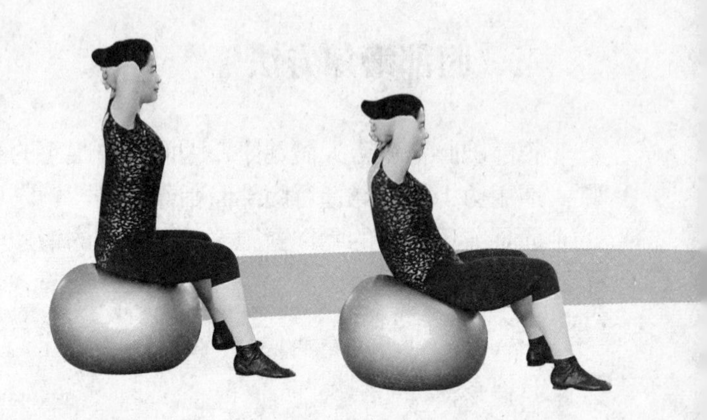

做法：兩腳分開，坐在球上，雙手抱頭。重心慢慢向前移，兩腳也隨之前移，上體後仰成平臥，球隨之前滾。再用臀後部及腰部壓住球，慢慢收腹抬起上體，球隨之後滾。之後，上體再慢慢落下，球隨之前滾。反覆做。

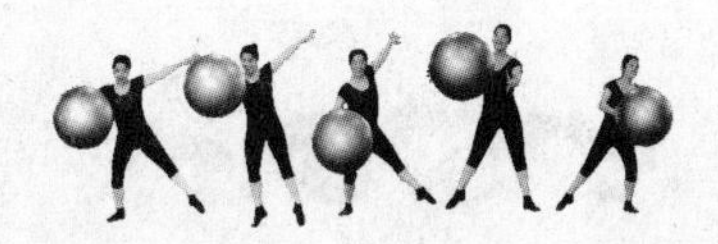

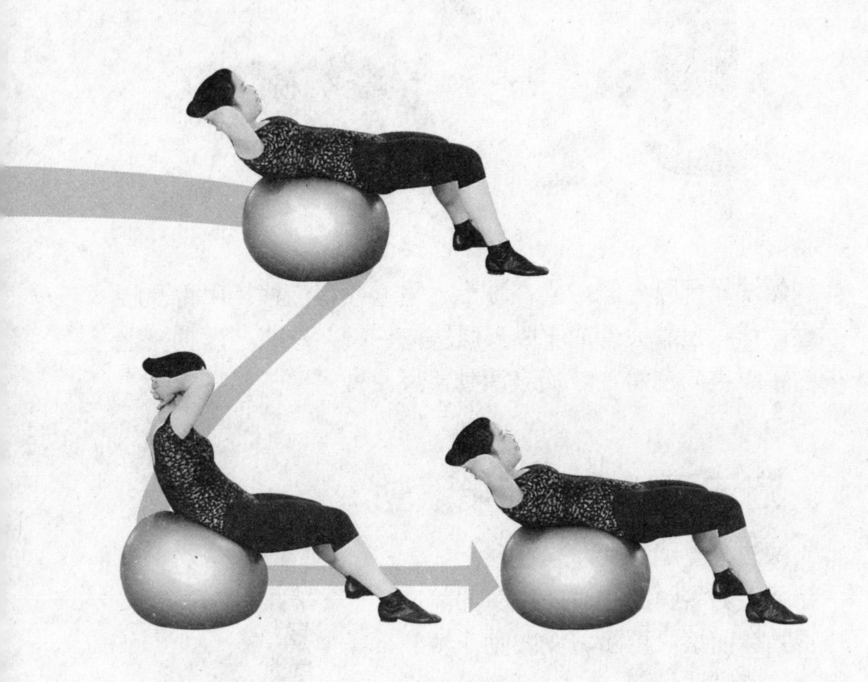

功效：減少腹部脂肪，增強腹部肌肉力量。

注意：上體後仰時，兩腳要蹬住，不要滑動，上體切實壓住球。抬起上體時，不要抬得太高，上體與大腿大約 145°。

方法二　左右轉動

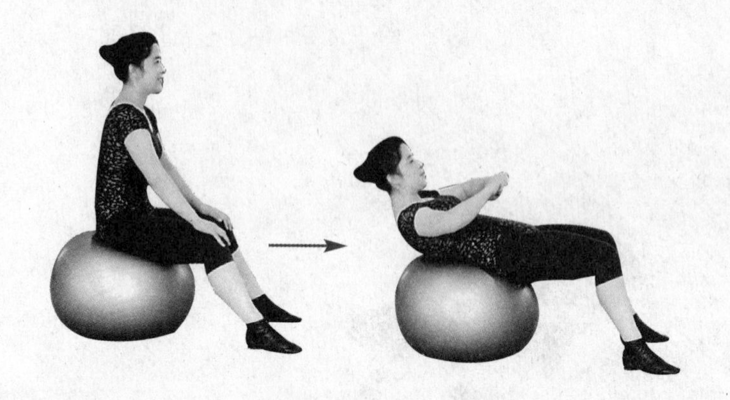

做法：兩腳分開，坐在球上。重心慢慢前移，用臀及腰部壓住球，上體後仰成平臥。腰腹向右轉，球隨之滾動，之後，腰腹再向左轉，球隨之滾動。反覆做。

方法三　坐球前後滾動

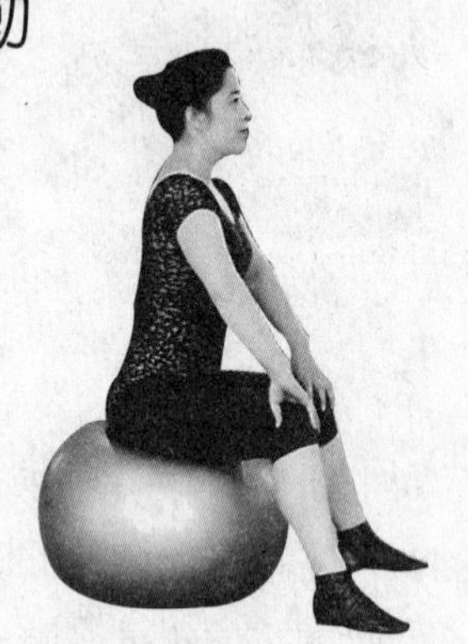

做法：雙腿分開，坐在球上，手扶膝。隨著腹部的收縮，髖部前移帶動球前滾，再隨著塌腰動作髖部後移帶動球後滾。

功效：活動髖關節，減少腹部脂肪。這種鍛鍊方法簡單易行，輕鬆便利。

注意：兩腳要充分做到支點作用，不要滑動。

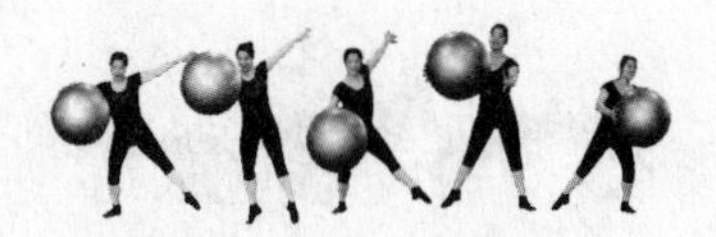

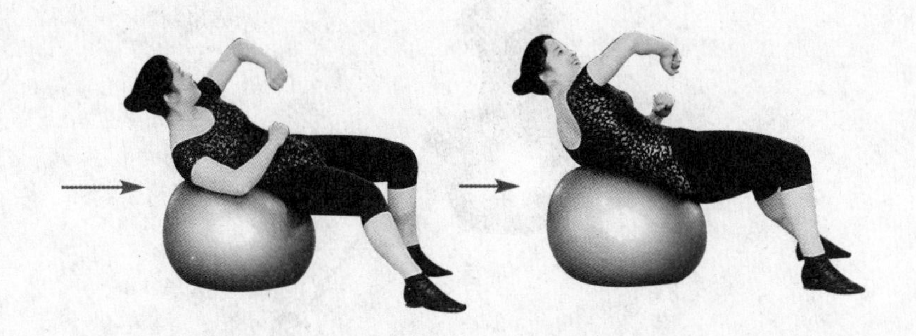

功效：消耗腰腹脂肪，增強肌肉力量。

注意：要隨著球的慣性做腰腹左右轉動。

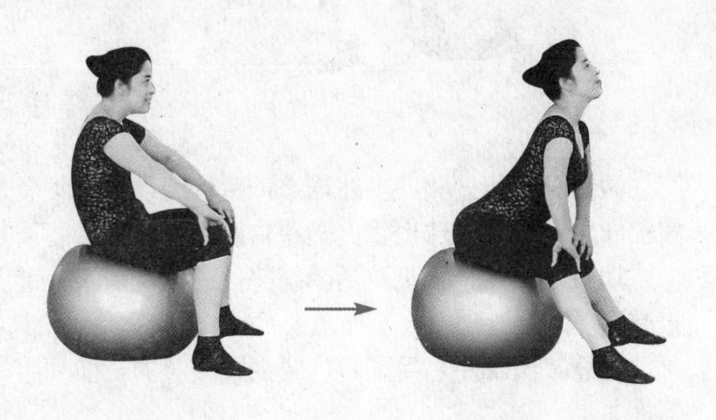

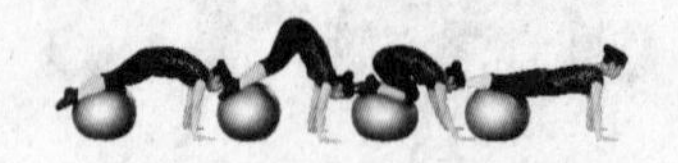

方法四　坐球左右滾動

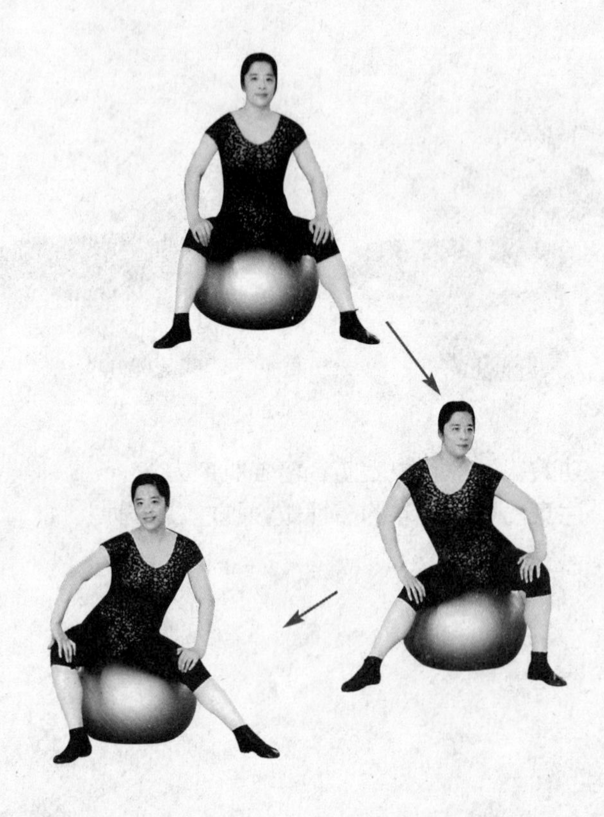

做法：雙腿分開，坐在球上，手扶膝，由腰腹發力帶動髖部向左右移動，球也隨之向左右滾動。

功效：鍛鍊腰腹肌及活動髖部，由反覆練習，還可使腰腹減脂。

注意：髖部左右晃動時，要由腰腹發力，並利用好球的彈性。

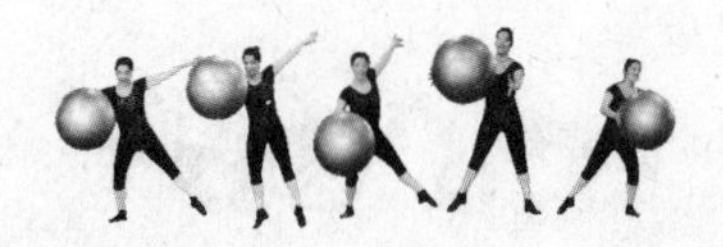

方法五　坐球繞動

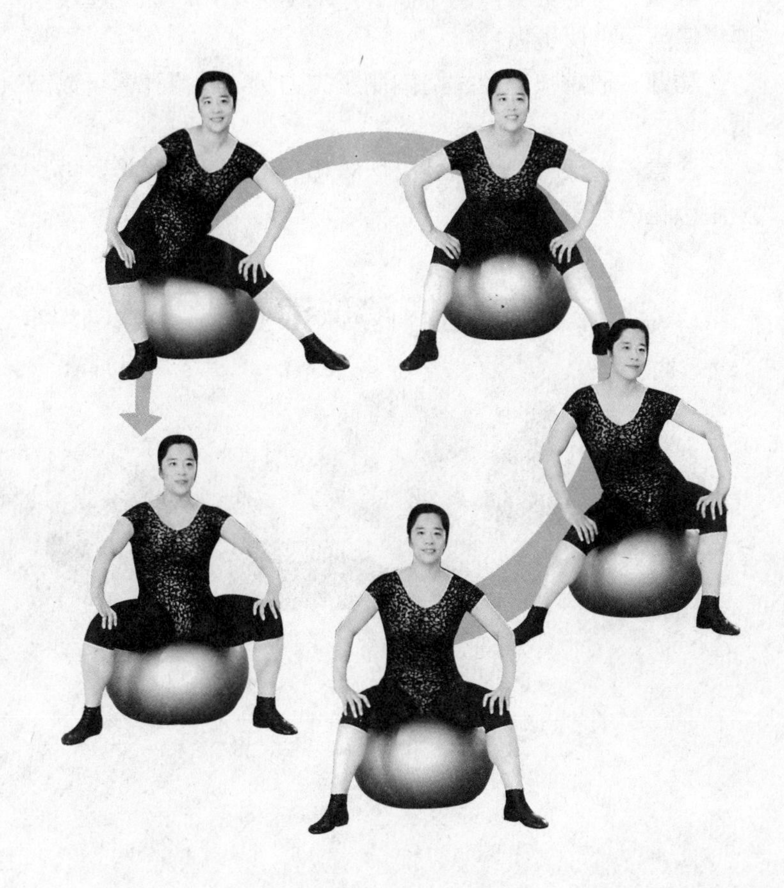

做法：雙腿分開，坐在球上，手扶膝。由腰腹發力帶動髖部向左、後、右、前繞動。

功效：反覆練習可使腰腹減脂。

注意：向左繞動數周後，可變換向右繞動。

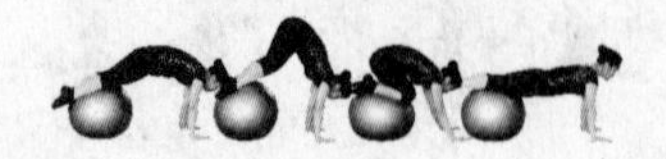

方法六　坐地夾球舉起

做法：坐在地上，兩手後撐，兩腿夾球，將球夾起後，再慢慢放下。反覆做。

功效：鍛鍊腹部及大腿內側肌肉力量，反覆練習可以減脂。

注意：初練時，可屈膝夾球舉起。待力量增強後，再直腿用小腿夾球舉起。

方法七　蹬球滾動

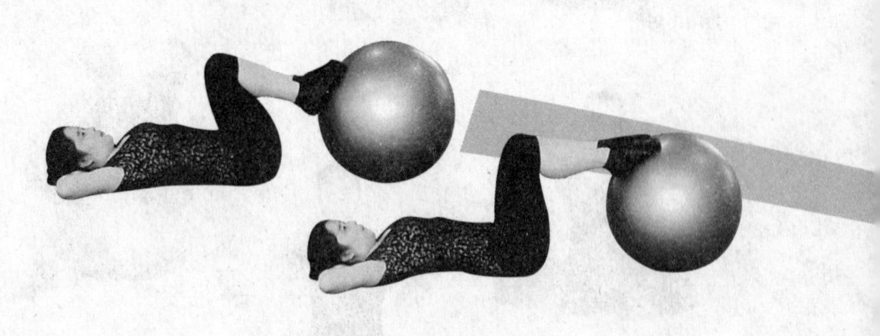

做法：仰臥，球位於腳下，雙腿屈膝，腳蹬在球上，腿伸直，球隨之滾動，再收腹屈腿帶動球回滾。

功效：輕鬆練習，鍛鍊腹部及腿部。

注意：這一動作一般可作為調節性練習使用。

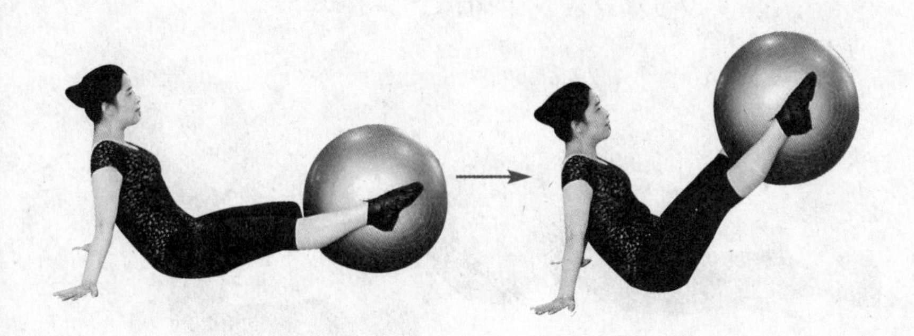

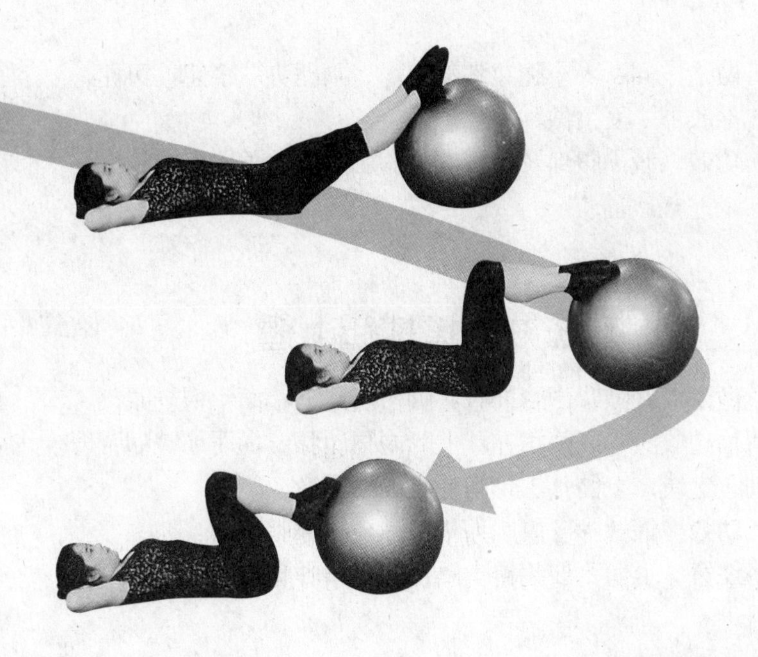

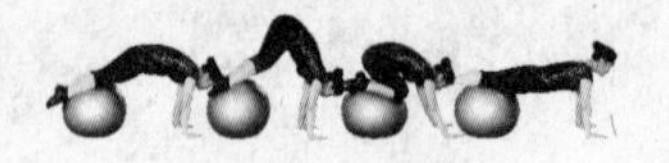

方法八　仰臥夾球舉腿

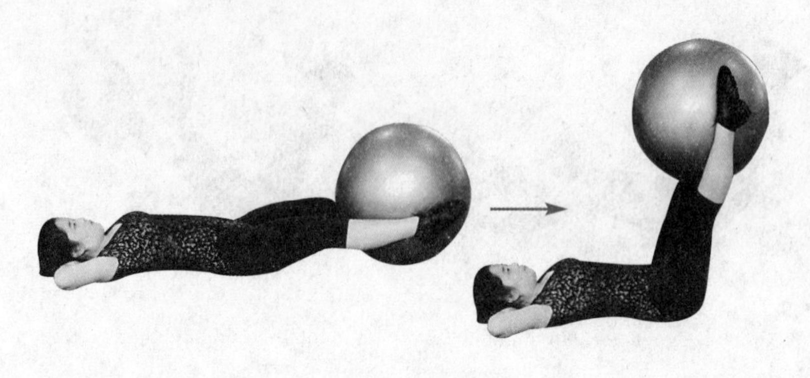

做法：仰臥，小腿及膝部夾球。兩腿夾球舉起，再屈膝伸平放下。反覆做。

功效：減少腹部及大腿內側的脂肪，增強肌肉力量。

方法九　搭球起上體

做法：仰臥，兩腿伸直，腳搭於球上，兩手抱於頭後。上體抬起收腹，同時搭在球上的兩腿屈膝，從而球被腳帶著滾動。之後，上體落下，腿伸直。反覆做。

功效：鍛鍊腹部肌肉力量，減少腹部脂肪。

注意：上體不要起得太高，起至肩胛骨離開地面的高度即可。

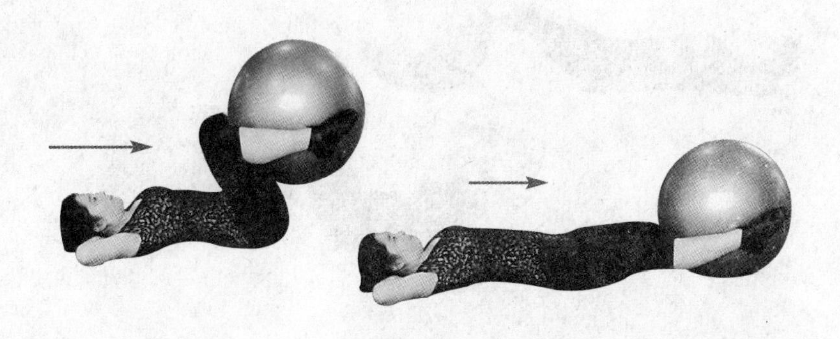

注意：一定要夾住球，否則腿舉起後球易掉下。另外，屈膝伸平時，腿要有控制地伸出。

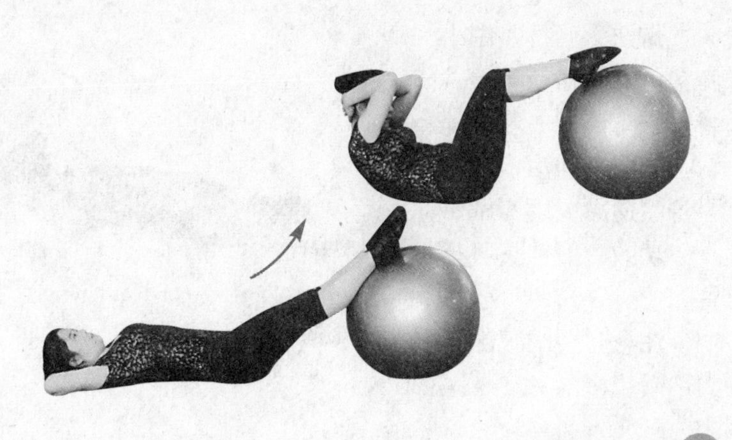

方法十　搭球上體轉

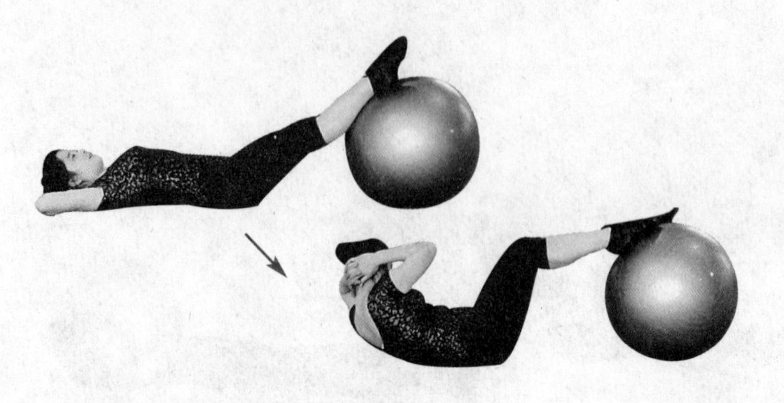

做法：仰臥，兩腿搭於球上，兩手抱於頭後。上體抬起左轉，同時屈膝收腹。身體還原。上體抬起右轉，同時屈膝收腹，身體還原。反覆做。

方法十一　俯撐提臀

做法：俯撐，由小腿搭球。腿搭於球上，身體成一條線。收腹提臀，球隨之前滾，之後，身體還原。反覆做。

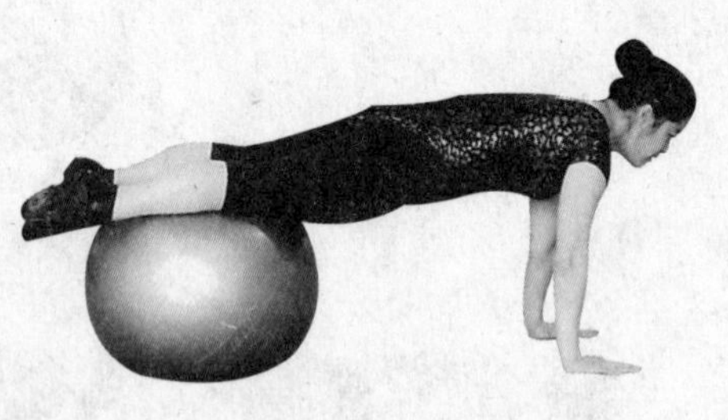

功效：鍛鍊腹肌及臂力。

注意：要由腹部發力，慢起慢落。

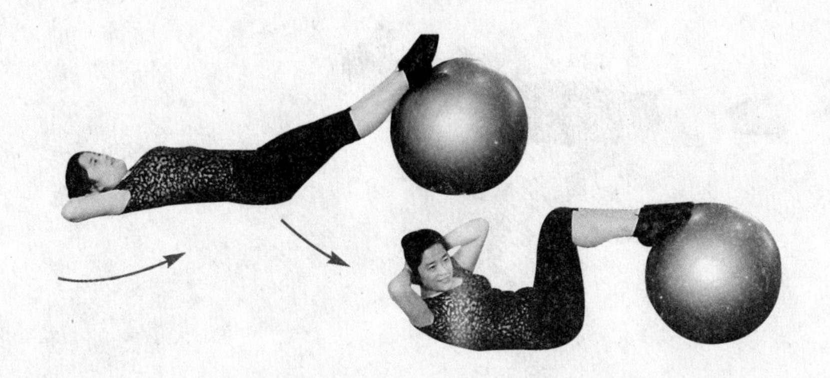

功效：鍛鍊腹部兩側肌肉力量，減少脂肪。
注意：上體邊起邊轉，起至肩胛骨離開地面的高度即可。

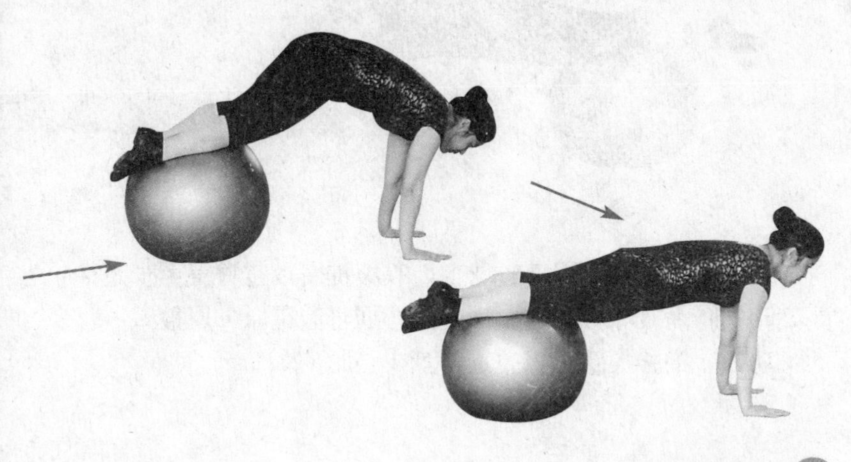

方法十二　收腹跪球

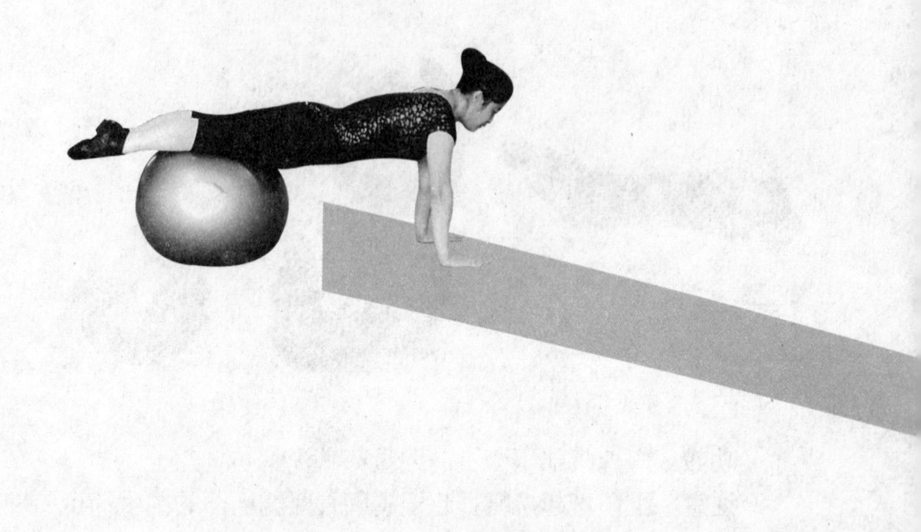

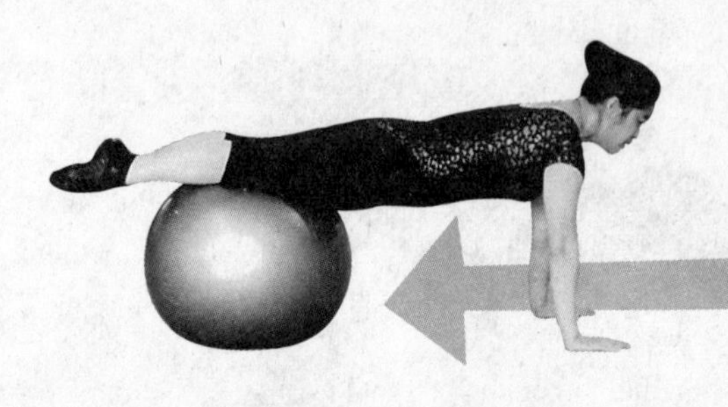

做法：俯撐，大腿搭於球上，收腹提臀，當臀提至一定高度時屈膝跪於球上。之後，慢慢伸展身體還原。反覆做。

功效：增強腹部肌肉力量，減少肪脂。

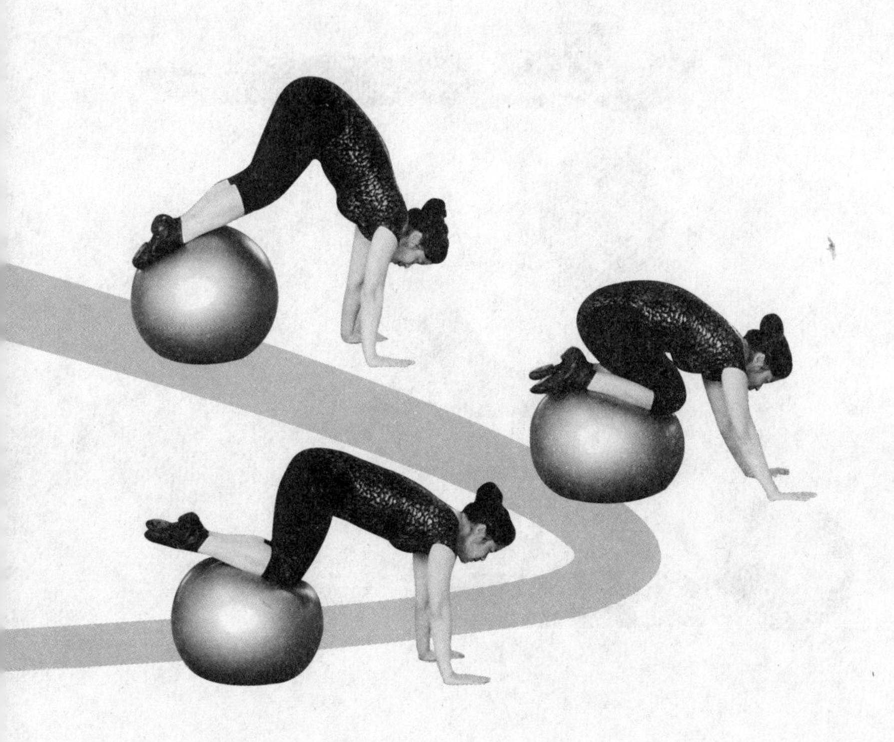

注意：跪在球上時一定要壓住球，防止人從球上掉下。開始練習時要慢起慢落。

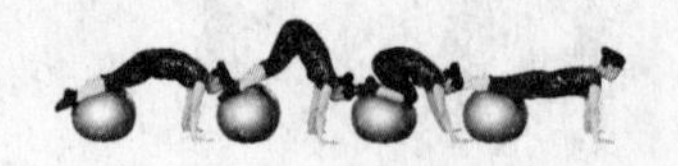

方法十三　舉球屈膝

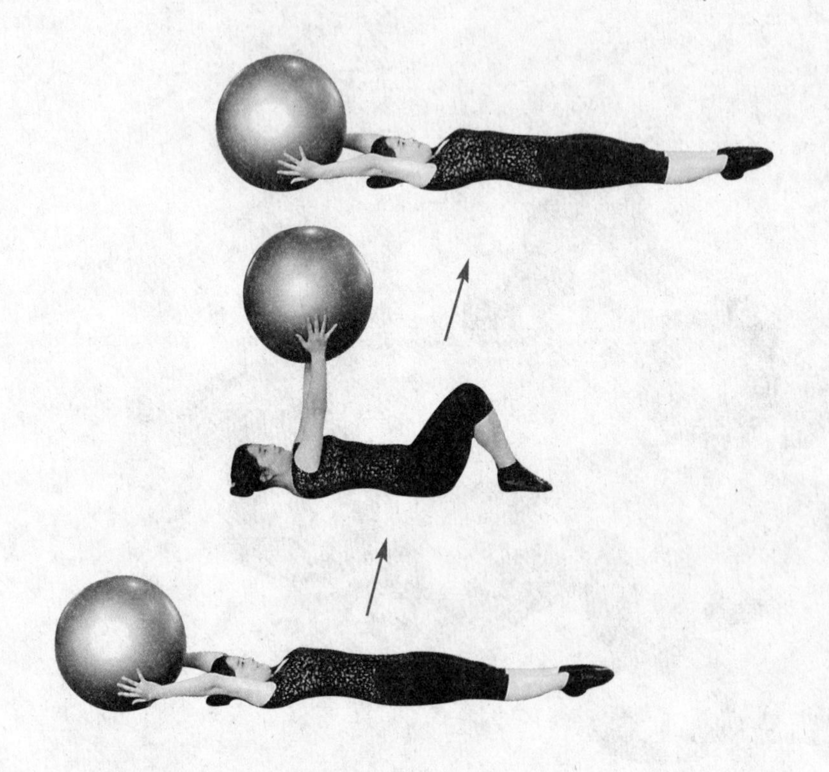

做法：仰臥，雙手於頭上持球。雙手將球舉起，同時屈膝收腹。再還原。反覆做。

功效：增強腹肌力量，消耗腹部脂肪。

注意：此練習較為輕鬆，適用於腹肌力量較弱或剛剛參加鍛鍊的人。

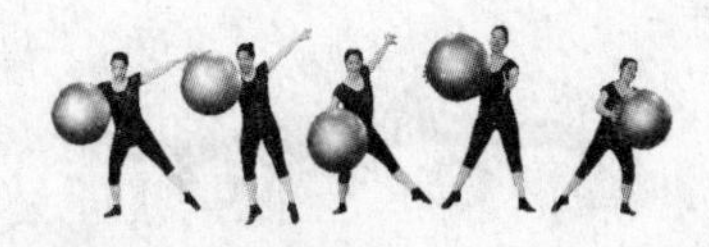

方法十四　舉球兩頭起

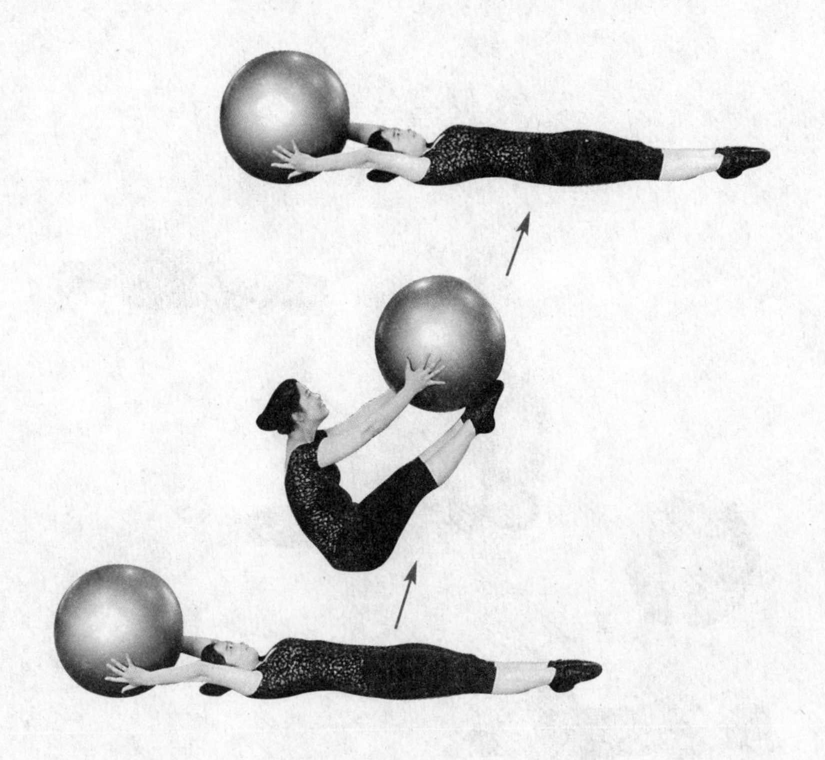

做法：仰臥，兩手於頭上持球。向上舉球，上體及腿部同時向上起，腳觸球，之後再慢慢落下。反覆做。

功效：加強腹部肌肉力量，減少脂肪。由於舉球加大了阻力，使動作更有效。

注意：此動作比方法十三需要更強的腹肌力量，如果做此動作有一定難度，可先練習方法十三，待腹肌力量增強後再練習此動作。練習時要快起慢落。

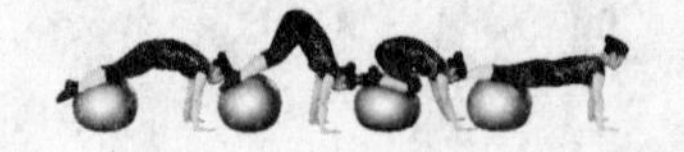

方法十五　舉球轉體

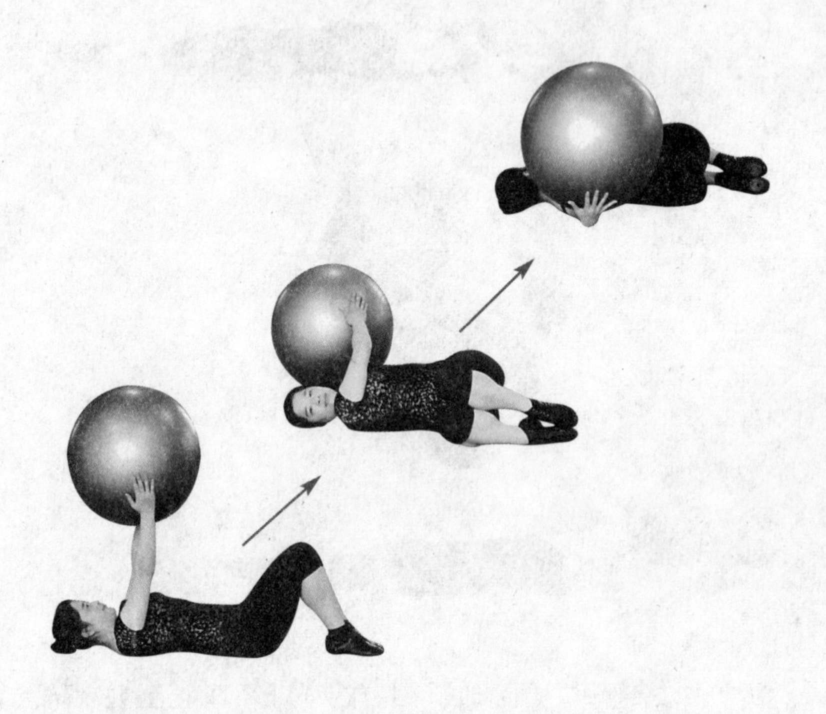

做法：仰臥，兩手舉球，兩腿屈膝。兩臂舉球左轉，兩腿屈膝右轉，頭右轉之後，兩臂舉球右轉，兩腿屈膝左轉，頭左轉。反覆做。

功效：增強腰兩側肌肉力量，減少脂肪。

注意：轉體時要用腰腹部發力，有控制地做動作。

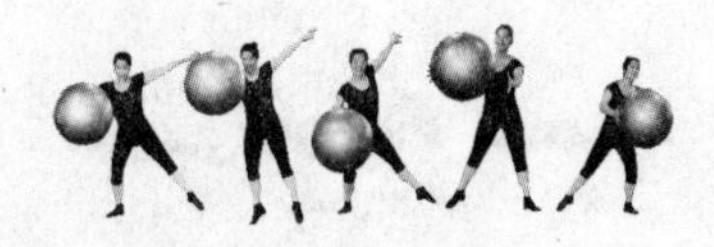

方法十六　仰撐收腹

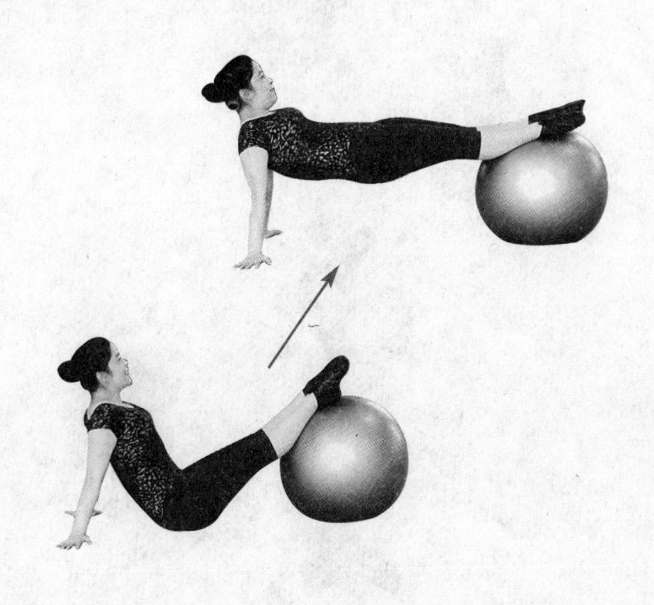

做法：坐地，兩手撐於體後，兩小腿搭在球上。挺身，手臂支撐，使臀部離開地面，身體水平，同時隨著身體的伸展，球稍向前滾動。

功效：透過挺身練習，鍛鍊腰腹肌力量。

注意：身體的伸展要有控制，不要太快，否則球滾動太快將使人體重心無法控制。

方法十七　坐球橫滾

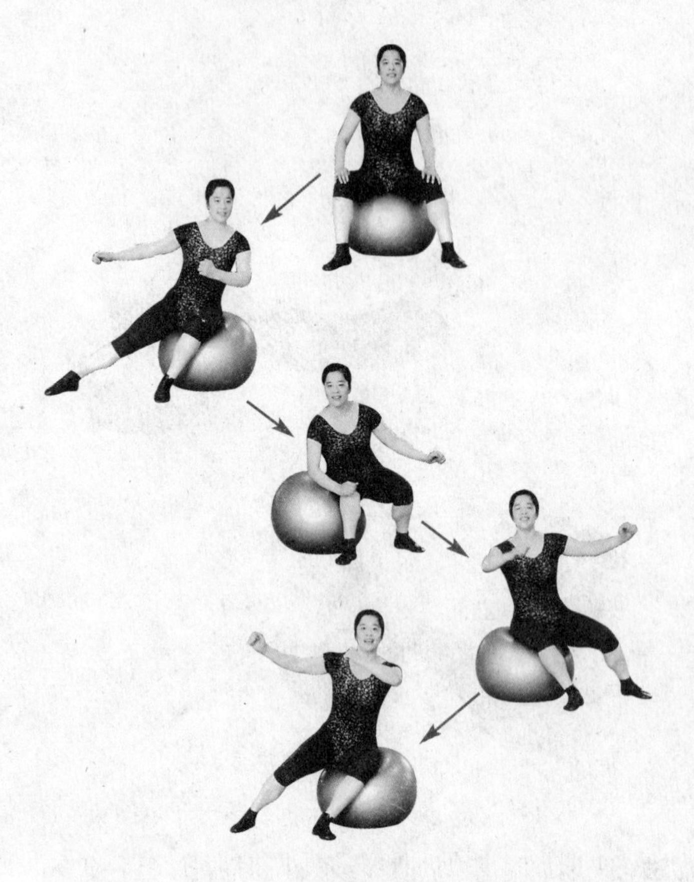

做法：兩腳分開，坐在球上。兩腳向右側移動，在球的右側撐地。兩腳用力蹬地，同時臀部向右側下壓球，兩腳蹬地後迅速抬起向球的左側移動，帶動球向左滾動，同時臀部向左移動。之後，兩腳再蹬地向右移動，臀部隨之再向右移動。如此反覆進行。

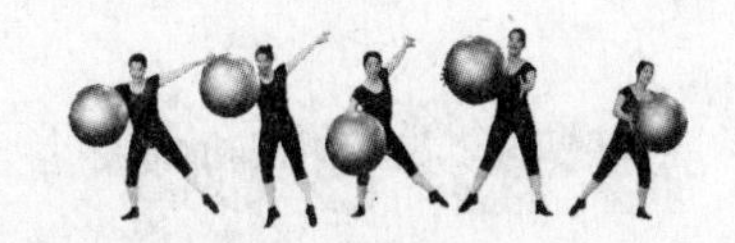

功效：增強腹部肌肉力量，訓練人體的協調能力。

注意：這一動作對協調性有較高的要求，所以不宜在初級階段練習，待球性熟悉後再練習。另外，練習時，腳下一定不要滑。

方法十八　俯臥放鬆

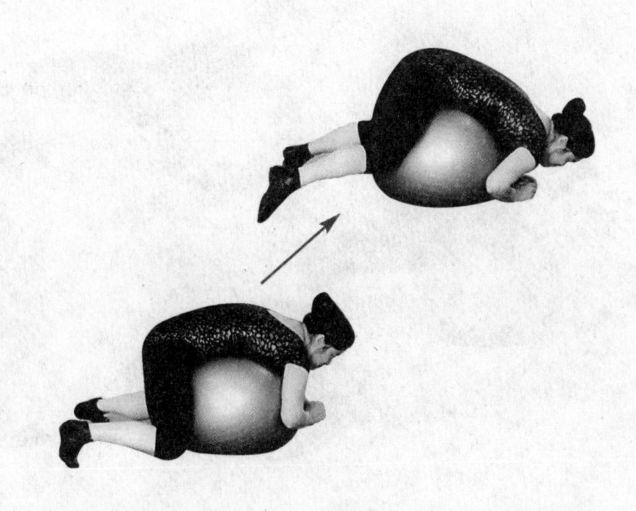

做法：身體放鬆趴於球上，隨著球自然彈動。

功效：利用球的彈性及滾動性能，放鬆身體，特別是放鬆腰腹部。

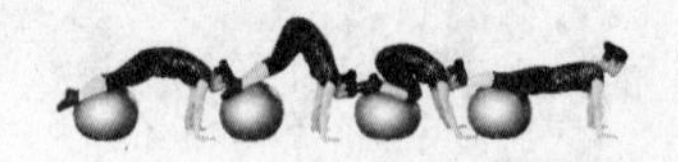

四、綜合鍛鍊方法

方法一　滾球後展體

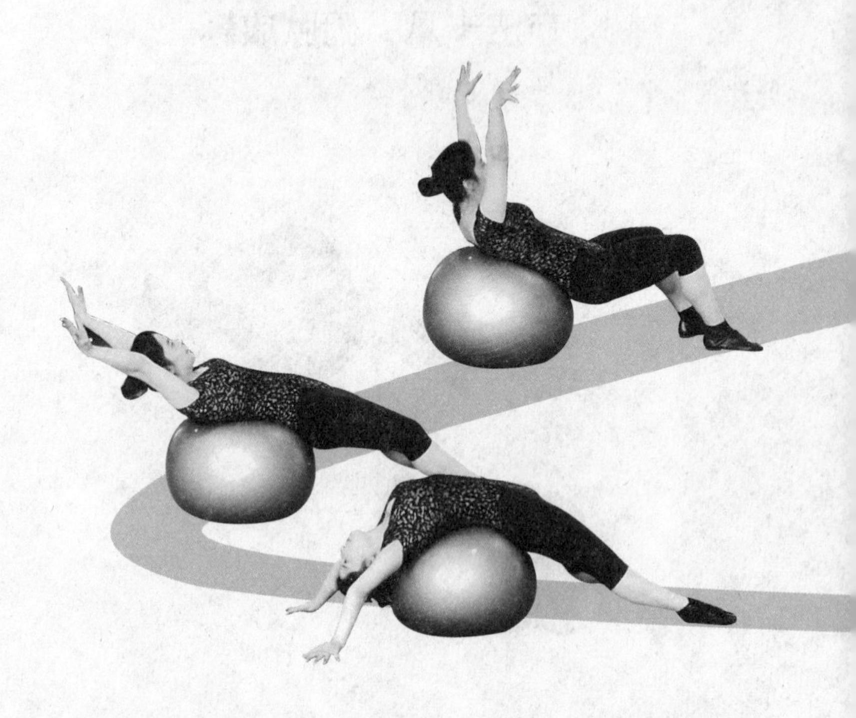

做法：兩腿稍分開蹲於球前，後背靠球，兩臂伸直於體側，兩腳後蹬，腿慢慢伸直，球隨之向後滾動，隨著腿的蹬直、球的滾動，軀幹向後伸展，同時兩臂經前向上伸出，使身體在球體上得到充分伸展。停留片刻後，兩腿再屈回，球向前滾動，軀幹隨著球的滾動而還原，同時兩臂經側向前繞動。

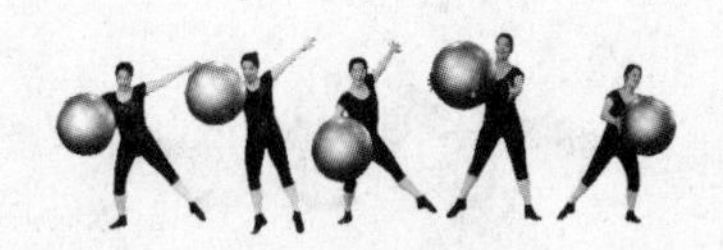

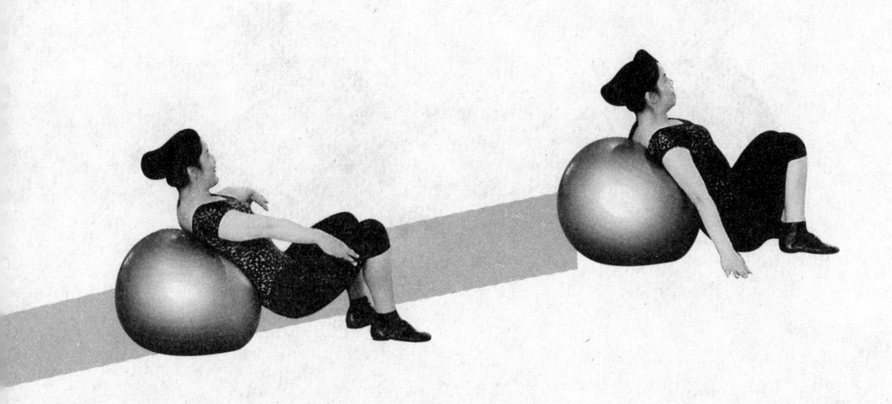

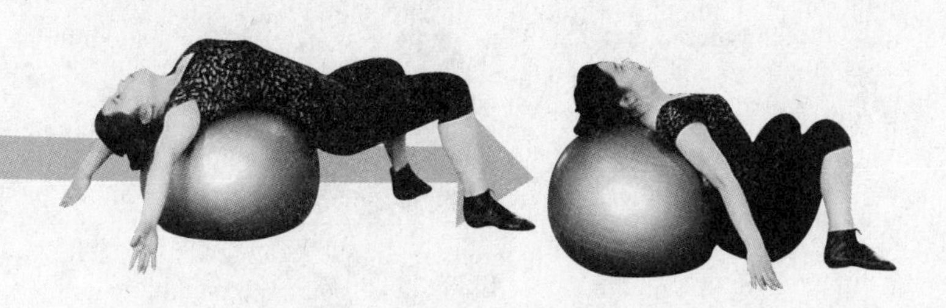

功效：隨著球的後滾，軀幹前部肌肉、韌帶伸展，軀幹後部肌肉、韌帶收縮，同時球的滾動對背部進行了有效的按摩。

注意：腳下不要滑動，身體壓住球。頭髮長者，要將頭髮梳好，以免頭髮被球壓住，影響運動。

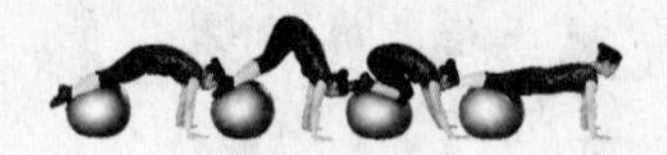

方法二　前滾越球坐

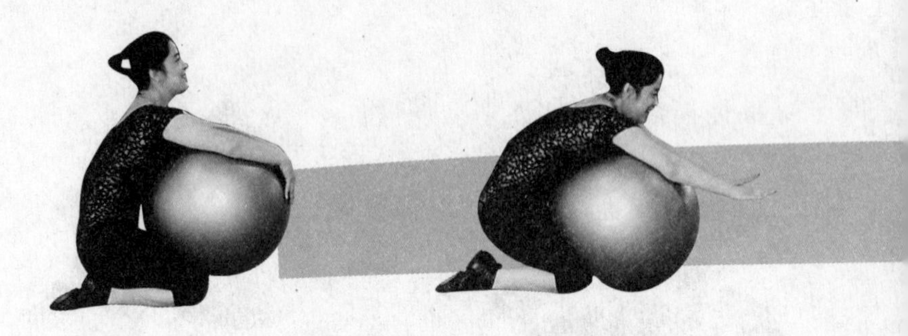

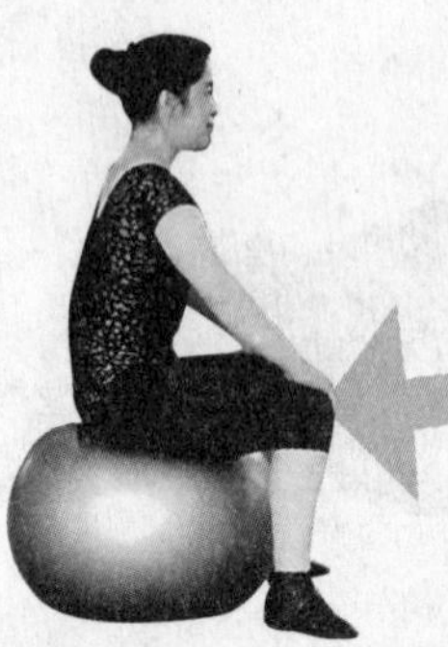

做法：跪立，球夾於腿與上體之間，雙臂扶於球上。雙手前扶，腳蹬地，身體前躍，球也隨之前滾，手撐地後，人體在球上帶動球繼續前滾，隨著球滾動的慣性收腿提臀，雙腳由球後經球上到球前落地，上體抬起坐在球上。

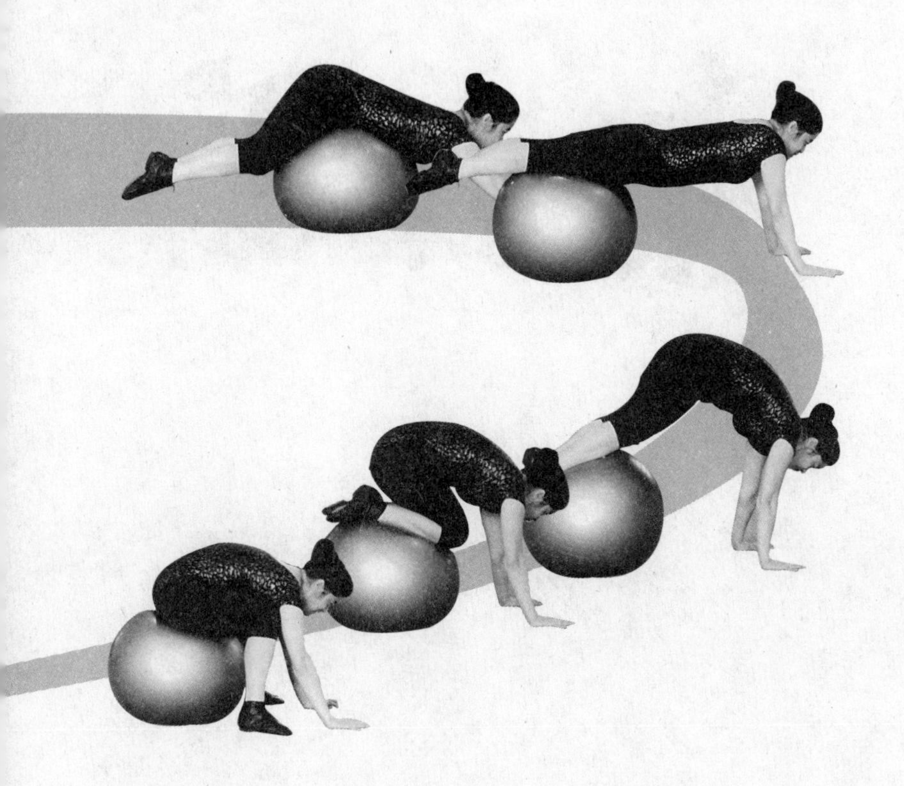

功效：由人與球的協調配合，有效地鍛鍊人體的協調能力。

注意：在人、球配合中，要抓住收腿與越球的時機，用力要柔和，順著球的慣性用力。這一動作要求較高，所以，練習初期不要急於做這一動作，待球性、技藝提升後再學習這一動作。

方法三　滾球左(右)展體

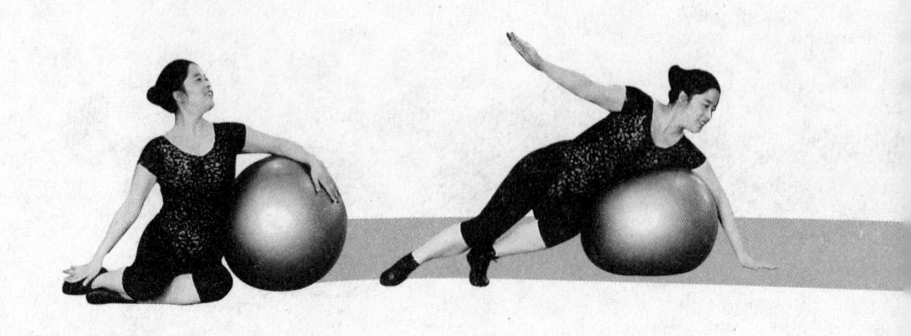

做法：坐在球旁，身體左側靠住球，兩腿在右側彎曲，左臂在球上，球被夾在左臂與軀幹之間。兩腳蹬地，身體向左側伸展，左手越球撐地，球隨之左滾，左手扶地，右臂側伸，身體左側壓在球上，展體，兩腿伸直，稍停頓。之後，兩腿慢屈，身體收回到開始姿勢，球也隨之滾回。反覆做。然後換右側做，動作要點如上。

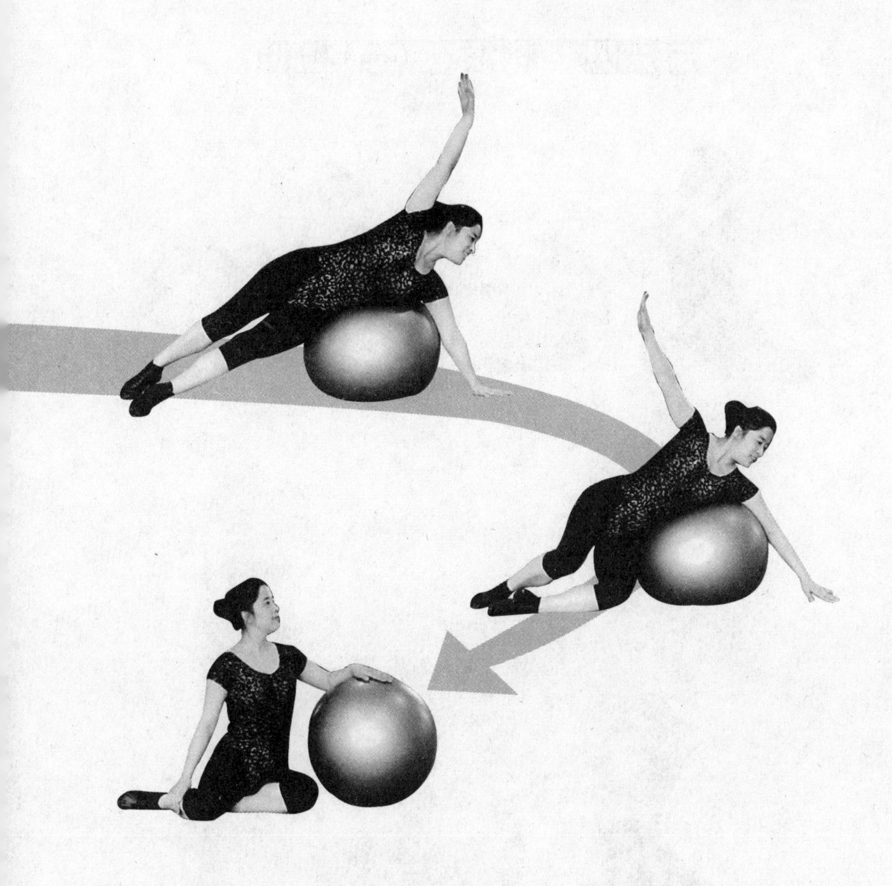

功效：體側得以充分伸展，從而增強其軀幹的柔韌性，促進血液循環，減輕疲勞。

注意：練習時腳一定蹬住地，因為軀幹的伸展必須依靠這一支點。另外，初練時不要急於大幅度伸展身體，首先要練習身體隨球的慣性慢慢地移動，待球性熟悉後，再做大幅度的練習。

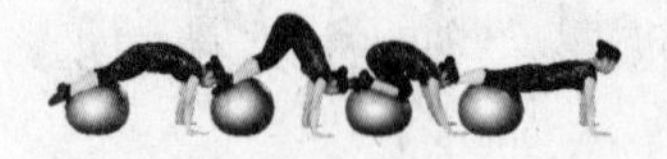

方法四　側滾左(右)拉伸

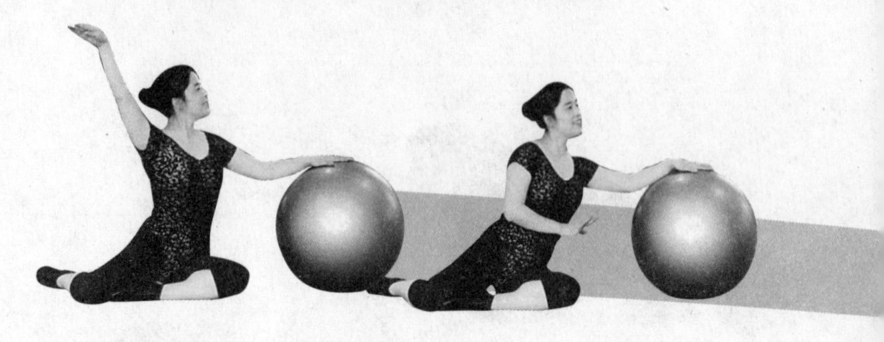

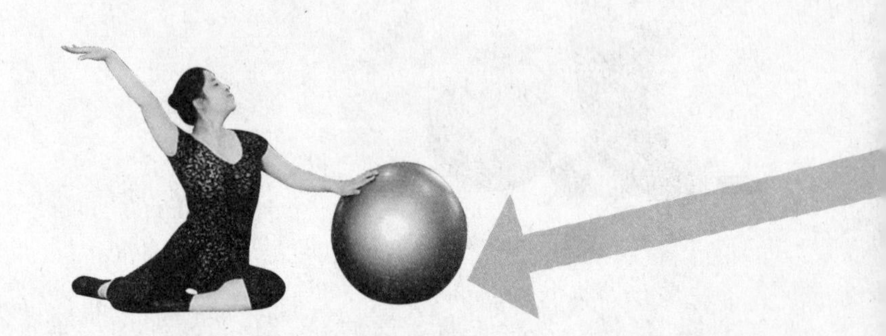

做法：坐地，球在身體左側，兩腿在右側彎曲，左手扶在球的上部，右臂斜上舉。左手慢慢推滾球，隨著球的滾動，人體慢慢向左側伸展，左臂搭在球上，頭枕在左臂上，右手也向左伸扶球，從而充分伸拉左肩、軀幹。稍做停留後，再慢慢還原。反覆做。然後換右側做。

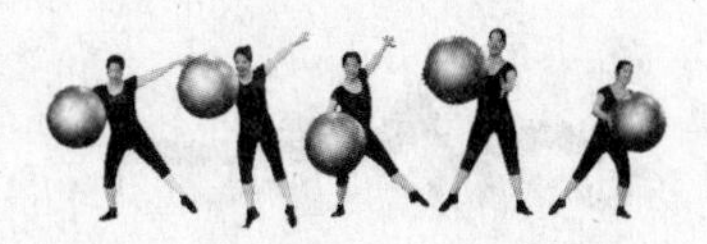

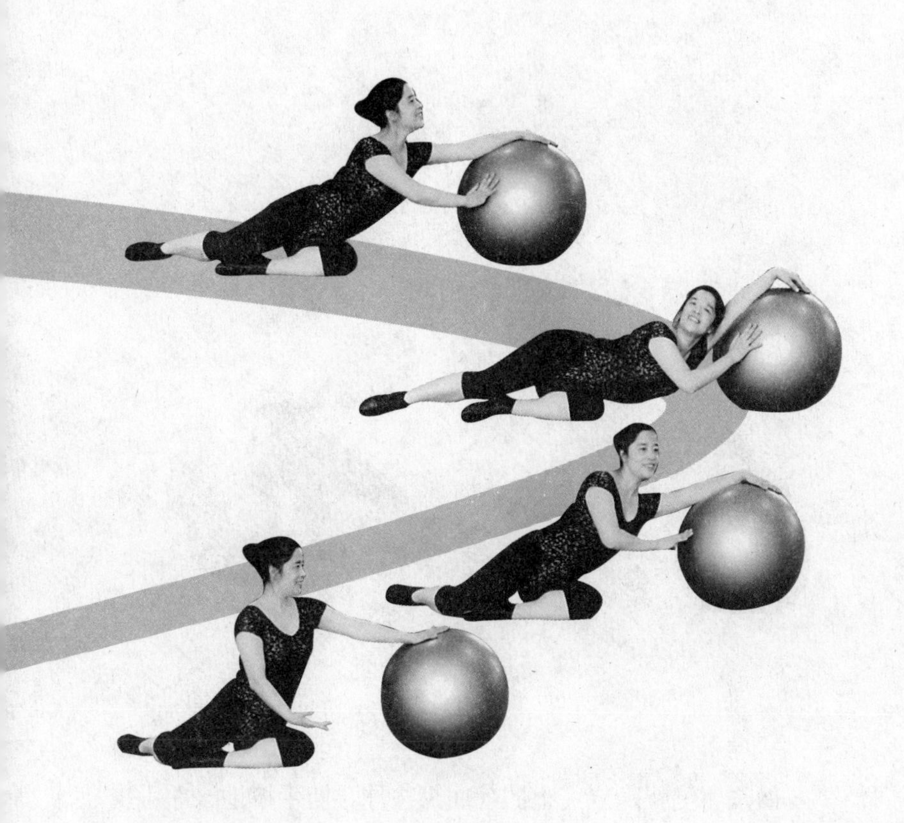

功效：充分伸拉左、右側軀幹及肩關節，提高其柔韌性，促進其血液循環。

注意：向前推球動作不要太快，以免人體落空或動作太快拉傷肌肉。

方法五　側轉展體

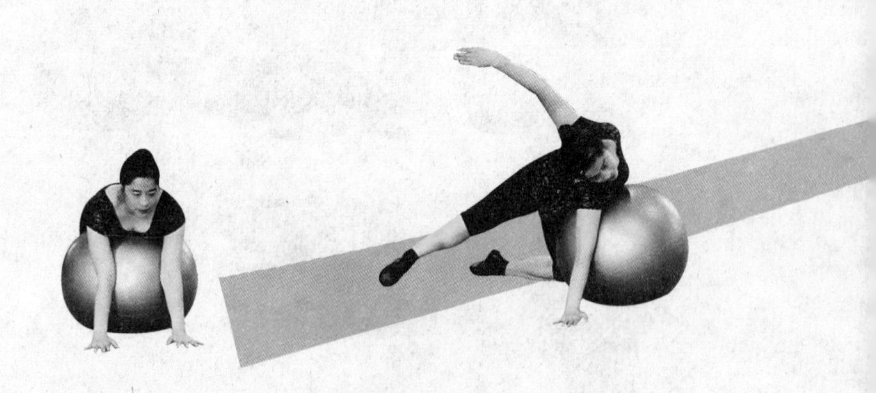

做法：雙腿跪立，上體前屈壓住球，雙手撐地。左手推地抬起上體向右翻展體，左腿伸直向右後方斜點地，展體並稍做停頓。之後身體還原，右手推地抬起，上體向左翻展體，右腿伸直向左後方斜點地，成右側展體。反覆做。

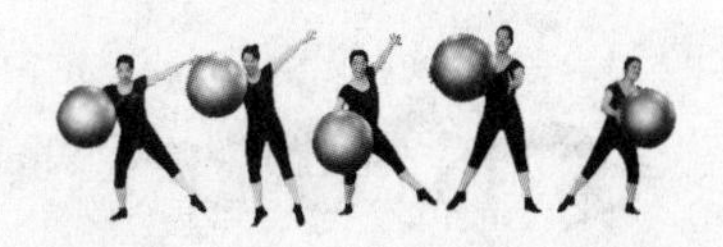

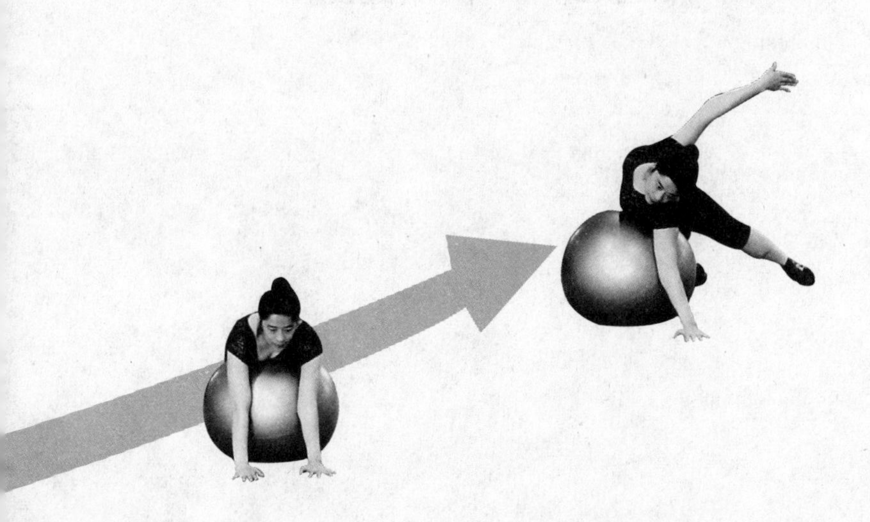

功效：伸展軀幹前部的肌肉及韌帶。

注意：身體翻轉時，人與球要協調。

方法六　橫滾翻身

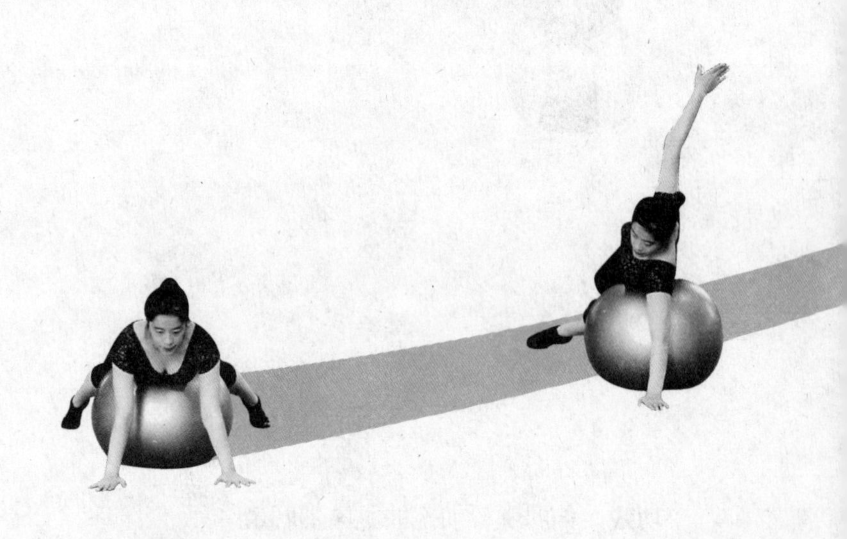

做法：俯撐，雙手、雙腿分開，腳掌蹬地，將球壓在腹下。人體在球的上面，做向上、向右翻身一周，球也隨之滾動。向左方法相同。

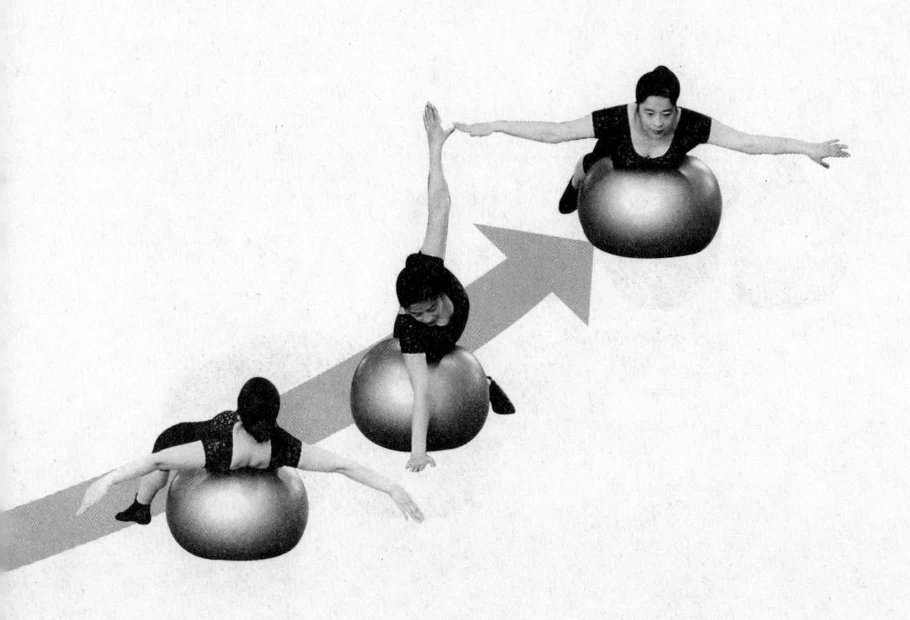

功效：提高人體的協調能力。

注意：這一動作要求有較高的協調性，因此難度較高，練習者不要急於求成，要從轉體半周練起，待熟練後，再練習轉體一周。

方法七　枕球成橋

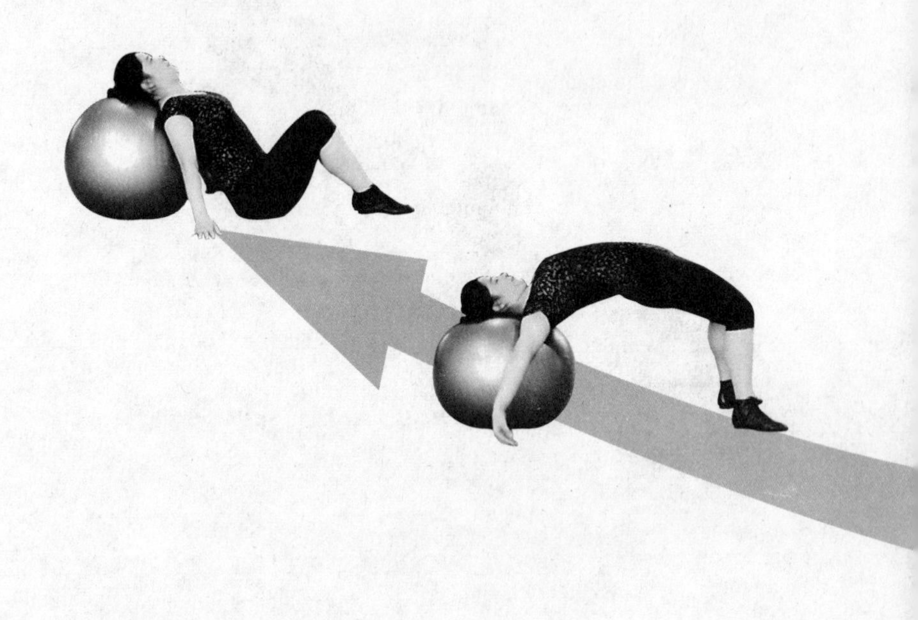

做法：坐在球前，兩腿適度分開，兩手側伸扶地，抬頭枕球。兩腳蹬地髖挺起，軀幹向後伸展，頭仍枕住球，使人體成橋形。之後，再慢慢收髖、屈體回原位。

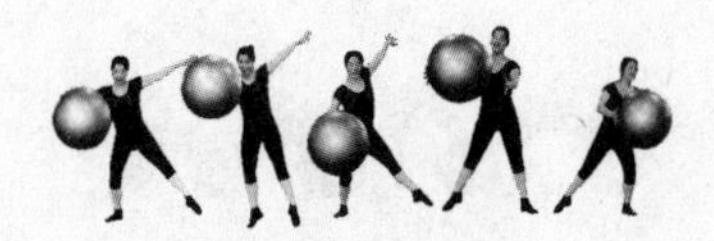

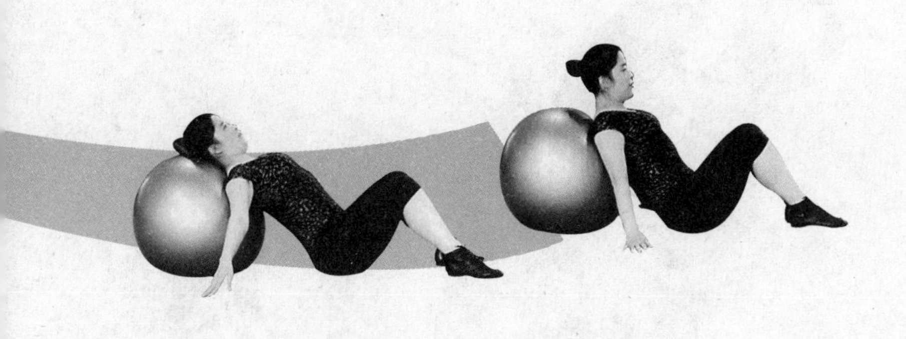

功效：由成橋練習使脊柱後部韌帶、肌肉得以放鬆，脊柱前部韌帶、肌肉得以伸展。

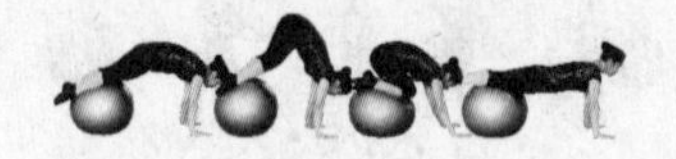

方法八　持球體繞環

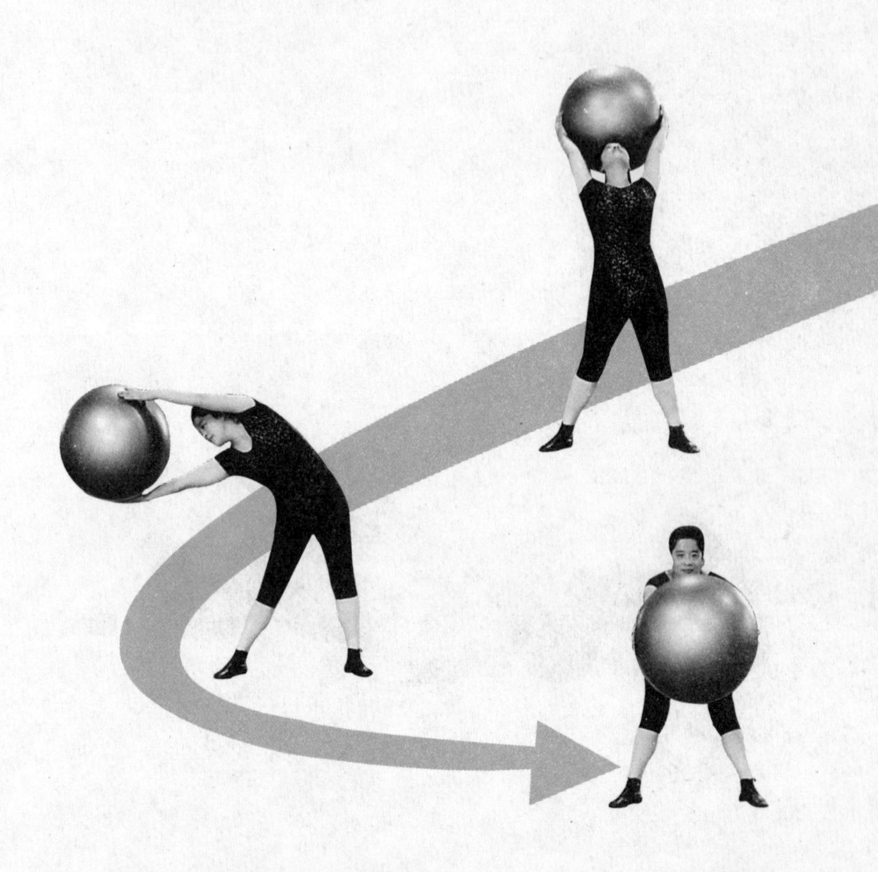

做法：上體前屈，兩手持球前伸，之後，兩手持球由前向左側繞並帶動上體慢慢向左側繞動，再慢慢向後、向右側繞動，最後繞到前。接著向相反方向做動作。

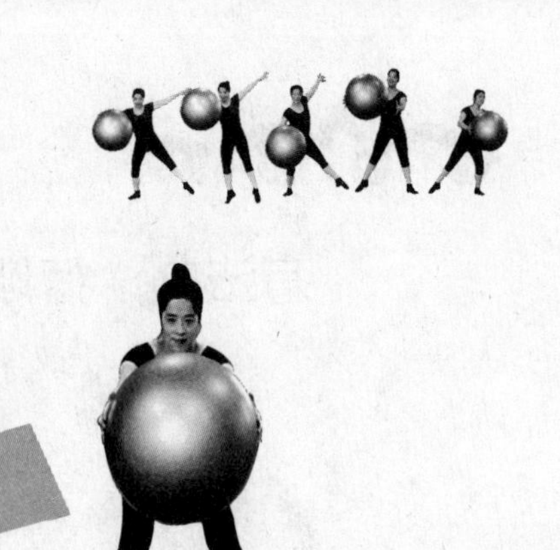

功效：對軀幹進行有效的鍛鍊，特別是持球練習可以加大動作幅度。

注意：動作過程不要太快，以免拉傷身體。

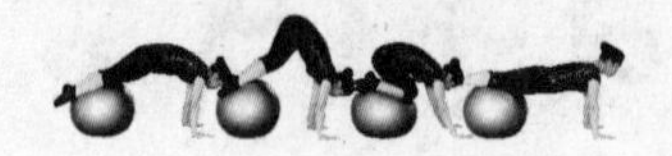

方法九　持球繞 8 字

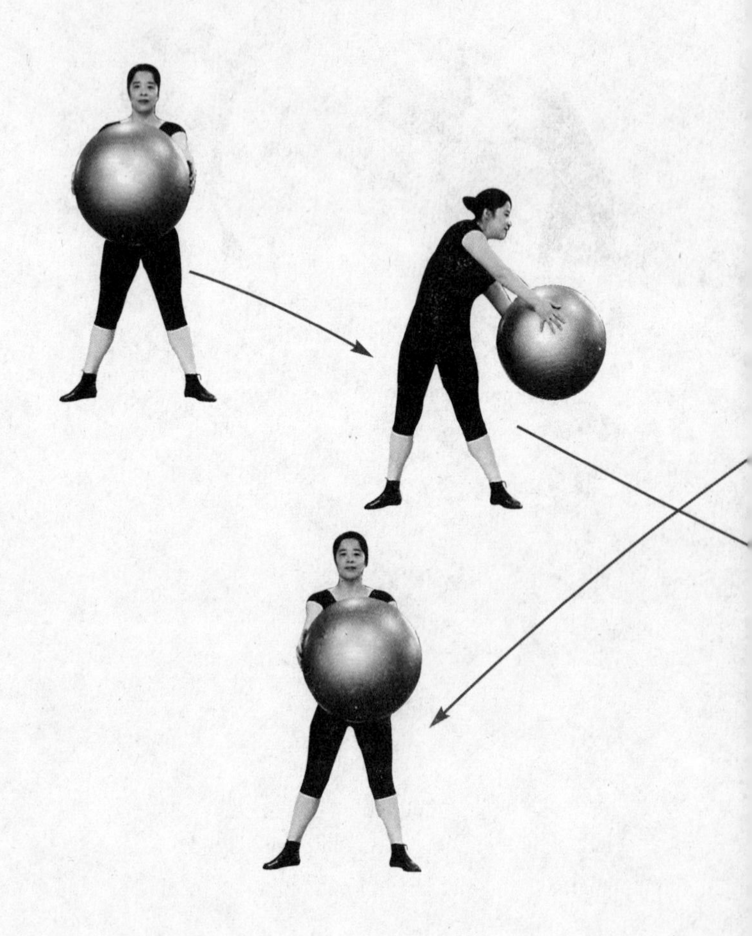

做法：雙手持球前平舉，由左下向後上繞動到前上，再由右下向後上繞動到前。繞動的軌跡正好是橫 8 字。

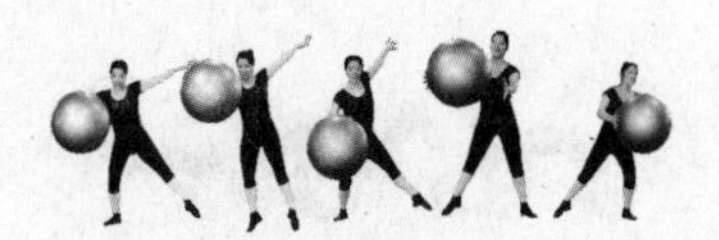

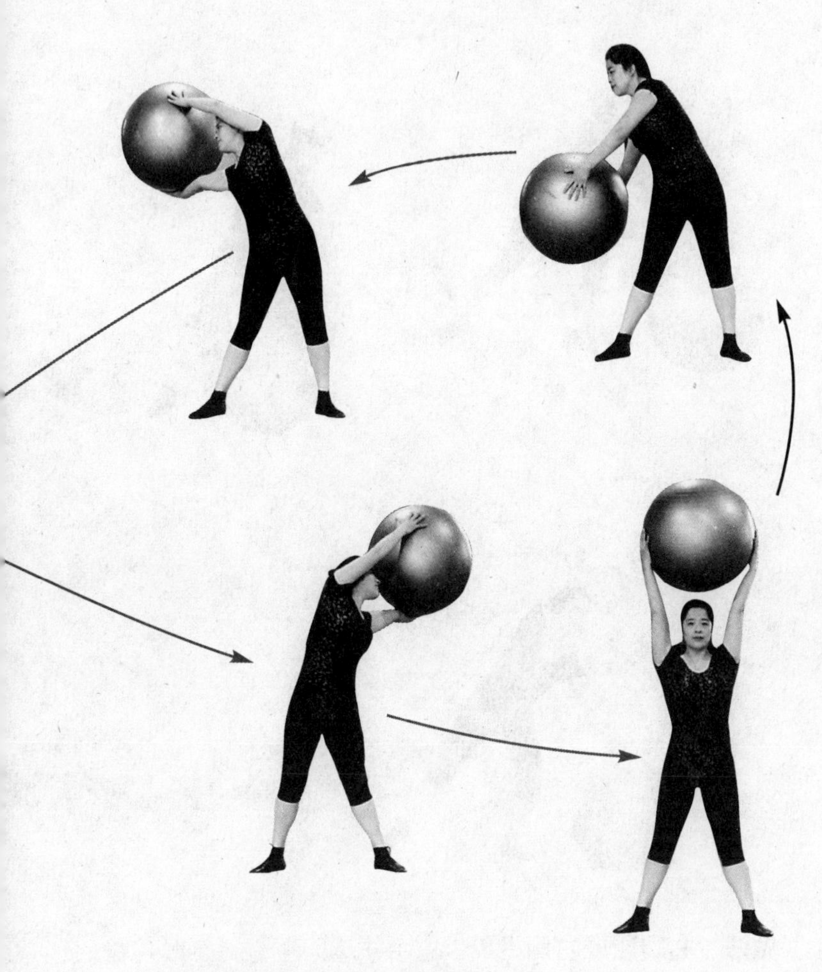

功效：使脊柱進行轉動鍛鍊。

注意：繞 8 字時，球似身體的延長線，所以應由球帶動軀幹的轉動，不能只是手臂運動而軀幹不動。

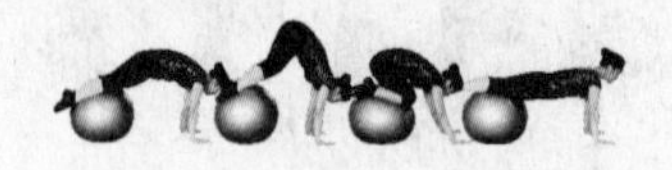

方法十　撥球側滾

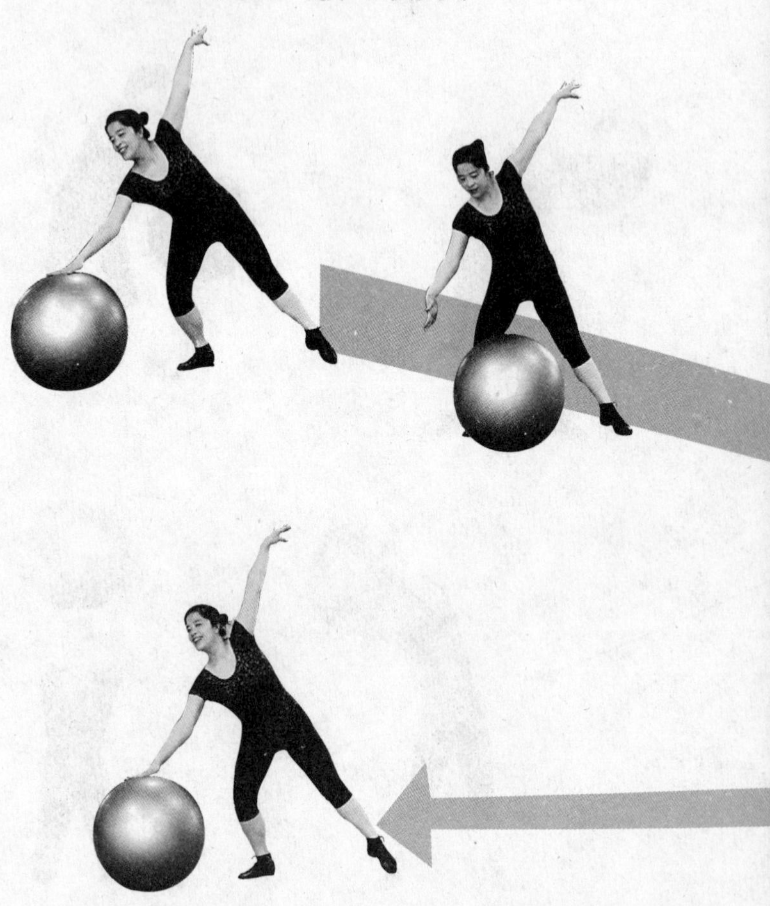

做法：右腿屈成右側弓步，右手扶球，左臂斜上舉，右手向左側撥球，球向左滾，身體重心隨之左移，成左側弓步，左手向左伸出停球，右臂斜上舉。之後，左手向右撥球，球向右滾動，重心隨之右移，右手停球。反覆做。

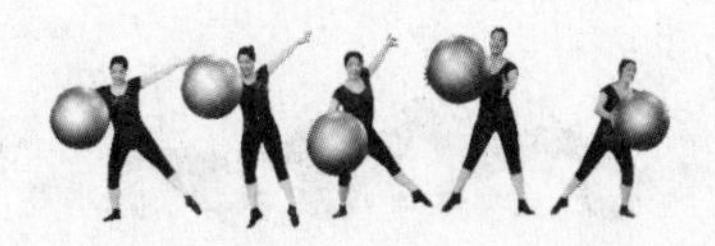

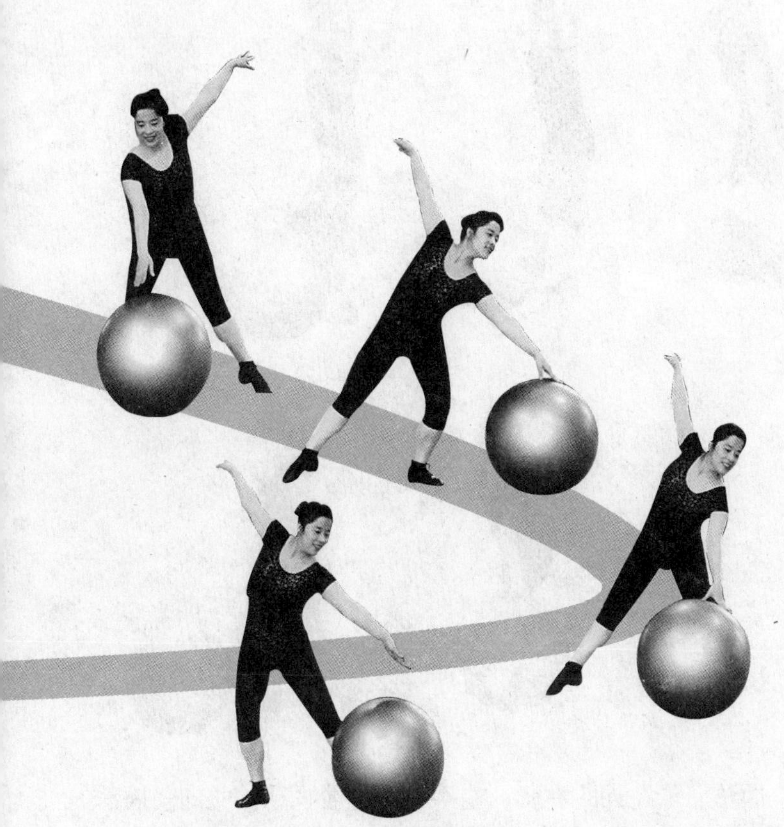

功效：由左右滾球、停球的動作，對軀幹進行轉動的練習。

注意：球在向左、右滾動時軀幹要隨之轉動，停球時要充分伸展身體。

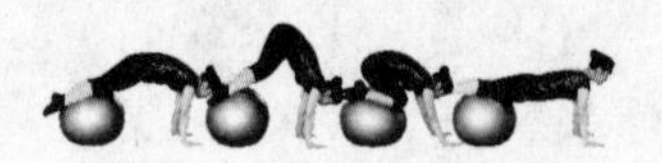

方法十一　撥球前後滾

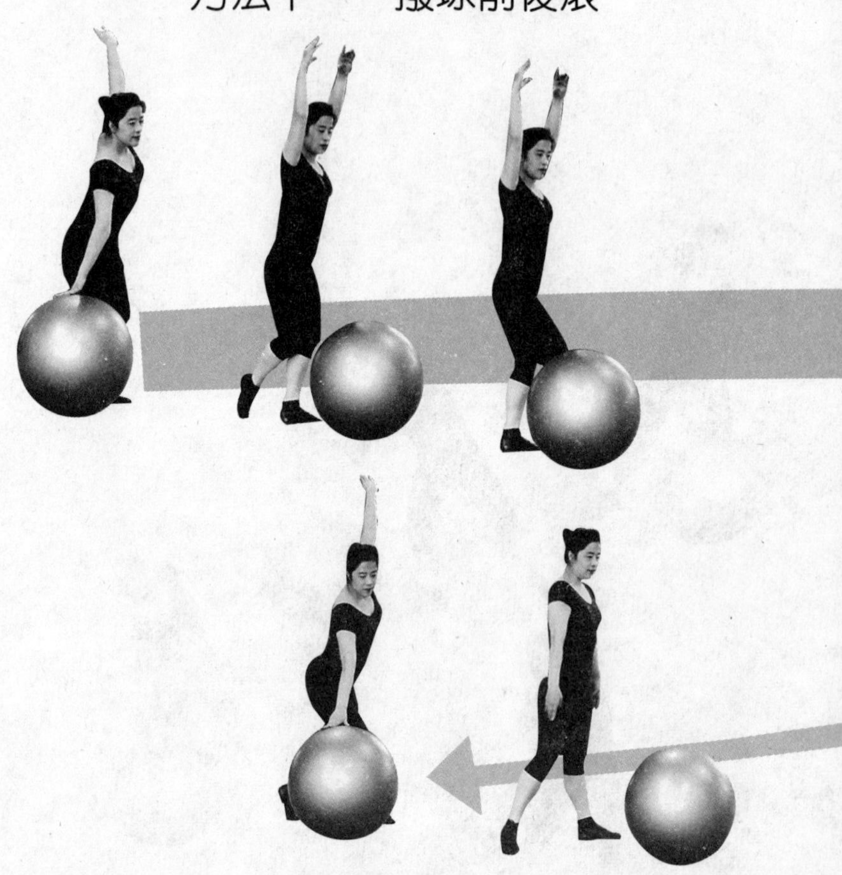

做法：球在人的右側，右手手指在後扶球，並向前撥球，球向前滾動，隨著球的滾動，人迅速向前跑動並從球前超越繞至球的右側，用左手停球；再用左手向後撥球，隨著球的滾動，人迅速向後跑動並從球後超越繞行置球於身體右側，用右手停球。反覆做。

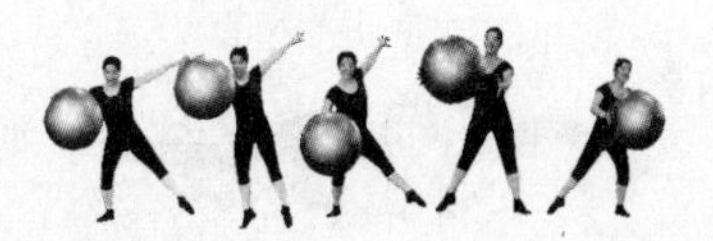

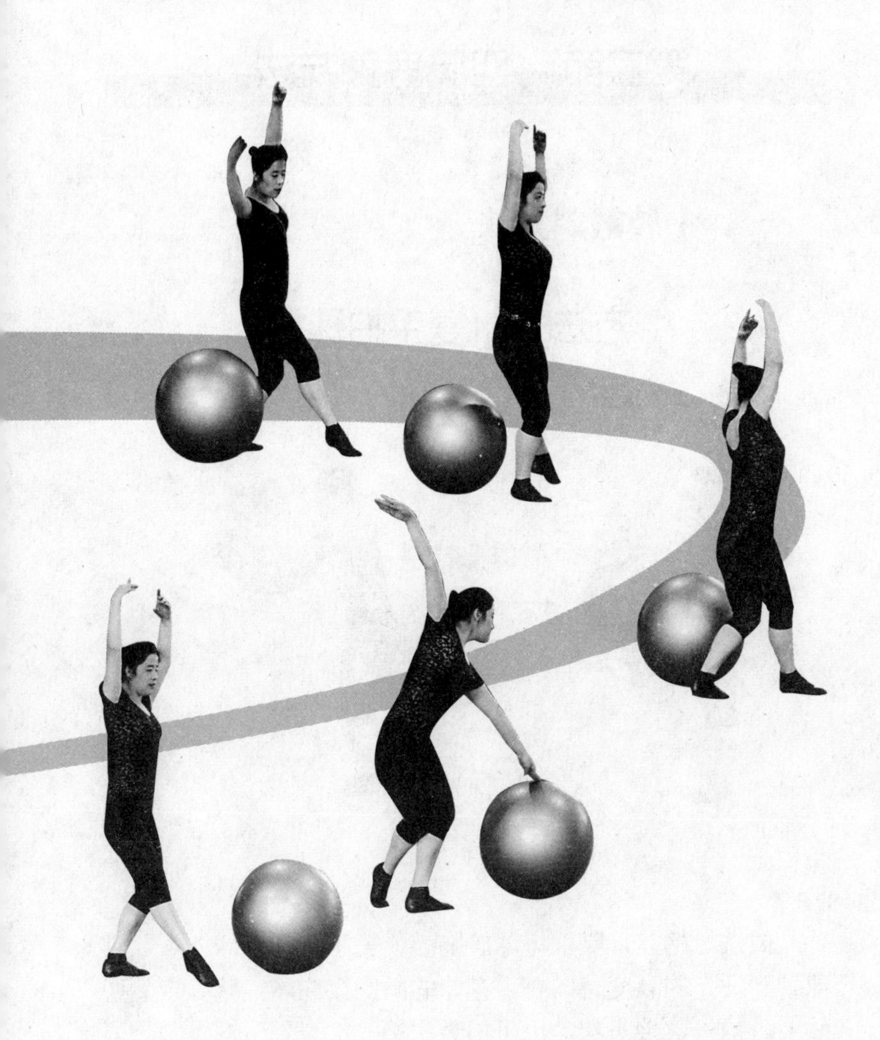

功效：透過人、球的協調配合，有效提升人體的協調能力。

注意：撥球時不要太用力，球的滾動速度不要太快。

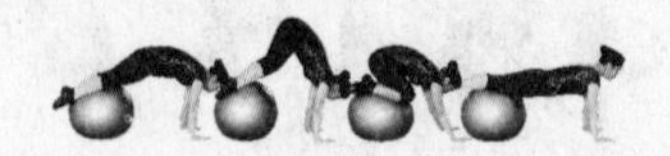

第二節　四肢鍛鍊方法

一、上肢鍛鍊方法

方法一　雙手拍球

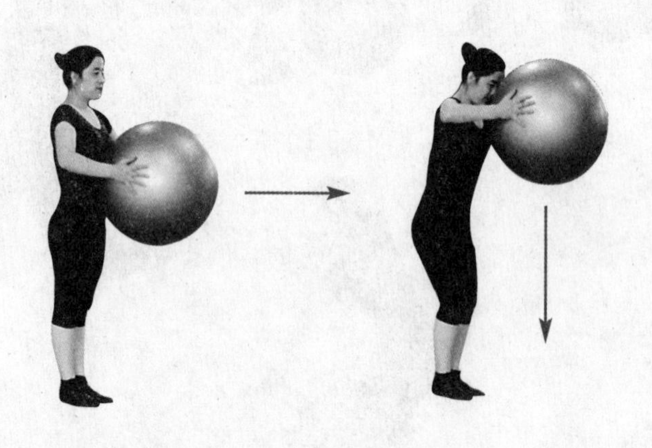

做法：站立，雙手持球於胸前。雙手向下拍球一次，當球彈到一定的高度時，雙手在球的兩側接住球，雙膝自然屈伸。可拍一次接一次，也可拍數次接一次。

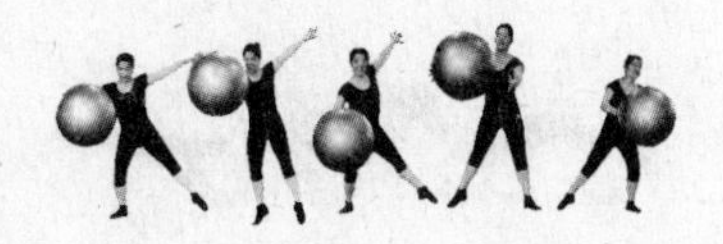

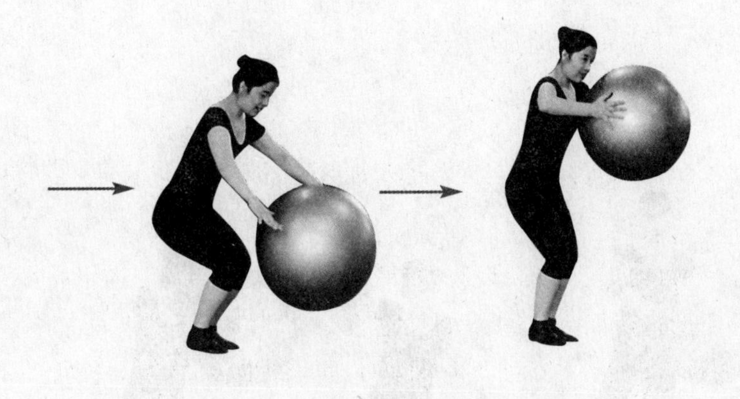

功效：鍛鍊上肢力量和人體的協調能力。

注意：拍球、接球時手形與球形要吻合，並且隨著球而動，手要主動找球，而不是手不動等球。

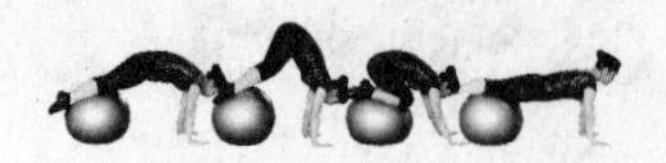

方法二　單手拍球

做法：站立，左手背後，右手連續拍球數次後用雙手接球，再換左手拍球。

功效：鍛鍊手臂的肌肉力量及協調能力。

注意：手形要與球形吻合，手指放鬆分開，手臂要隨著球的起落而運動，從而很好地控制球。

方法三　拍球左右移動

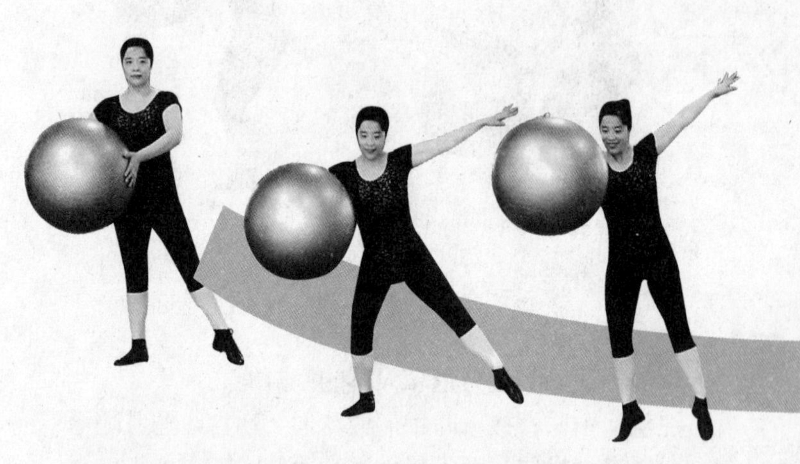

做法：向左側併步 3 次，同時右手隨之拍球 3 次，之後，重心移至左腿，雙手接球。再向右側併步 3 次，左手隨之拍球 3 次，之後，重心移至右腿，雙手接球。

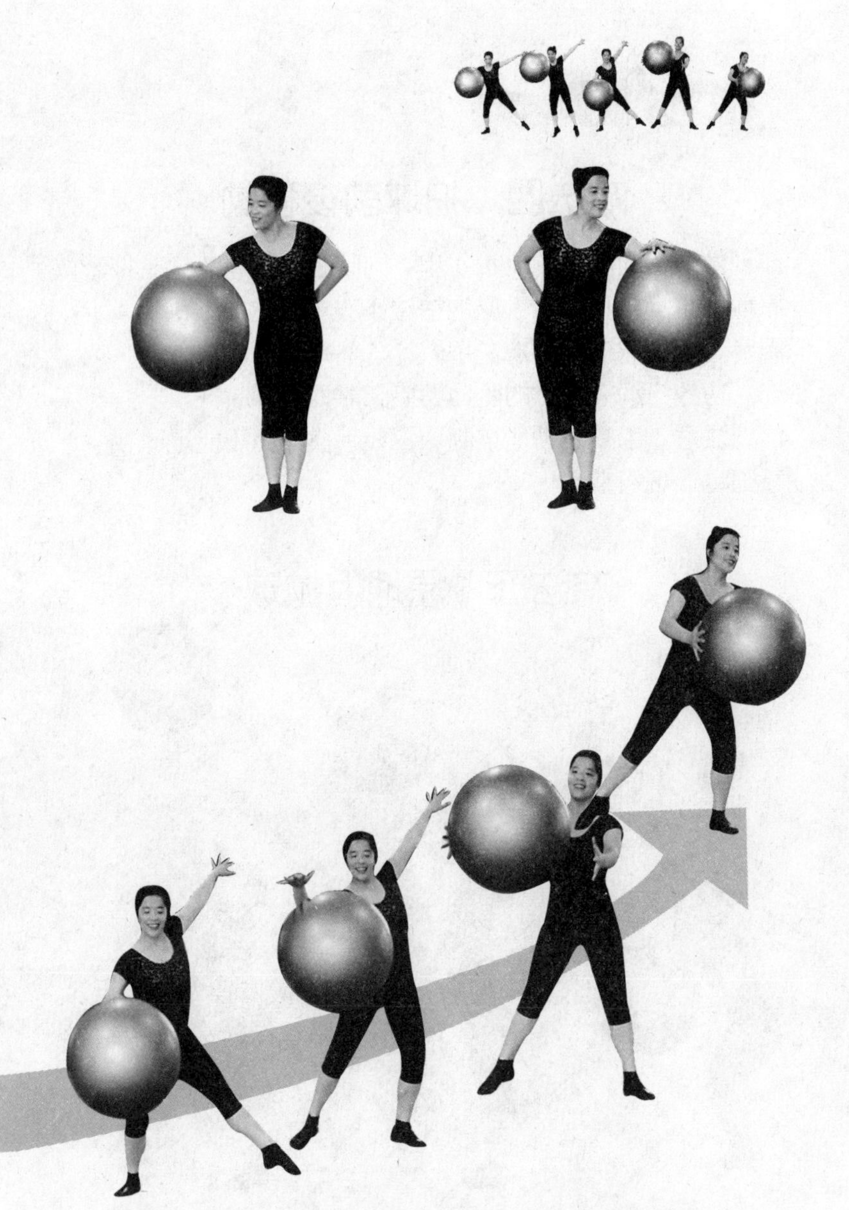

功效：鍛鍊手臂的肌肉力量及人體的協調能力。

注意：拍球的移動速度與距離應與腳下移動速度與距離相吻合。移動的步數可適當變化。

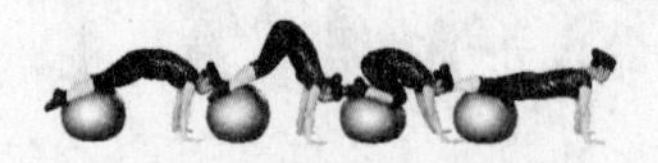

方法四　拍球前後移動

做法：向前做跑跳步 4 步，同時右手拍球 4 次。接著做原地跑跳步 4 步，右手原地拍球 4 次。做向後跑跳步 4 步，同時右手拍球 4 次。換左手做。

功效：鍛鍊手臂的肌力與協調能力。

注意：手要主動地控制球，要手找球而不能是球找手。移動距離可適當變化。

方法五　原地上拋球

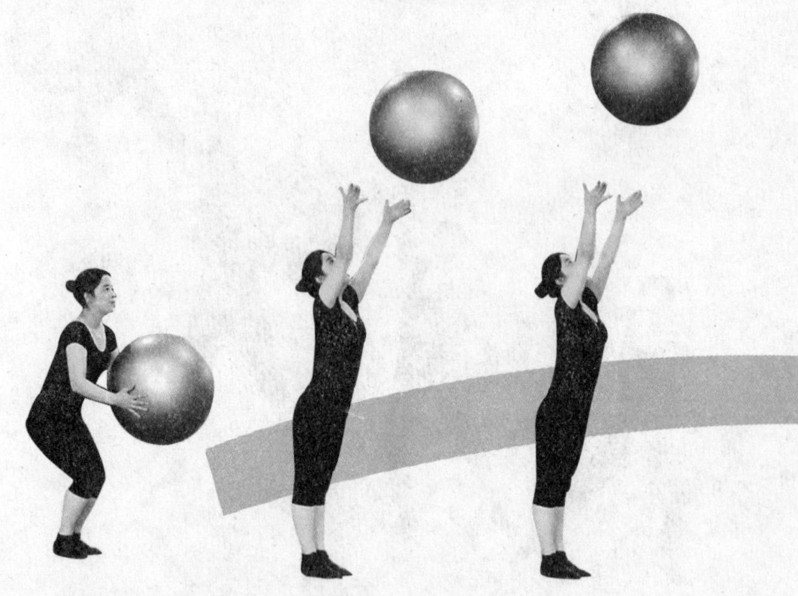

做法：站立，雙手持球於腹前。雙手向上拋球，之後再接球。

功效：鍛鍊手指、手臂的肌力及協調性。

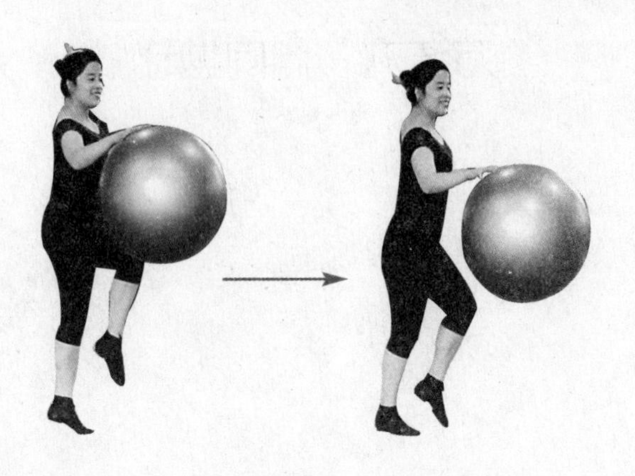

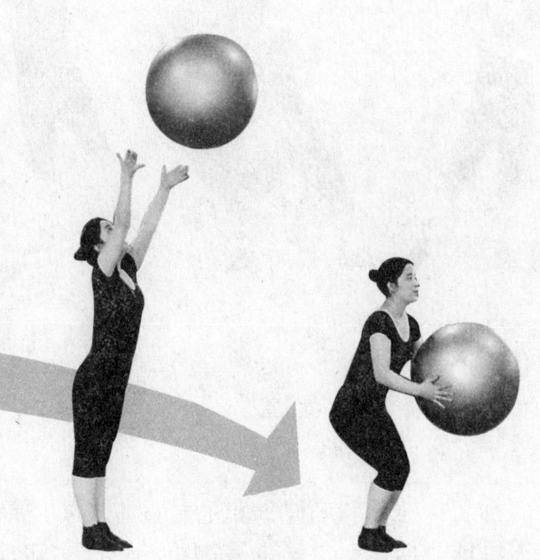

注意：拋球時，手要盡量向上送球，接球時手要向上迎球，由手指尖逐漸過渡到手掌，避免手指生硬觸球所造成的傷害。

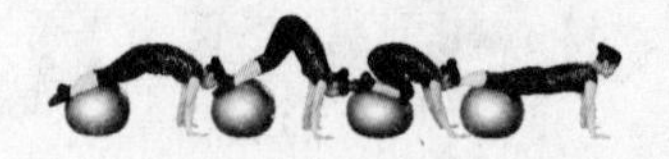

方法六　側向拋球

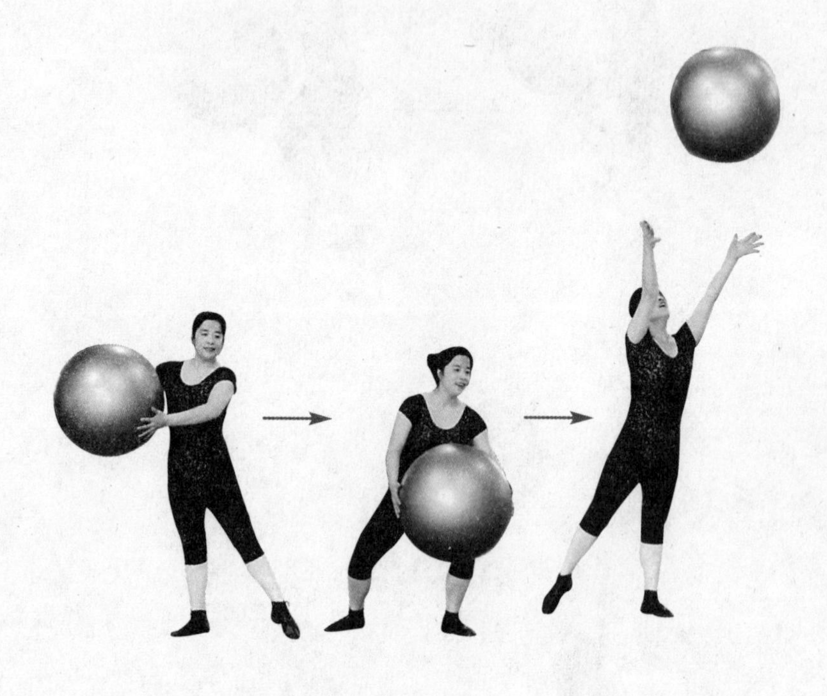

做法：站立，持球於右側。重心移至左腿，同時雙手持球向左上方拋球並接球，之後，身體重心移至右腿，雙手隨之向右上方拋球並接球。反覆做。

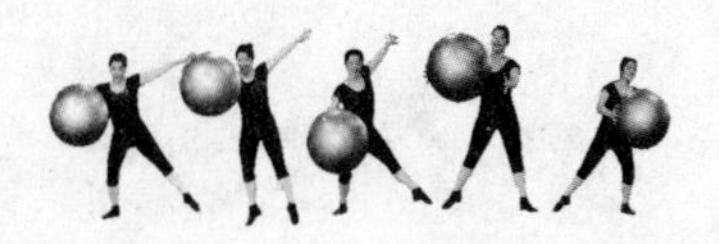

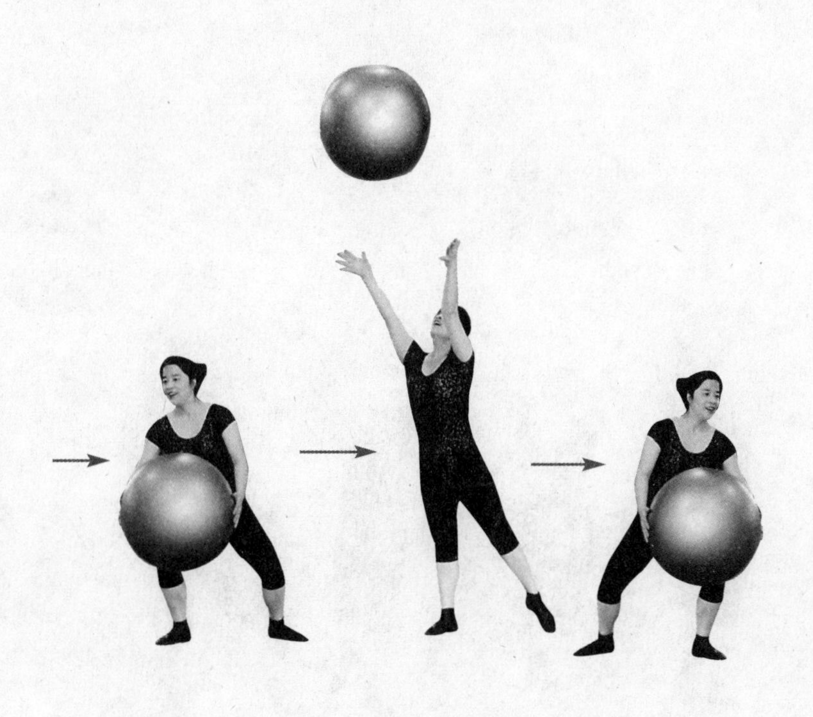

功效：鍛鍊手臂的肌力及協調能力。

注意：拋球時身體要協調一致用力。

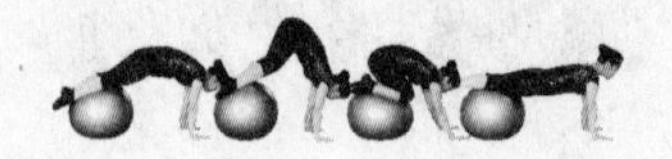

方法七　移動拋球

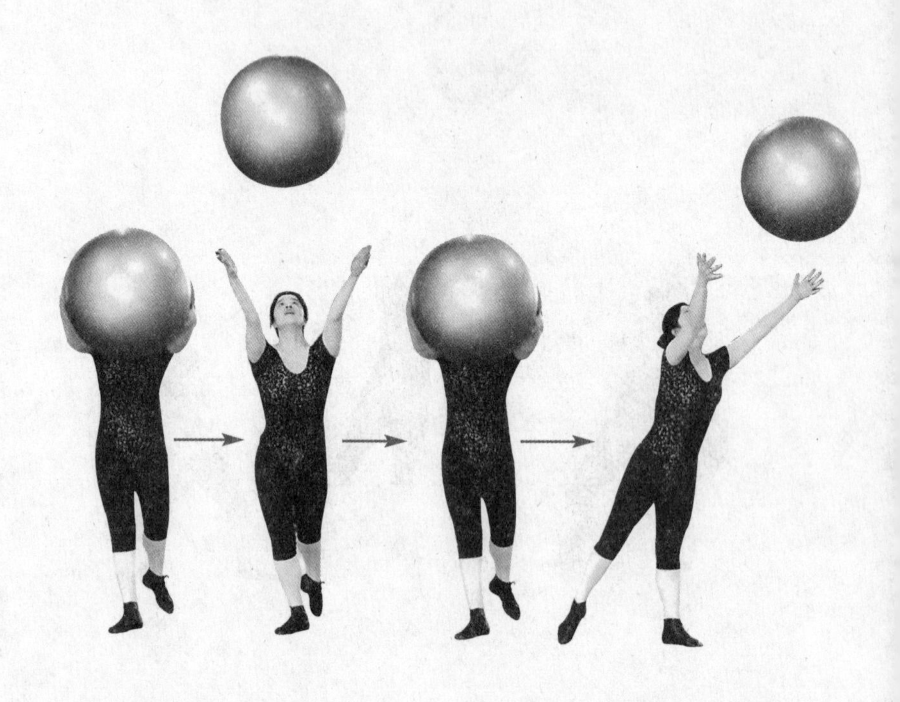

做法：站立，左腳後點地，雙手持球於腹前。雙手將球向前上拋出，腳下向前快速小跑，雙手接球。雙手將球向左上拋出，腳下向左快速小跑，雙手向左側接球。雙手將球向右上拋出，腳下向右快速小跑，雙手向右側接球。

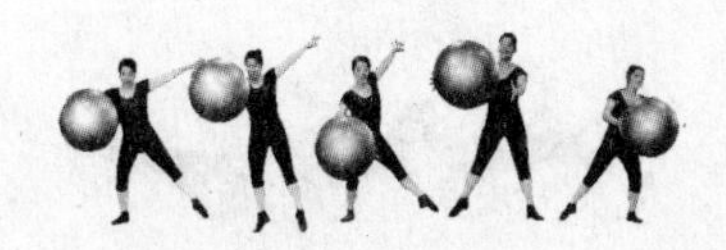

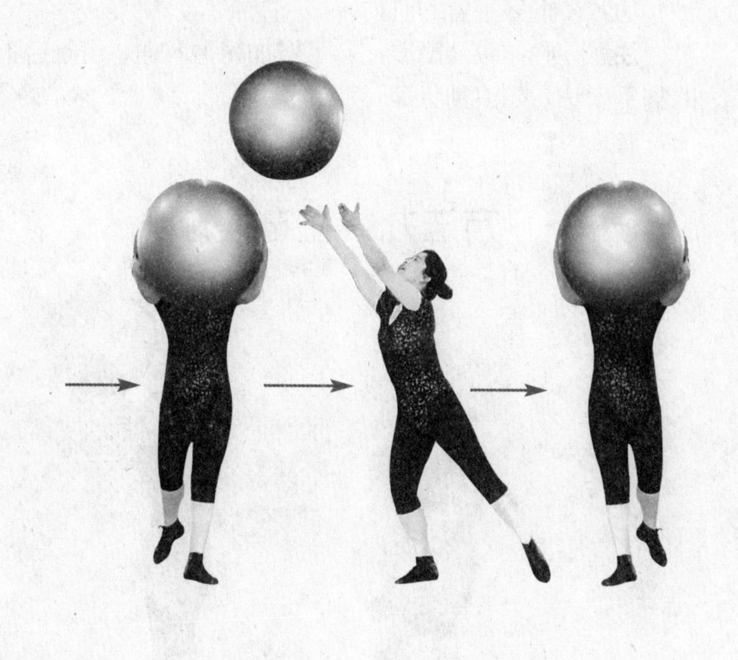

功效：鍛鍊手臂的肌力及身體的協調、靈敏能力。

注意：球拋出的高度、遠度，應在人體移動後能接住的範圍內。

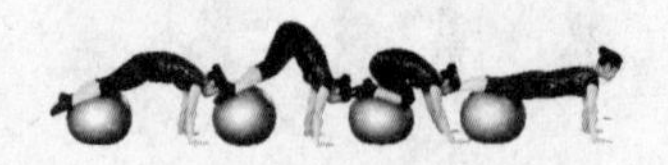

方法八　持球上舉

做法：雙腳站立，雙手持球於腹前。雙手將球上舉，同時重心移至右腿，左腿稍屈膝。將球收回腹前，同時重心移至左腿，右腿稍屈膝。做數次後，換另一側腿做。

功效：鍛鍊手臂的肌力。

注意：動作較為簡單，為了增加練習興趣，可配合不同的腳下步法，如滾動步等。

方法九　左右撥球

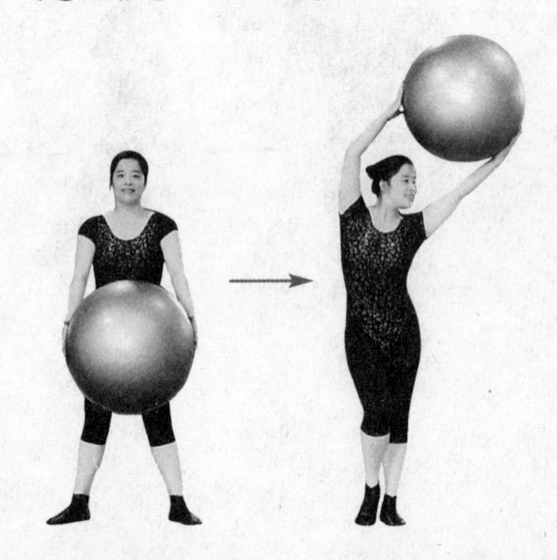

做法：站立，雙手持球於腹前。右腿屈膝、腳尖點地，左臂側上舉，右手向左撥球，使球向左倒。經兩腿直立、提踵、兩手上舉球，左腿屈膝、腳尖點地，同時右臂側上舉，左手向右撥球。

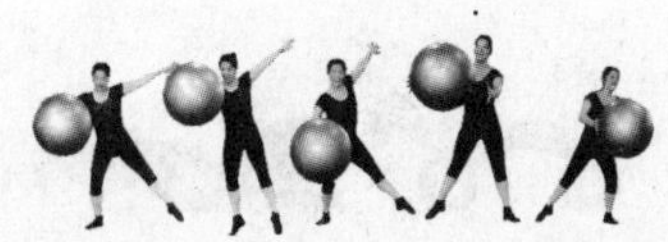

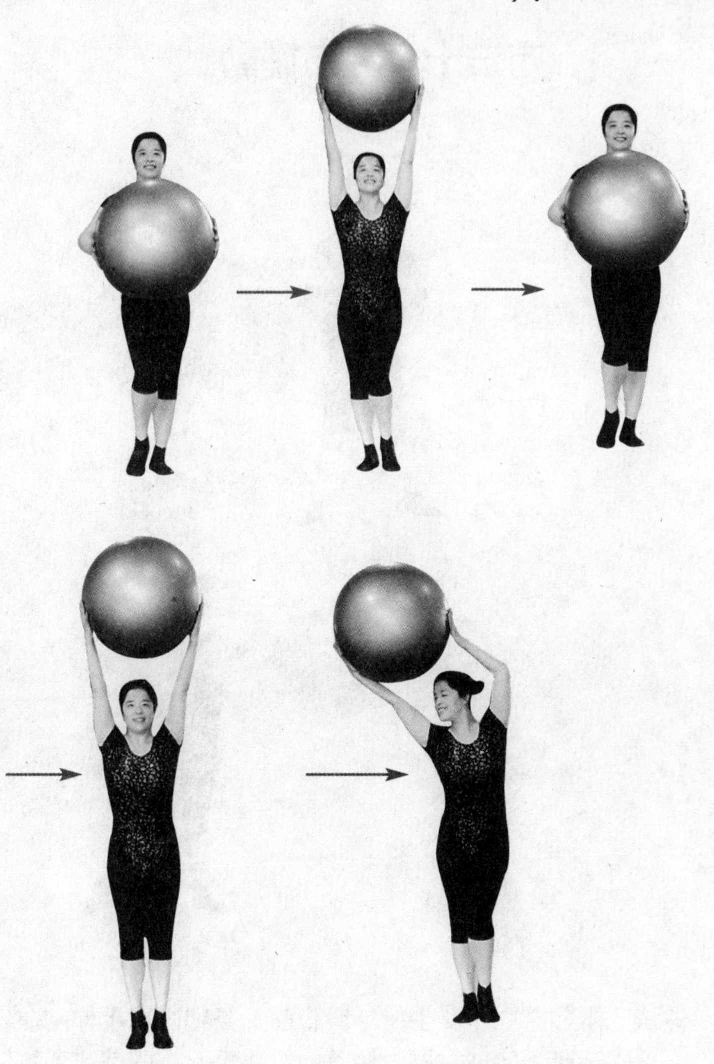

功效：鍛鍊手臂的肌力及人體的協調能力。

注意：手腳動作協調一致。

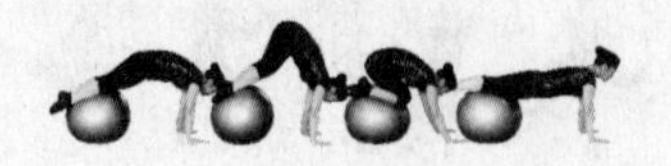

方法十　左右擺動

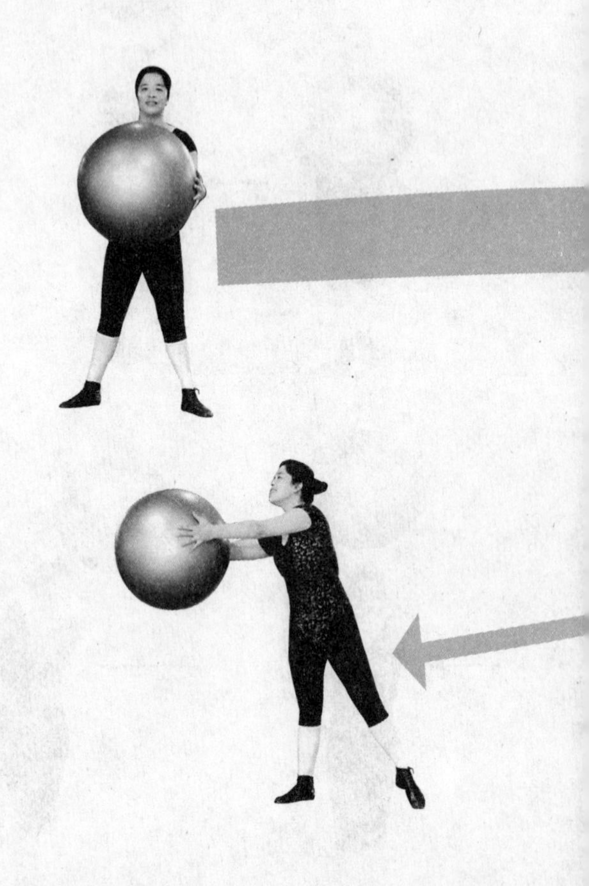

做法：兩腳開立，雙手持球於腹前。雙腿由屈至伸向左移重心，同時雙手持球左擺，接著向右移重心，同時雙手持球右擺。反覆做。

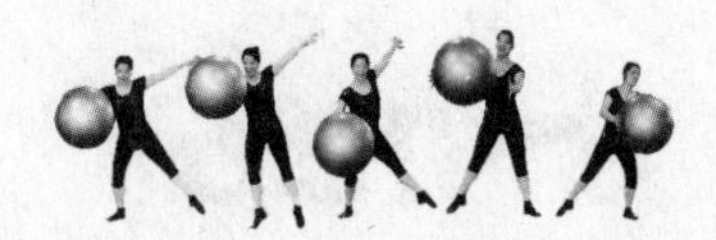

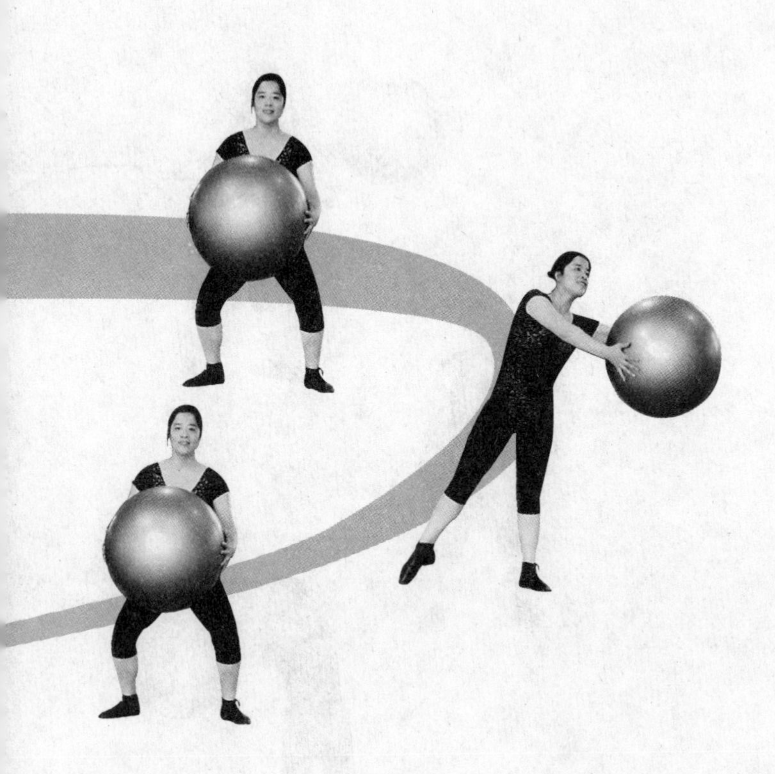

功效：鍛鍊手臂的肌力及柔韌性。

注意：向左、右擺動時，手臂持球盡量遠伸，從而達到鍛鍊效果。

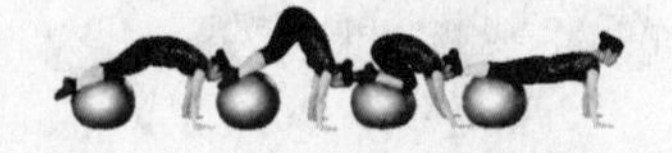

方法十一　持球繞環

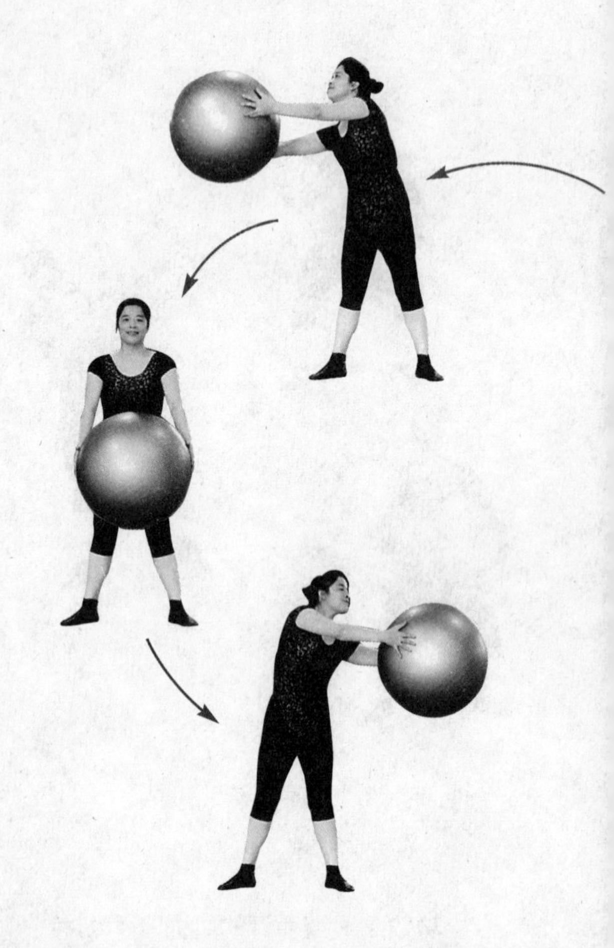

做法：兩腳開立，兩手持球於腹前。兩手持球由左側開始，經上向右做繞環一周。做數次後，再向反方向做。

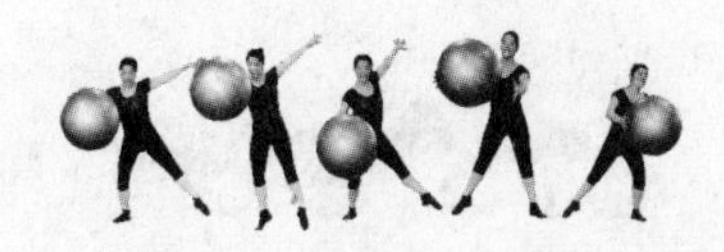

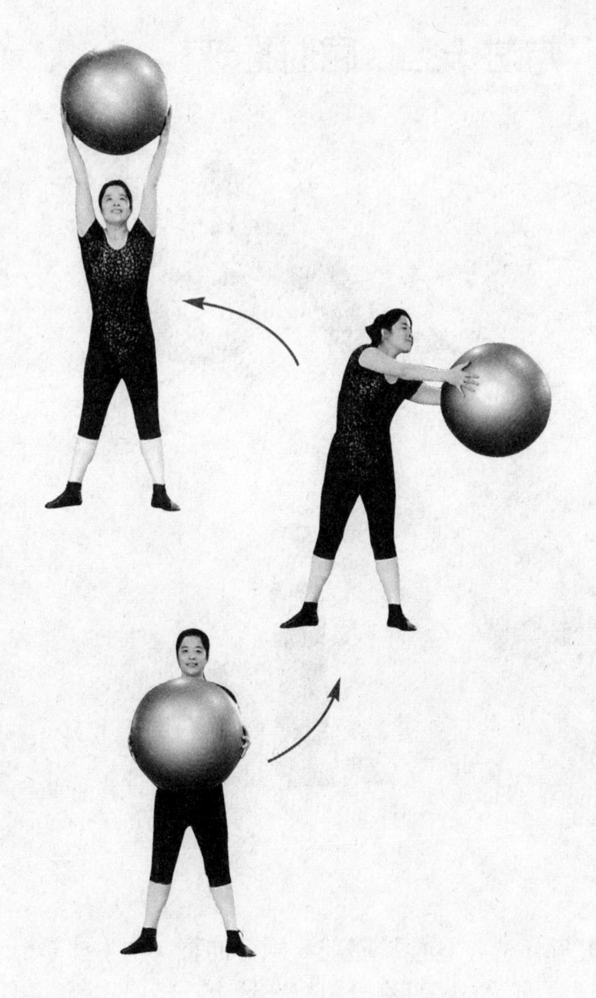

功效：鍛鍊手臂的肌力及柔韌性。

注意：繞環時，手臂持球盡量遠伸，從而達到鍛鍊效果。

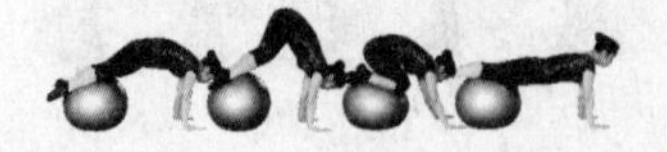

方法十二　屈肘推球

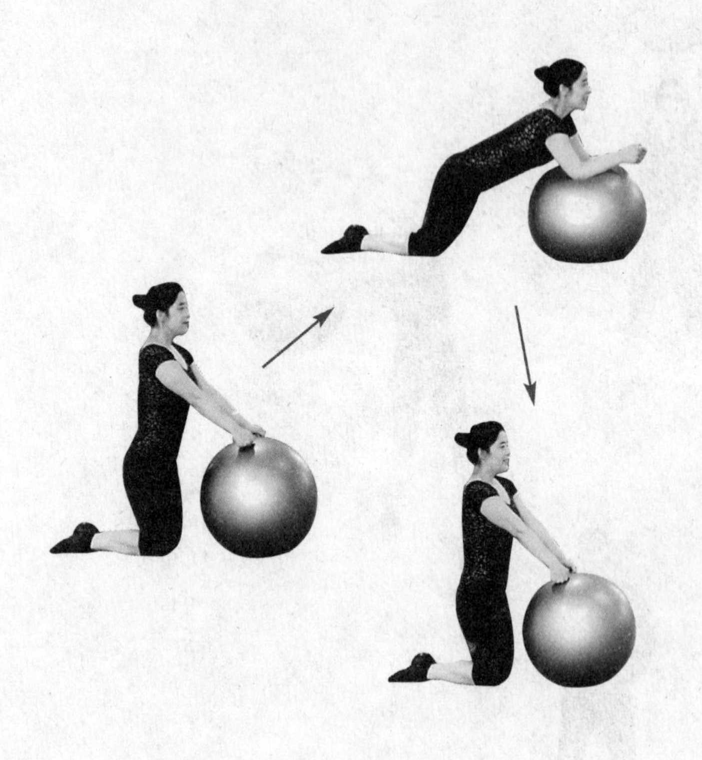

做法：雙腿跪立，球位於體前，兩臂伸直，兩手握拳撐於球上。將球推向前方，直到雙肘撐在球上，稍停片刻，再恢復原來的姿勢。

功效：鍛鍊肘關節及前臂的肌力。

注意：運動時雙臂、雙肩和雙膝應在一條線上。

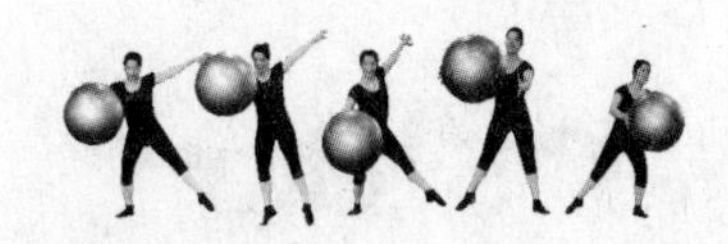

方法十三　俯臥推撐

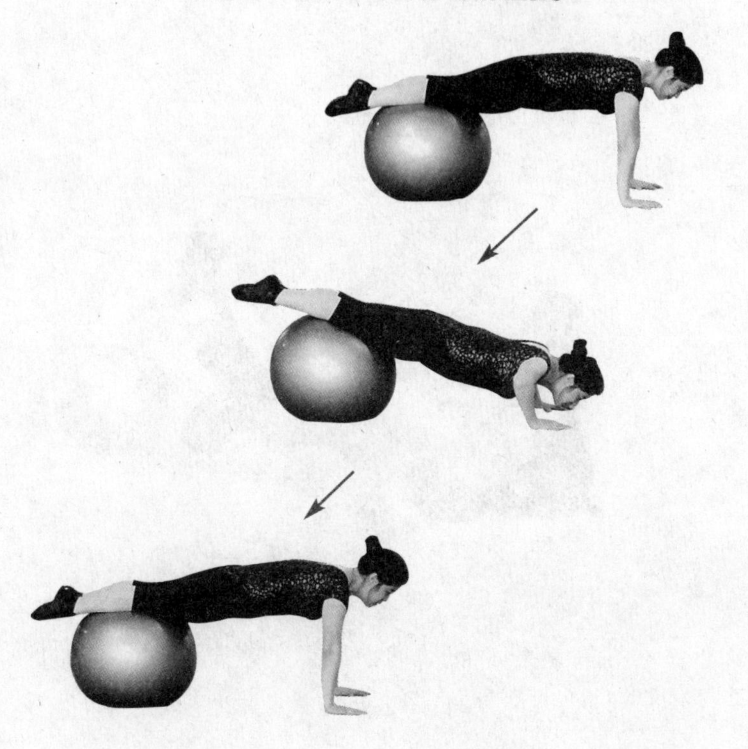

做法：俯撐，腿搭在球上。兩臂慢慢屈肘，使胸部靠近地面，稍停片刻，兩臂再慢慢伸直將身體推起。反覆做。

功效：由臂部的屈伸鍛鍊，增強手臂及肩部的肌肉力量。

注意：兩臂無論是彎曲還是伸直，身體都要保持成一條直線。當臂力較弱時，身體搭在球體上的部位可靠近軀幹，這樣比較省力，待臂力逐漸增強後，身體搭在球上的部位可逐漸遠離軀幹。練習的次數也應逐漸增加。

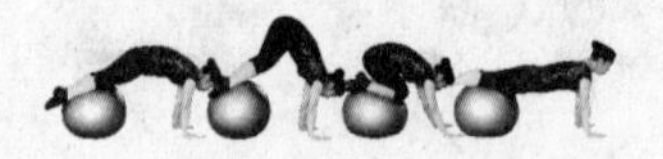

方法十四　跪坐撥球壓肩

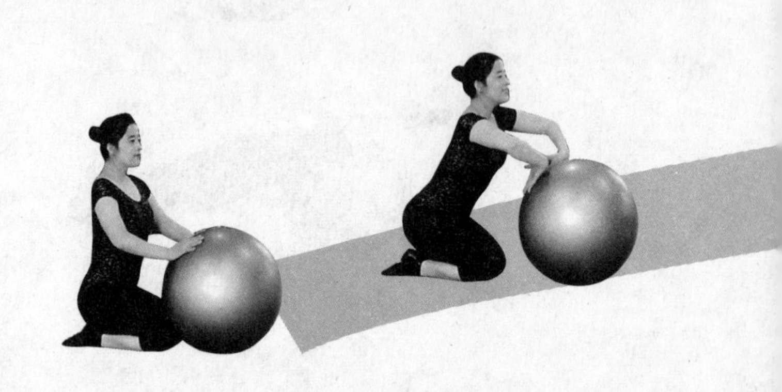

做法：跪坐，雙手搭在球上。用手指尖向前撥球，當撥到上體前屈伸臂翻手摸到球時，用手停球並扶球壓肩。停留片刻後，再將球撥回原位。反覆做。

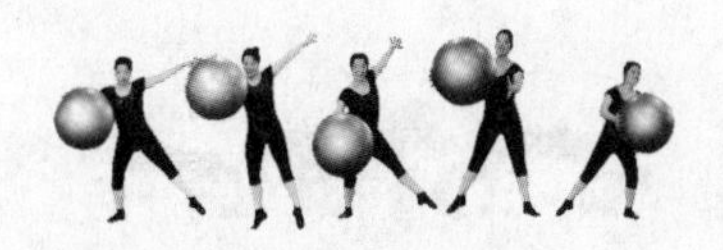

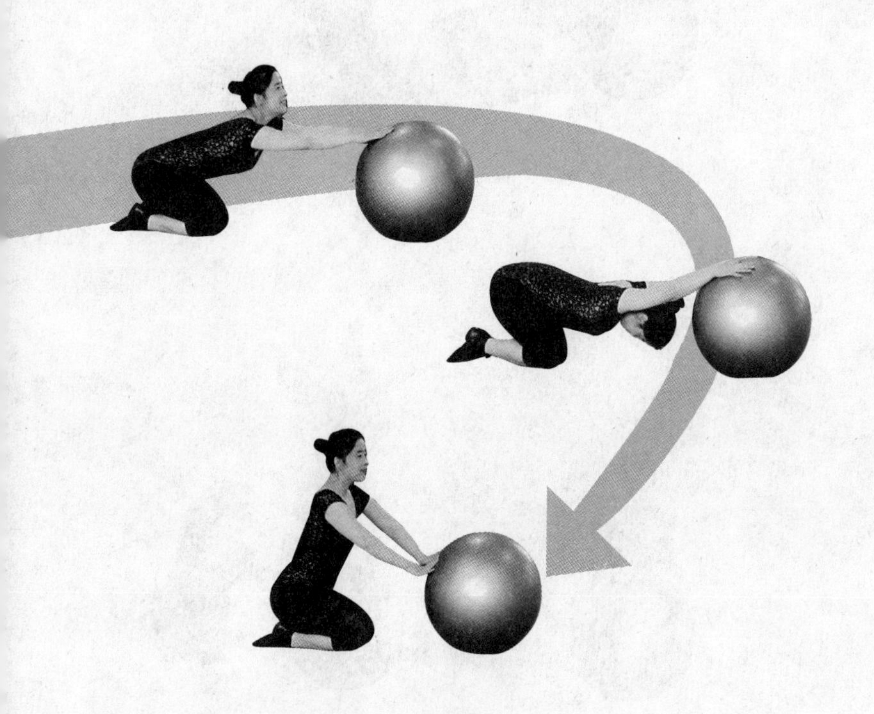

功效：提高肩關節的柔韌性。

注意：撥球的速度不要太快，以免人體落空或拉傷肩部。

方法十五　滾球展肩

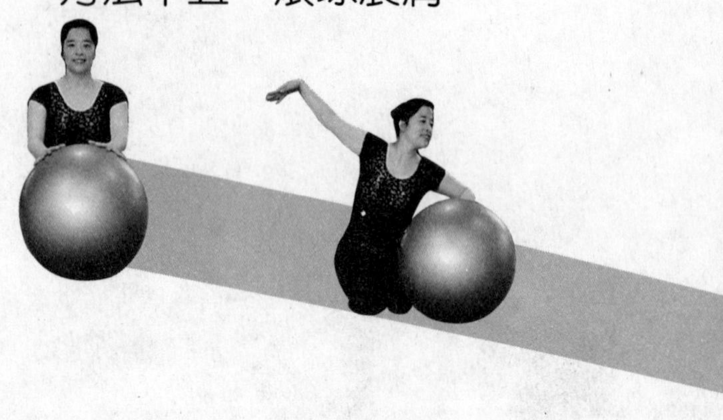

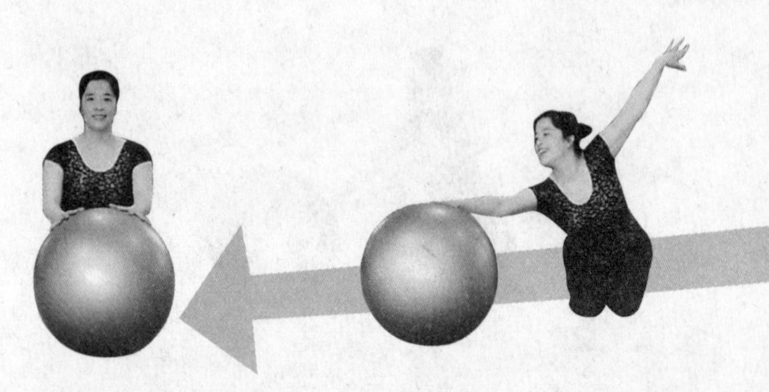

做法：跪坐，雙手搭在球上。左手向左前方滾球，右臂側後舉，當球滾到一定位置後，左臂、左肩伸展搆球，上體左前屈。稍停片刻之後，左手將球撥回到體前，雙手搭在球上。接著，右手向右前方滾球，左臂側後舉，當球滾到一定位置後，右臂、右肩伸展搆球，上體右前屈。稍停片刻後，

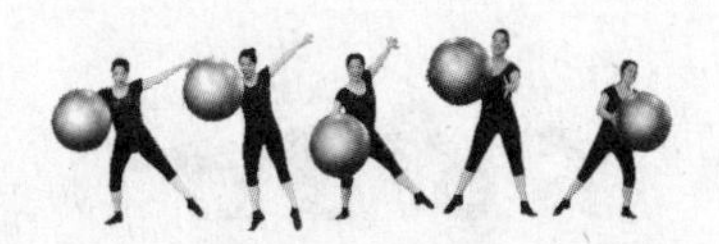

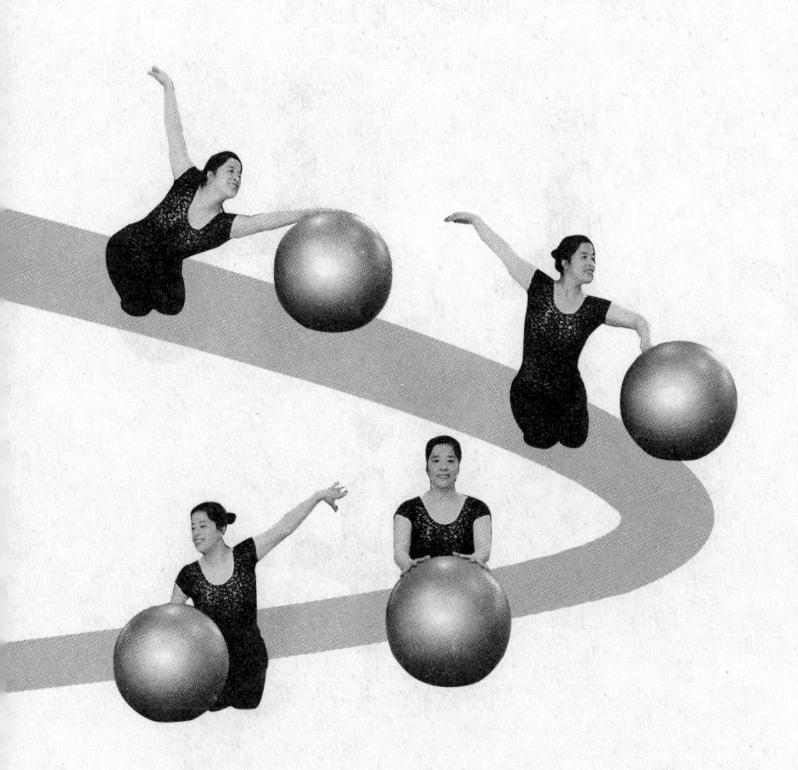

右手將球撥回體前雙手搭在球上。反覆做。

功效：由滾球、搆球，鍛鍊手臂及肩關節的柔韌性。

注意：不要將球滾遠，以免搆不到球。

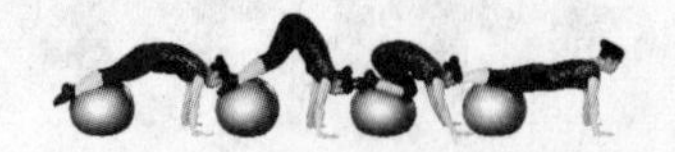

二、下肢鍛鍊方法

方法一　腳踩球前滾動

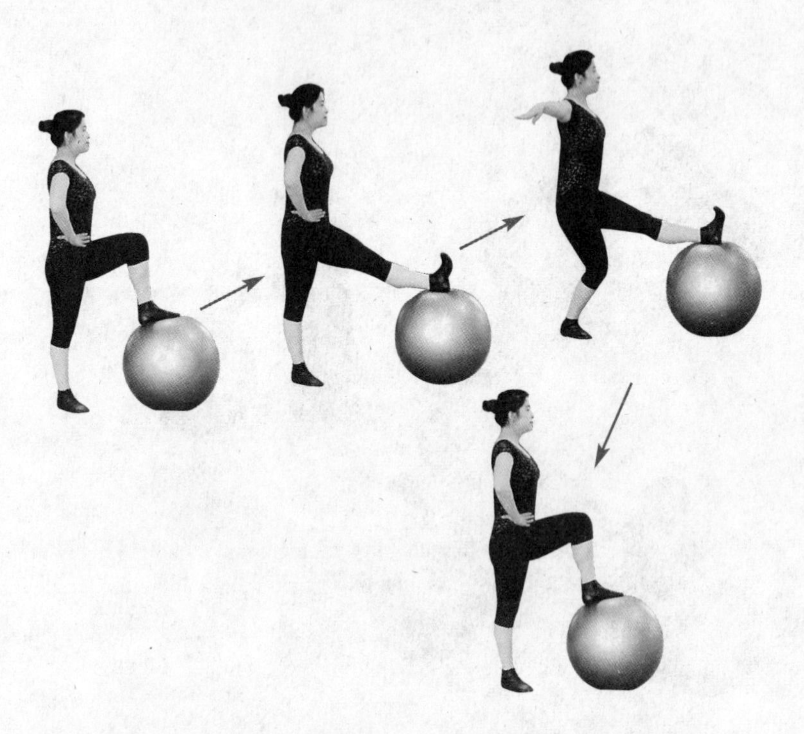

做法：右腿直立，左腿屈膝，腳踩在球上。首先，左腳踩在球上隨著球的彈性而顫動，從而找好平衡，熟悉球性；之後，左膝伸直，腳前伸，帶動球前滾，右腿半蹲；停留片刻後，左腿屈膝，腳收回，帶動球回滾，右腿伸直。在動作中，支撐腿不移動。反覆做。動作掌握後，手臂可變化不同的姿態。完成數次後，換另一腿做，動作方法相同。

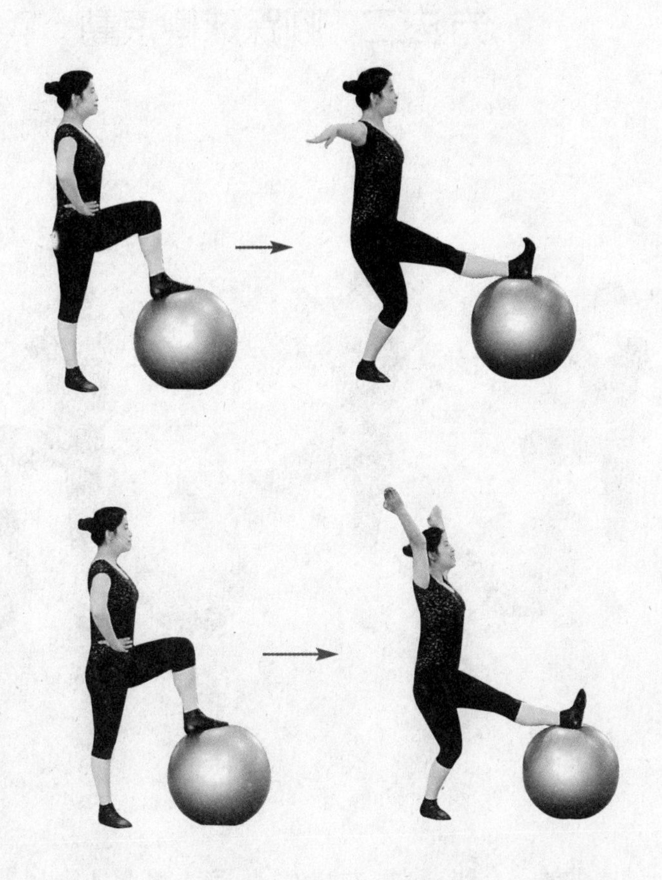

功效：活動膝、踝關節，提高人體的平衡、協調能力，增強腿部肌肉力量。

注意：支撐腿控制住，不論球滾到哪裡，人體重心不能隨之移出，若滾出可控制範圍，踩在球上的腳可以放下來，來保持人體的平衡。練習時，先練習放在球上的那條腿，再進行支撐腿同時屈伸的練習，然後配合手臂不同的變化。

方法二　腳踩球側滾動

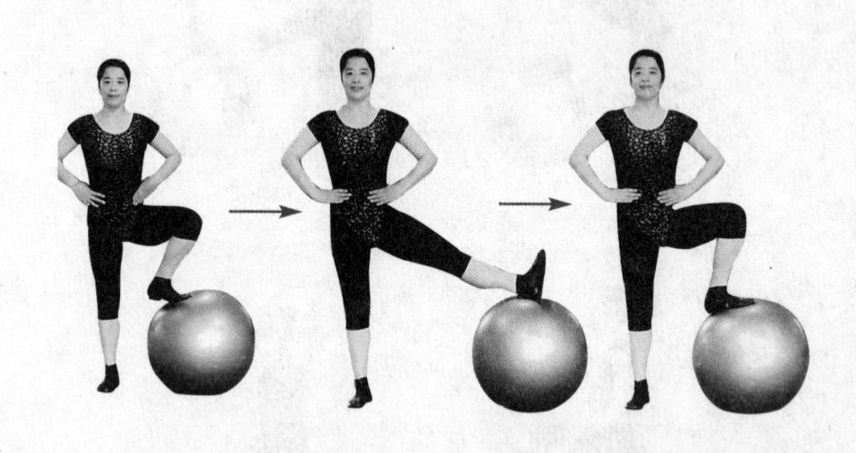

做法：右腿支撐，左腿外開屈膝，腳踩在球上，腳尖指向左側。首先，左腳踩在球上隨著球的彈性而顫動，從而找好平衡，熟悉球性；之後，左膝向側伸直，帶動球向側滾；停留片刻後，左腿屈膝，腳收回，帶動球回滾。當這一動作掌握後，再增加動作難度，即支撐腿隨著球側滾而屈，球滾回來時伸直。手臂也配合著姿態的變化。完成數次後，換另一腿做，動作方法相同。

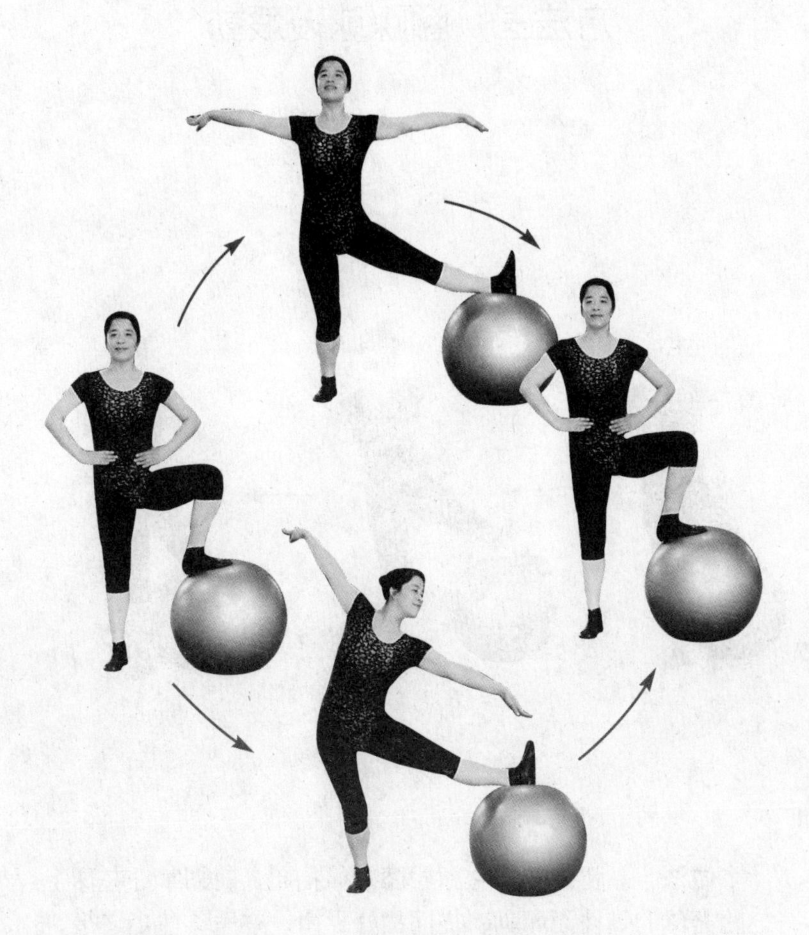

功效：活動髖、膝、踝關節，提高人體平衡、協調能力及腿部的肌肉力量。

注意：踩球腿的髖、膝、踝一定外開，否則達不到鍛鍊效果。另外，由於一腳踩在球上運動，對人體平衡能力有較高的要求，所以，支持腿要充分做到作用，保持好人體平衡。

方法三　腳踩球後滾動

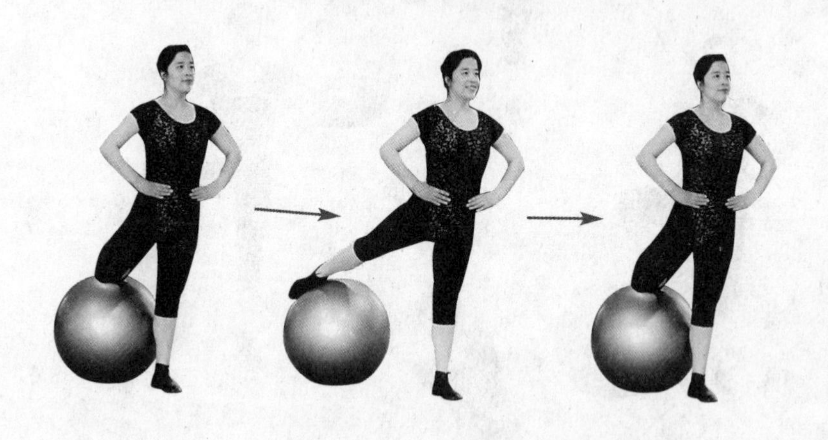

做法：左腿站立，右腿屈膝向後抬起，前腳掌踩在球上，隨著球的彈性而顫動，從而找好平衡，熟悉球性；之後，右腿向後伸直，帶動球向後滾；停留片刻後，右腿屈膝，右腳收回，帶動球回滾。做動作時支撐腿不動。當這一動作掌握後，再增加動作難度，即支撐腿隨著球後滾而屈，球滾回時伸直。手臂也配合著姿態的變化。完成數次後，換另一腿做，動作方法相同。

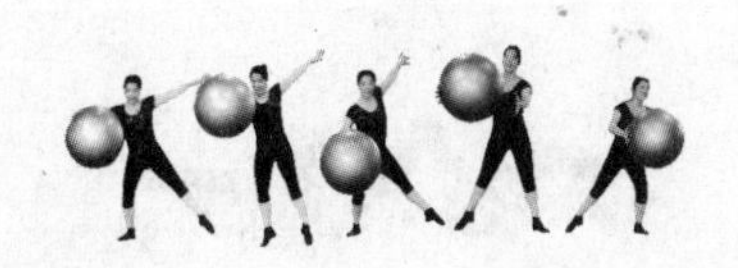

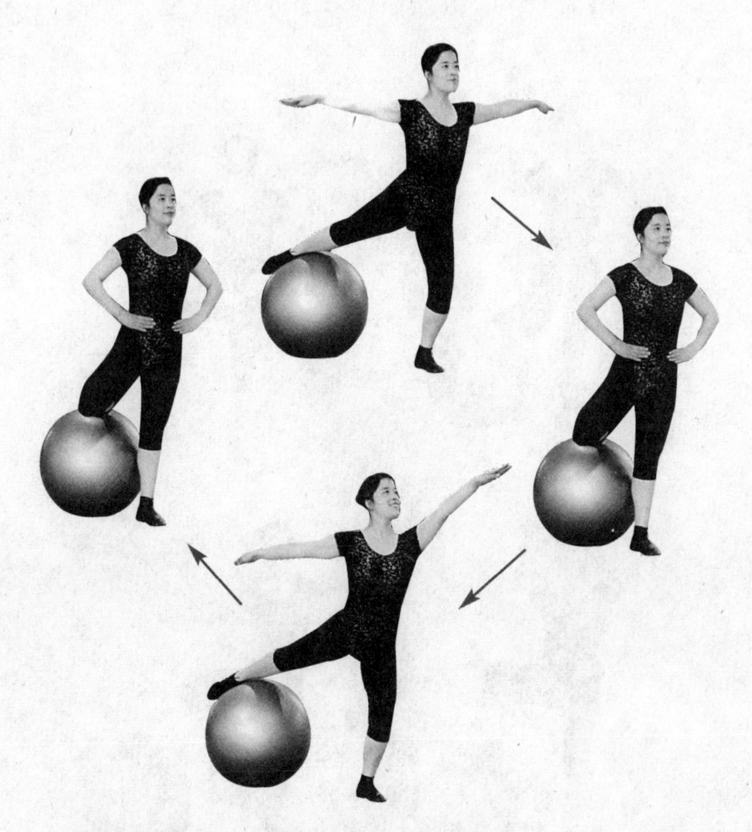

功效：活動髖、膝、踝關節，提高人體平衡、協調能力及腿部的肌肉力量。

注意：球向後滾動時髖一定打開，伸腿的方向要向後，而不能向斜側，否則達不到鍛鍊效果。另外，由於一腳踩在球上運動，對人體平衡能力有較高的要求，所以，支撐腿要充分做到作用，保持好人體平衡。

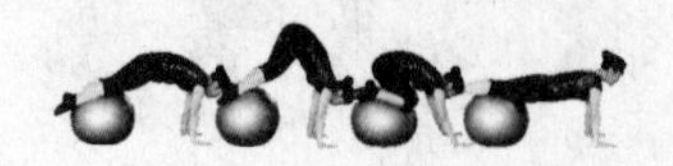

方法四　腳踩球轉動

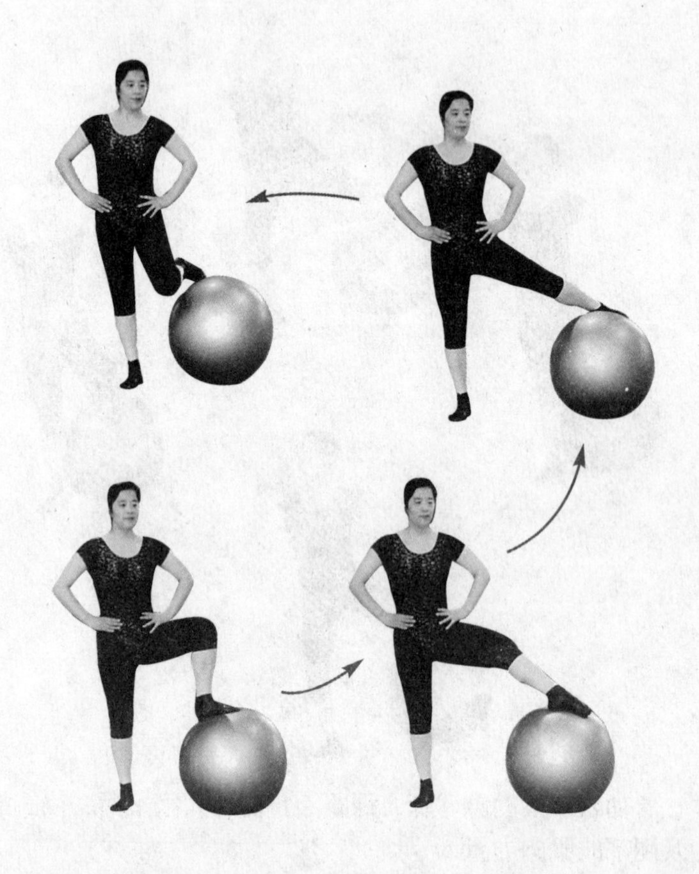

做法：右腿站立，左腿向側屈膝，腳踩在球上，由腳帶動球轉動。連續做。然後換另一腿做。

功效：提高髖、膝、踝關節的靈活性。

注意：人體重心要在支撐腿上，不要隨著球動。

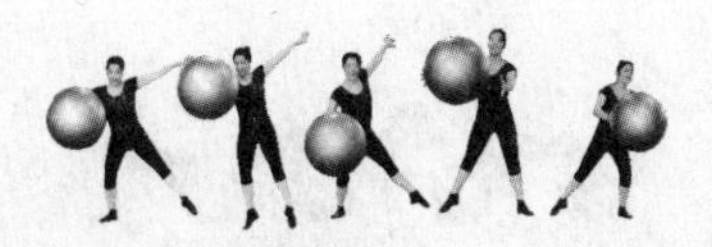

方法五　蹬球交替伸腿

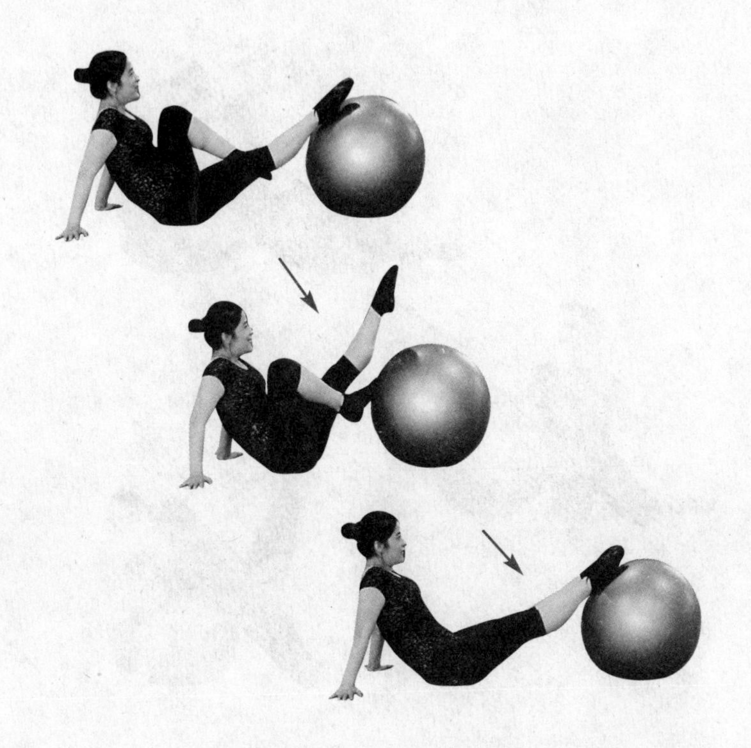

做法：坐地，兩手後撐，兩腿伸直，腳搭在球上。左腿伸直抬起，同時右腿屈膝收回帶動球回滾；左腿屈膝，同時右腿伸直帶動球前滾。反覆做。換另一條腿做。

功效：鍛鍊腿部的協調性和腹部肌肉力量。

注意：兩腿交替要放鬆。

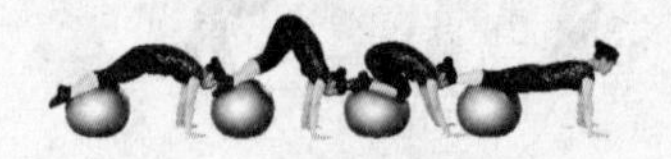

方法六　側臥踢腿

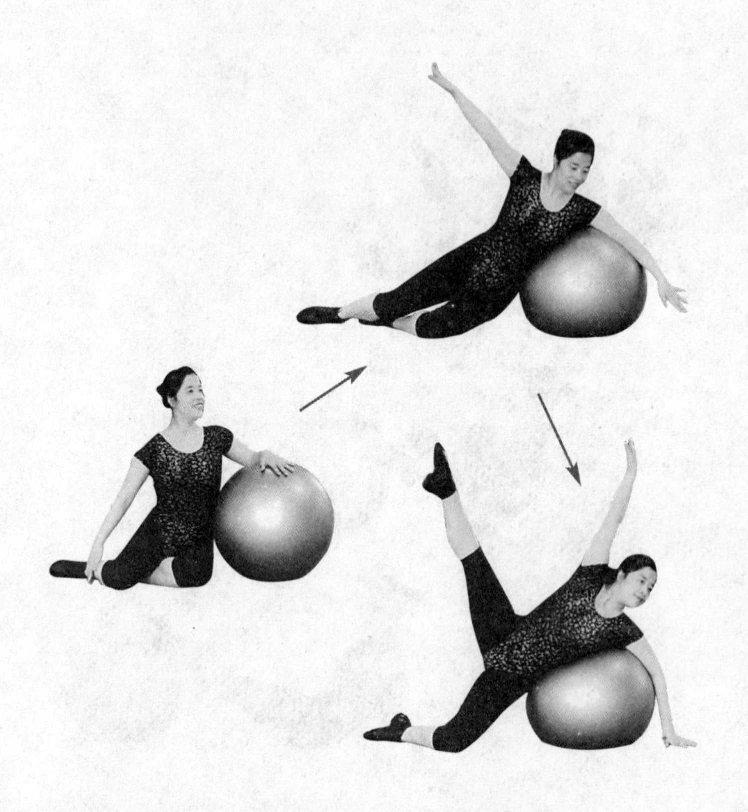

做法：坐地，兩腿右側屈，球在身體左側，左手扶球。身體左側倒，左手向側撐地，左腿跪立，右腿側踢，之後還原。反覆做。換另一腿做。

功效：增強腿的柔韌性及力量。

注意：不要急於高踢腿，要先練習身體側倒撐地與球側滾的協調配合，待熟悉球性後，再做高踢腿。

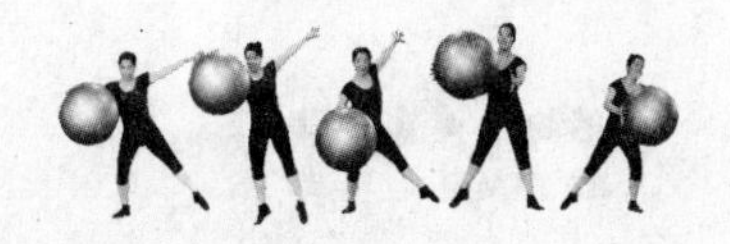

方法七　臥球後踢腿

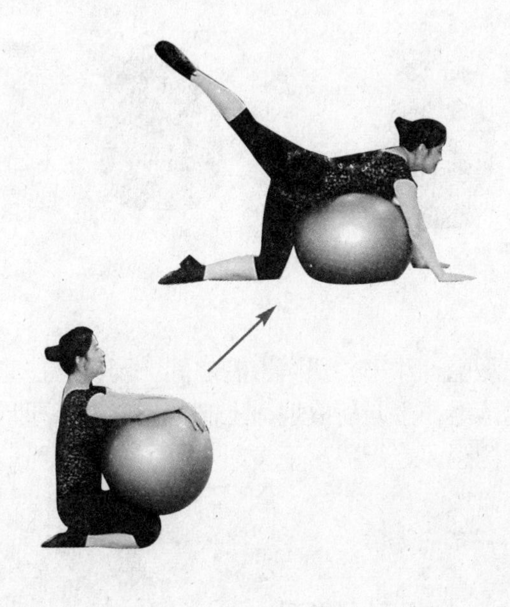

做法：跪坐，球夾於腿與上體之間，兩臂搭在球上。上體向前，球落地，手向前撐地，身體壓在球上，同時一腿跪立，一腿伸直向後踢，之後腿落下復原。反覆做。換另一腿做。

功效：提高髖的開度和腿部的肌肉力量。

注意：踢腿時膝要伸直，盡量高踢。

方法八　臥球側踢腿

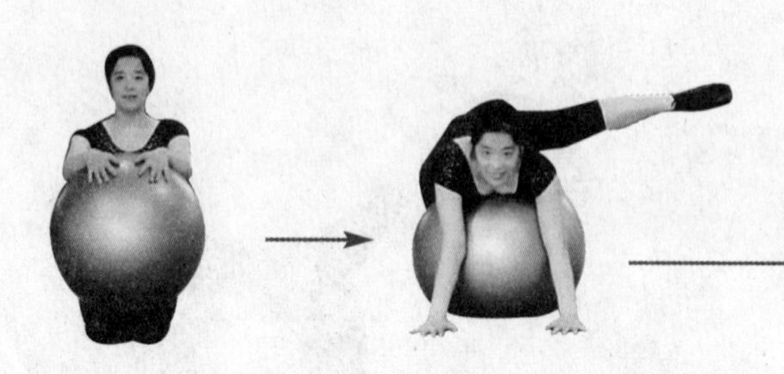

做法：跪坐，球夾於腿與上體之間，兩臂搭在球上。上體前屈，球落地，手向前撐地，上體壓在球上，同時一腿跪立，一腿向側踢，之後腿落下復原。反覆做。換另一腿做。

方法九　仰臥踢腿

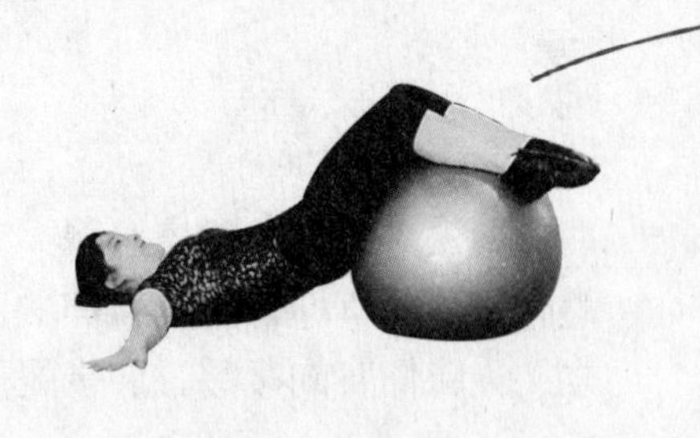

做法：仰臥，球壓在大腿及臀下，屈膝，小腿夾住球。一腿伸直上踢，落下。兩腿交替反覆做。

功效：伸展腿後部的肌肉及韌帶。

注意：腿要壓住球，動作不要太快。

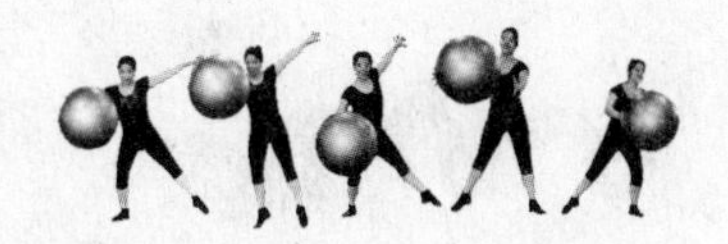

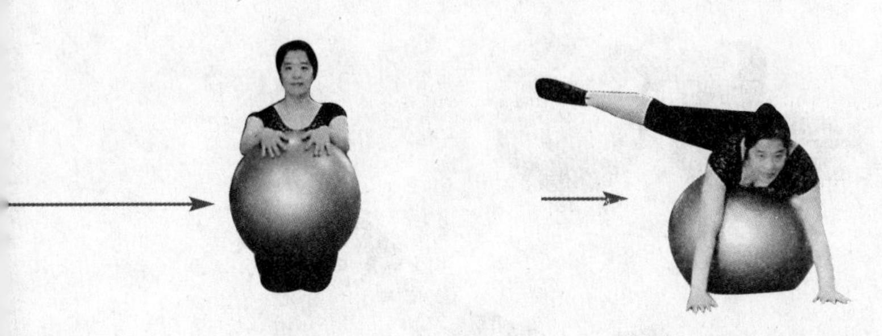

功效：增強腿部的柔韌性及肌肉力量。

注意：踢腿時，腿要伸直，方向要正。

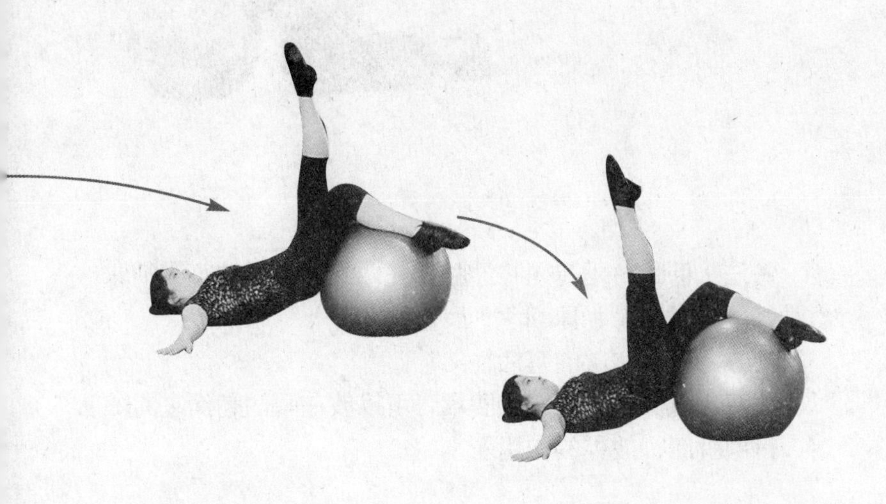

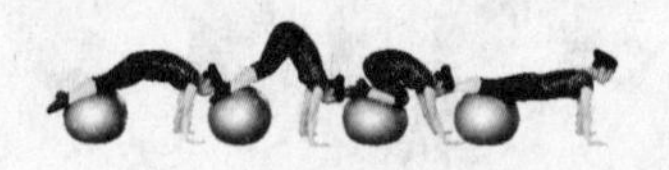

方法十　仰臥腳滾球

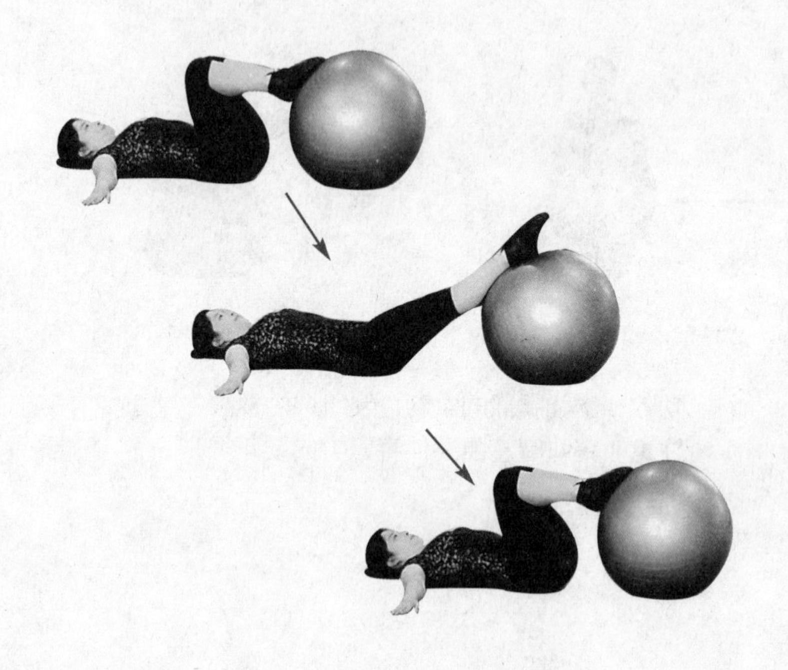

做法：仰臥，兩腿屈膝，腳踩在球上。兩腿伸直帶動球滾動，兩腿屈膝帶動球回滾。反覆做。

功效：提高腿部的靈活性。

注意：這一動作輕鬆、簡單，可以放在兩個動作之間練習，得到調節、放鬆的作用。

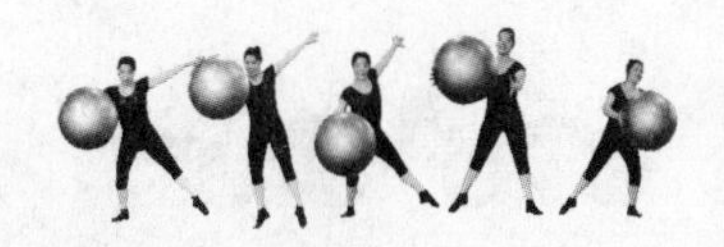

方法十一　仰臥腳旋轉球

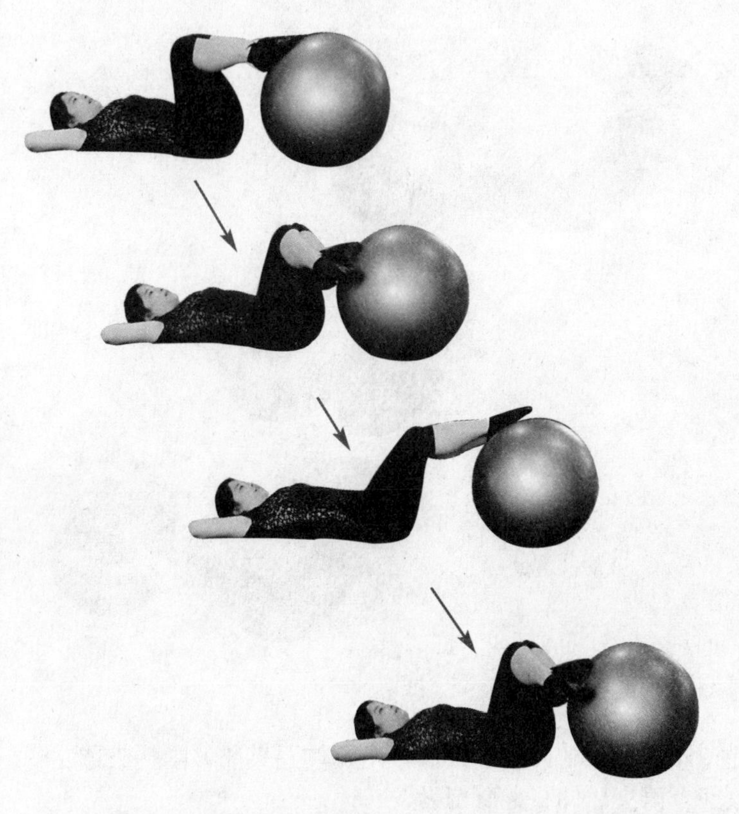

做法：仰臥，兩腿屈膝，腳踩在球上。兩腿以膝關節為軸畫圓，腳帶動球原地旋轉。反覆做。向另一方向做。

功效：提高踝、膝關節的靈活性。

注意：動作幅度不宜過大，以免控制不住球。

方法十二　夾球屈伸

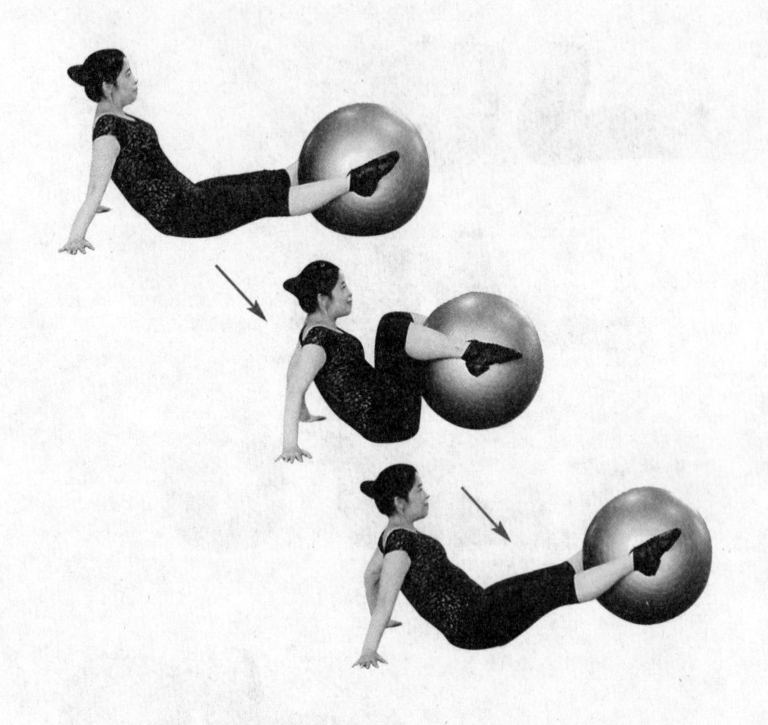

做法：坐地，兩手後撐，兩腿伸直夾球。兩腿夾球屈膝收回，再夾球伸直。反覆做。

功效：鍛鍊大腿內側和腹部肌力，減少脂肪。

注意：大腿要用力夾住球。

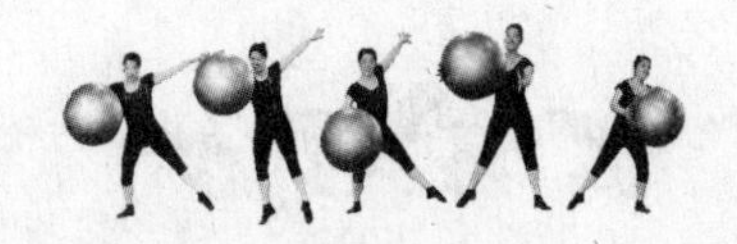

方法十三　坐球壓前腿

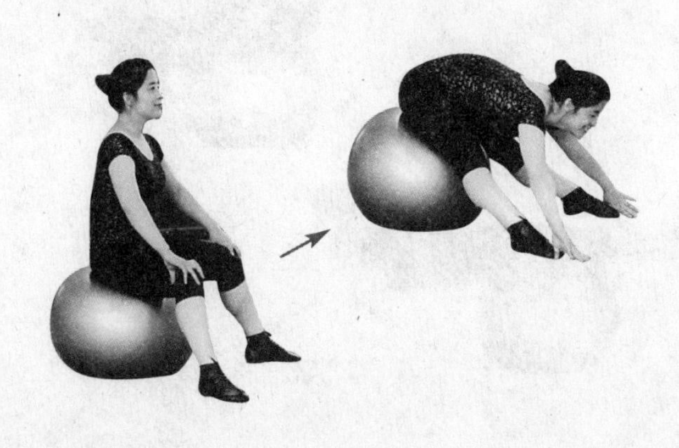

做法：坐在球上兩腿分開，手扶膝。兩腿伸直，上體前屈壓腿，停留片刻後，上體起立。反覆做。

功效：提高腿後部的柔韌性。

注意：腳下不要滑動，要坐住球。

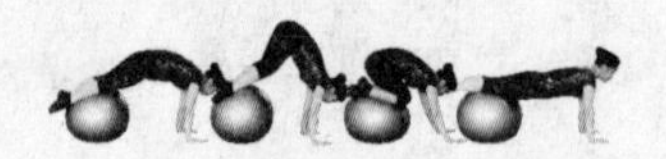

方法十四　俯臥球屈小腿

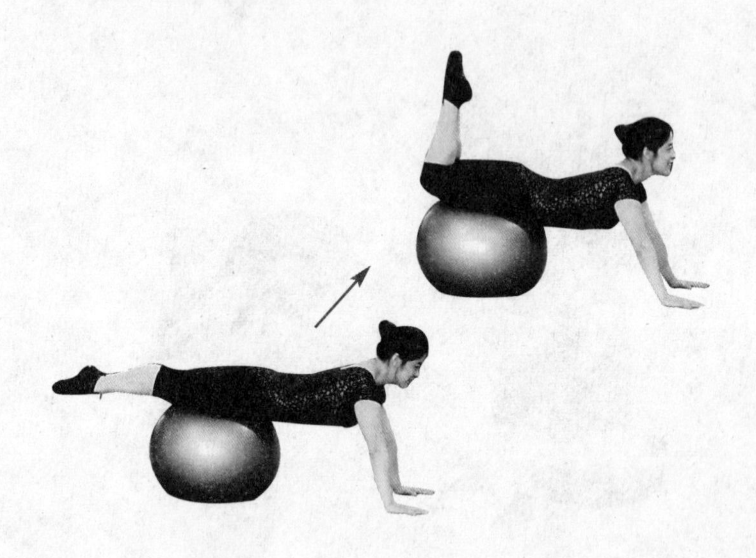

做法：俯臥在球上，兩手撐地，身體伸直。兩腿屈膝再伸直，反覆做。

功效：鍛鍊腿後部肌力。

注意：隨著腿屈伸球稍滾動。

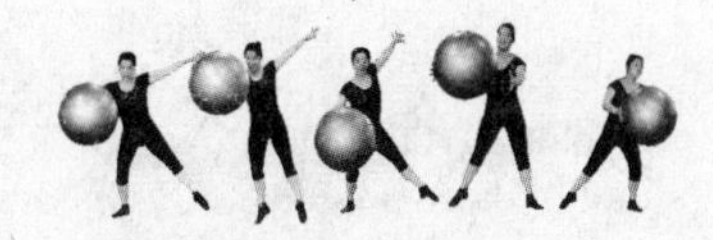

方法十五　俯臥翹腿

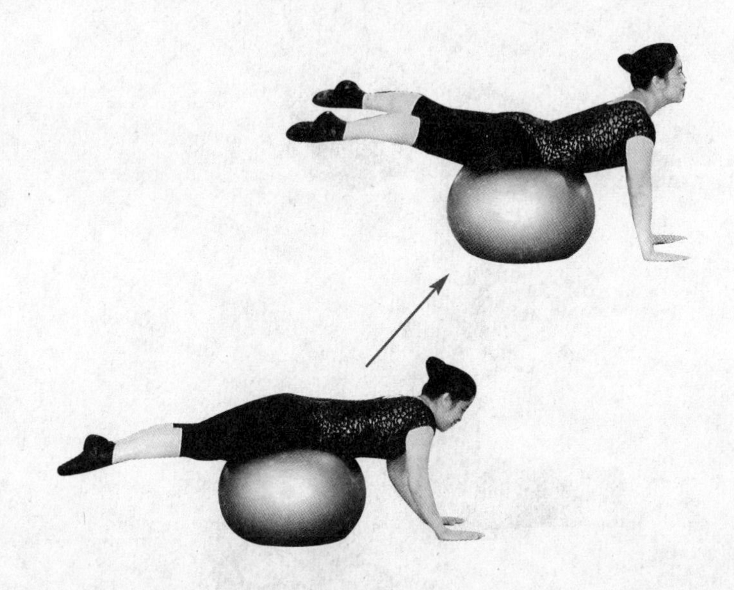

做法：人體俯臥於球上，腿伸直，兩手撐地。雙腿向上翹起，稍停片刻後落下。反覆做。

功效：鍛鍊臀部及腿後部的肌肉力量。

注意：腿要慢起慢落。

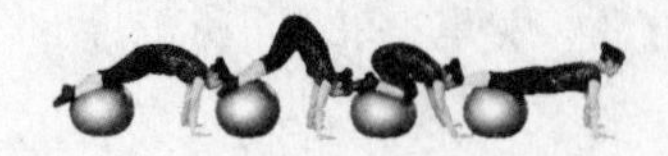

方法十六　仰臥舉腿夾球

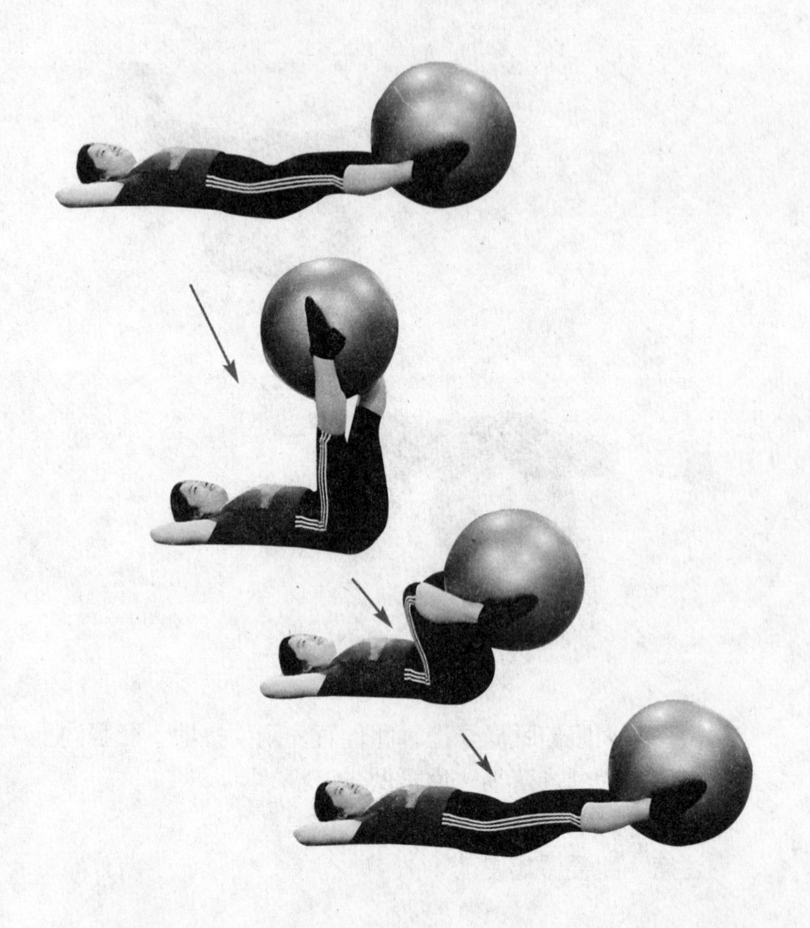

做法：仰臥，兩腿分開直腿夾球。兩腿夾球舉起，之後屈髖收腹夾球下落，再伸腿伸髖夾球上舉。反覆做。

功效：鍛鍊大腿內側肌力，減少脂肪。

注意：用力夾住球。

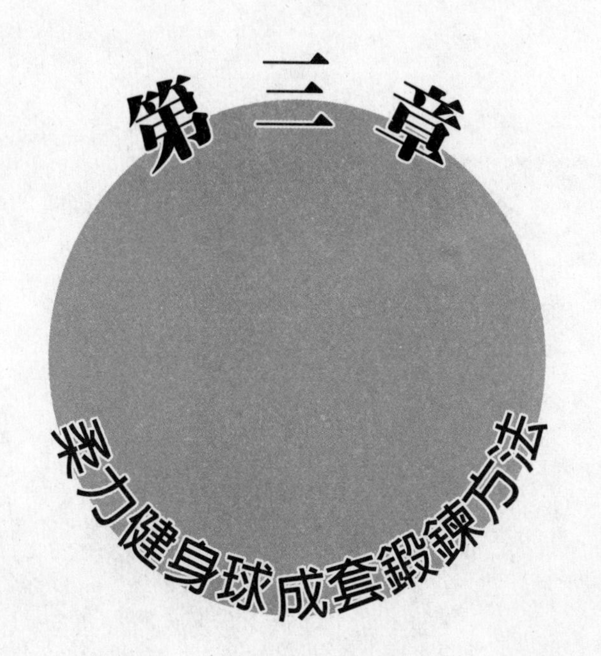

第二章

柔力健身球成套鍛鍊方法

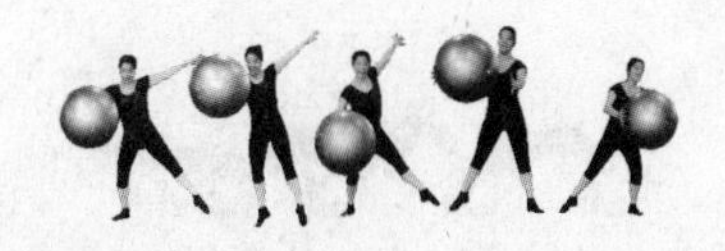

第一節　少兒成套動作範例

一、拍球拋球

預備姿勢：雙腿開立，雙手抱球。

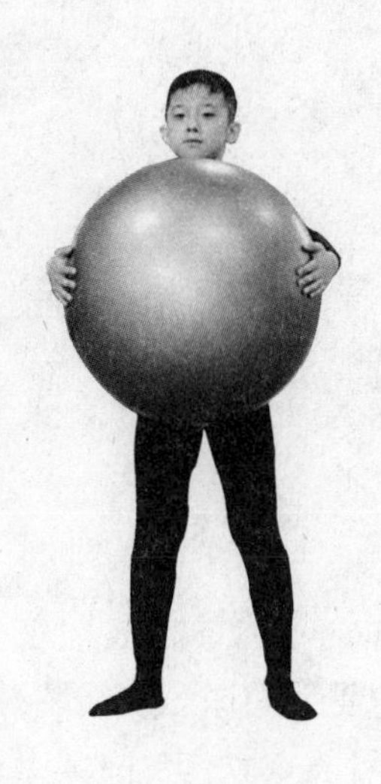

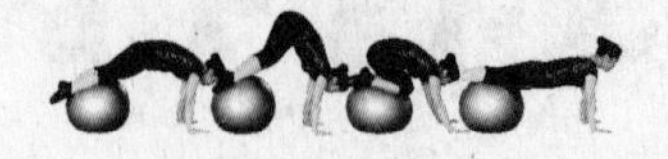

第一個八拍：

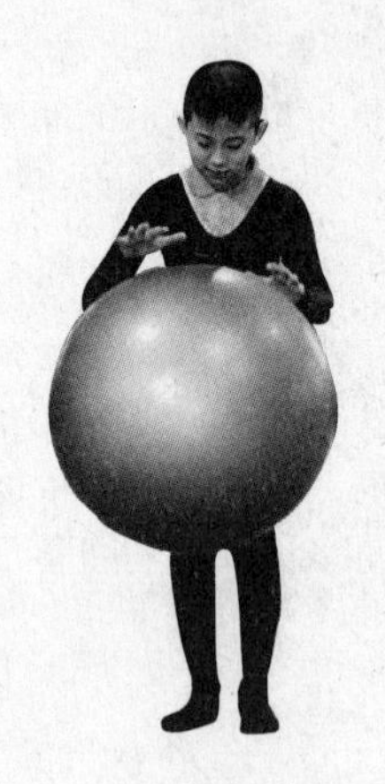

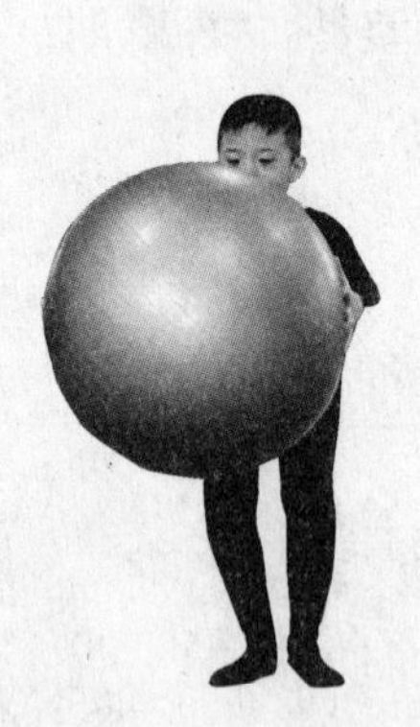

1— 4 拍　原地雙手拍球三次後將球接住。

5— 8 拍　重複1— 4動作。

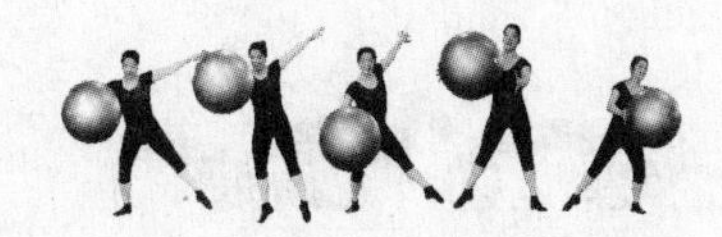

第二個八拍:

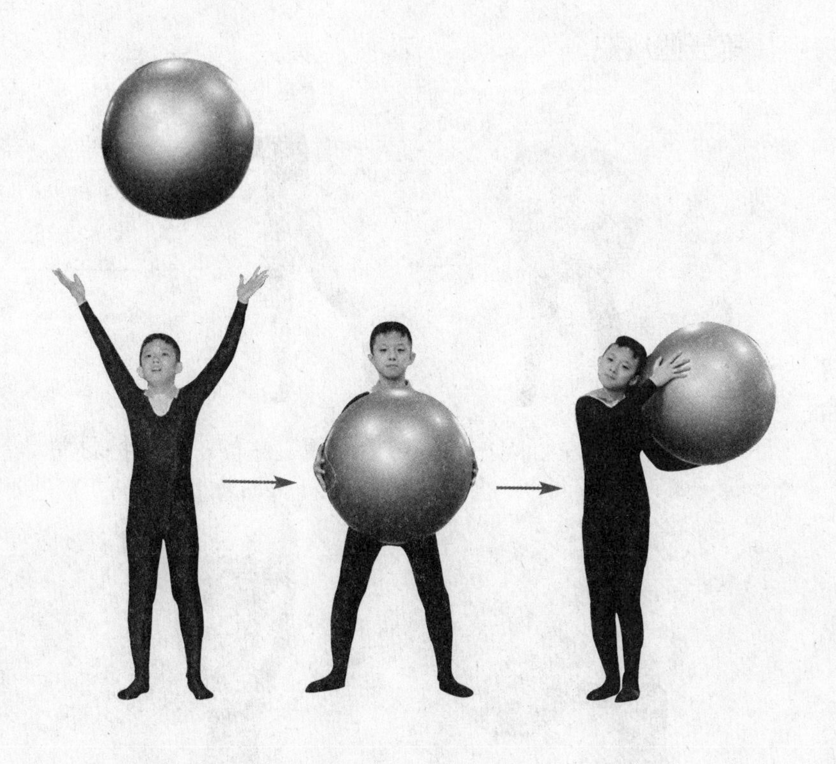

1—6 拍　雙手向上拋球，並用雙手接住球。每兩拍拋接球一次，做三次。

7—8 拍　雙手持球扛於左肩上。

第三～四個八拍重複第一～二個八拍的動作，但最後兩拍雙手持球扛於右肩上 。

鍛鍊功效：由拍球、拋球活動手與手臂，由人與球的協調配合提高身體的協調能力。

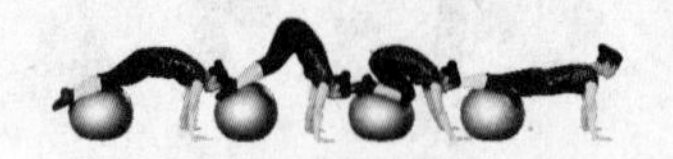

二、持球繞動

第一個八拍:

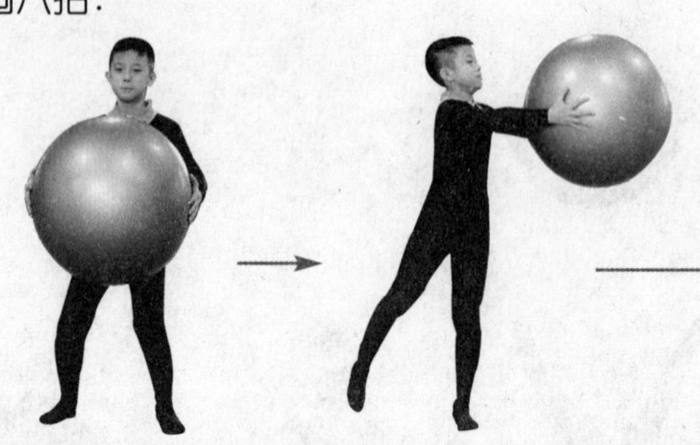

1— 4 拍　左腳向左邁步，重心隨之左移，雙手持球左

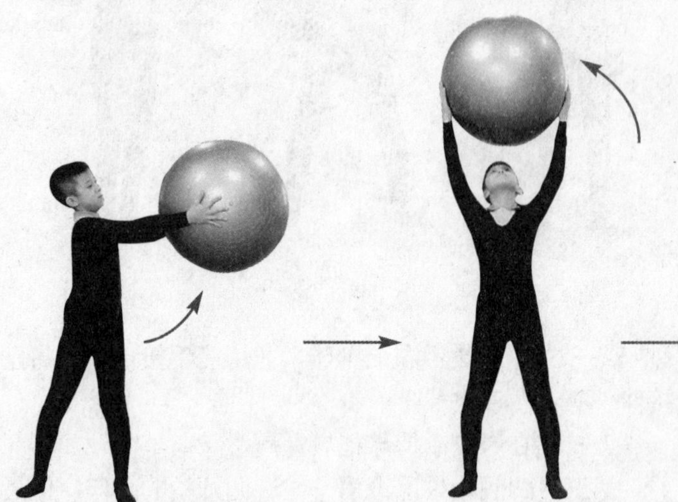

5— 8 拍　雙手持球由左經上向右繞環一周再回到左側，腿隨之屈伸。

第二個八拍：同第一個八拍，但方向相反。

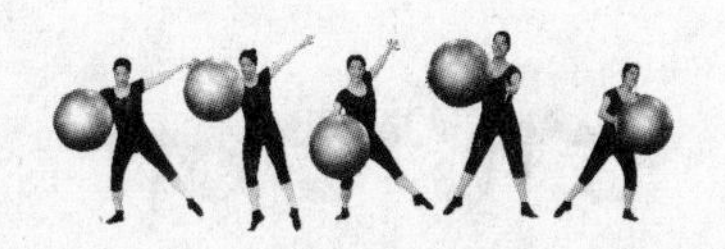

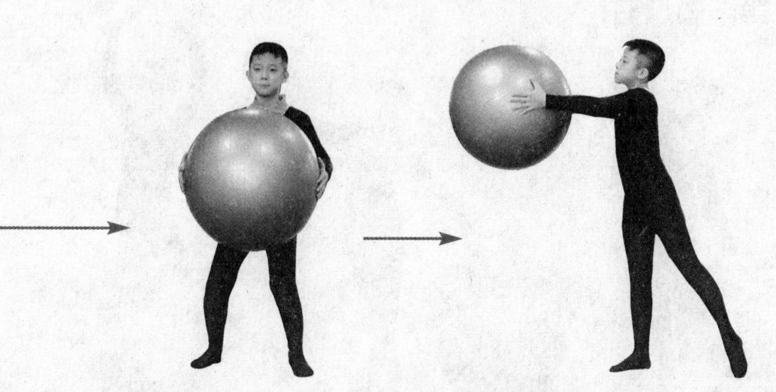

擺，重心再右移，雙手持球右擺。兩拍一動。

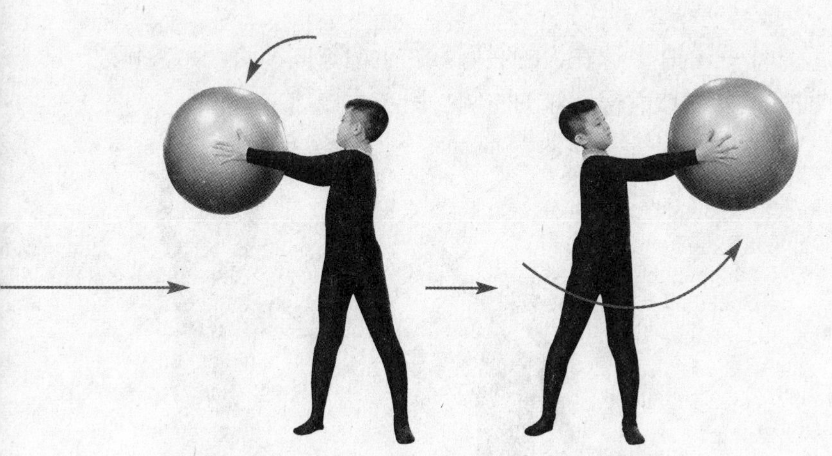

第三～四個拍重複第一～二個八拍的動作。

鍛鍊功效： 由持球的擺動、繞動活動手臂，鍛鍊肩關節並伸展全身。

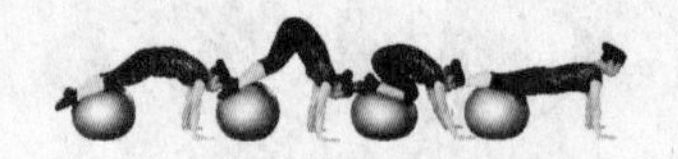

三、滾球跑動

第一個八拍:

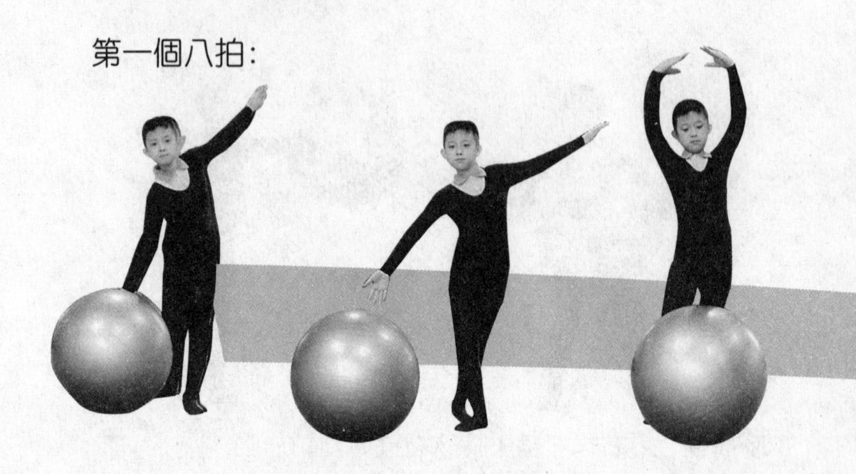

1— 4 拍　球在人的右側，右手撥球向前滾動，人隨之前跑，並從球前繞到球的右側，用左手停球。

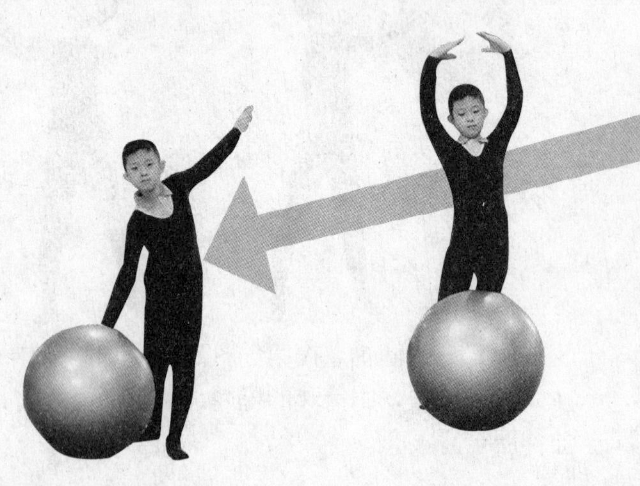

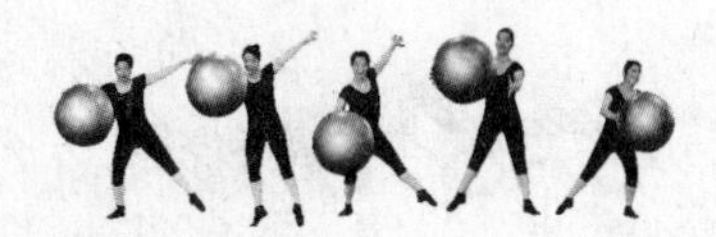

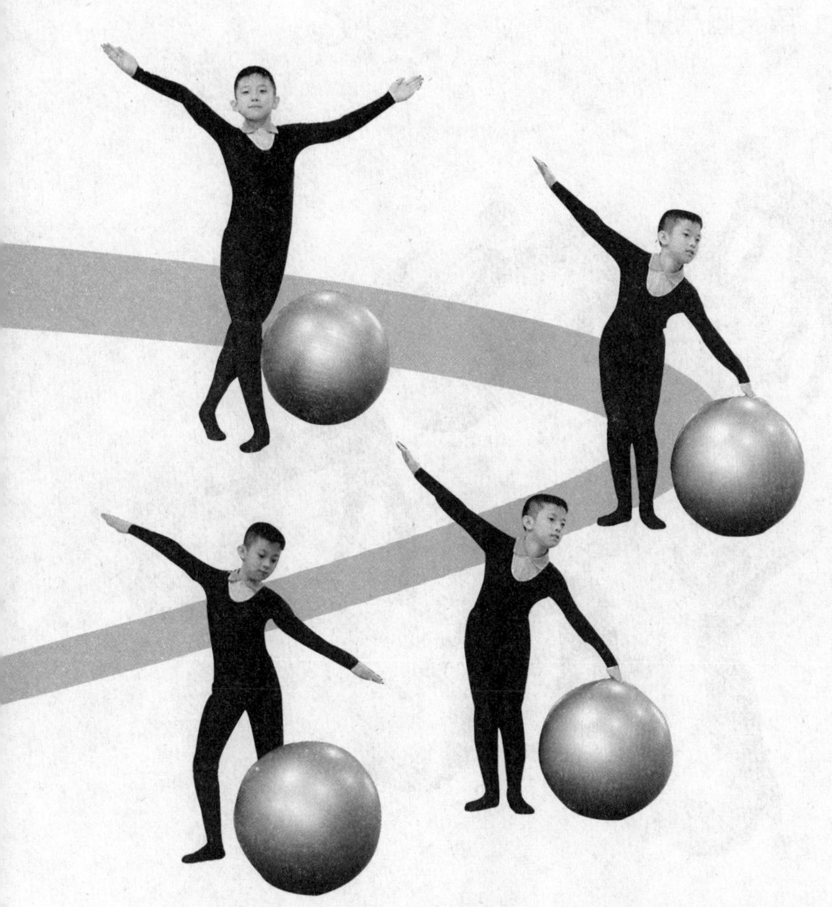

5－8 拍　用左手向後撥球，人從球後繞到球至身體右側並用右手停球。

第二個八拍：同第一個八拍。

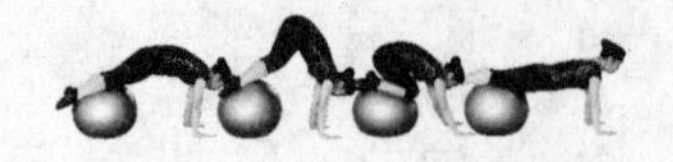

四、繞球跳動

第一個八拍：

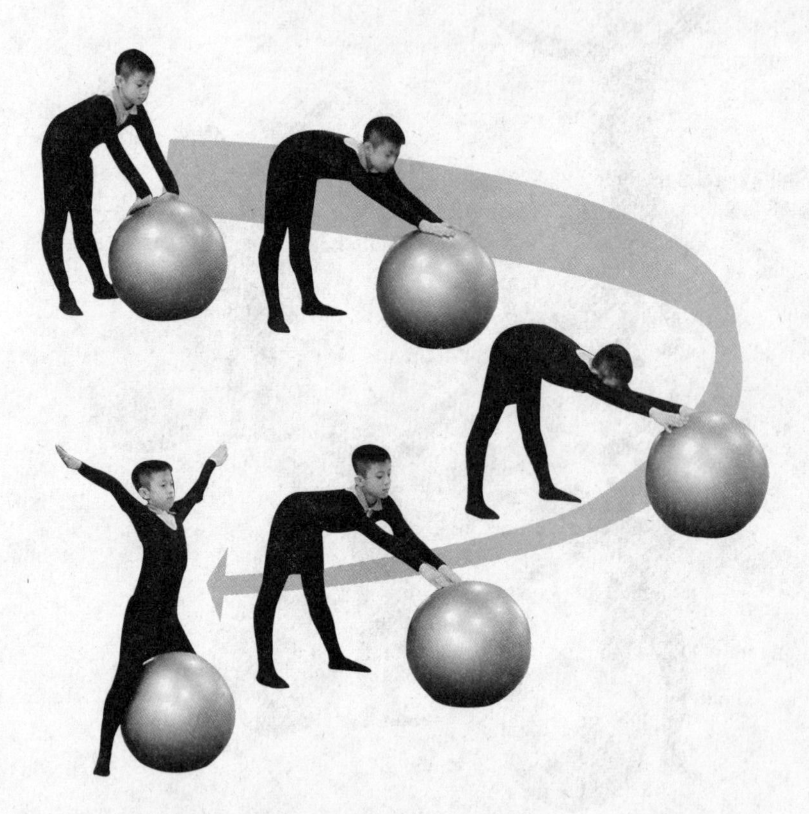

1—4 拍　兩腿分開立於球後，雙手指向前撥球，之後雙手隨之前伸扶球壓肩。

5—8 拍　雙手將球撥回，當球滾至腿前時用腿夾住球。

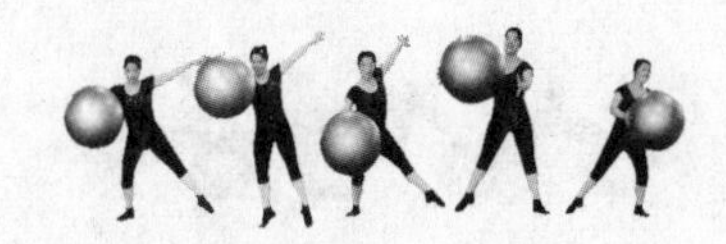

第二個八拍：

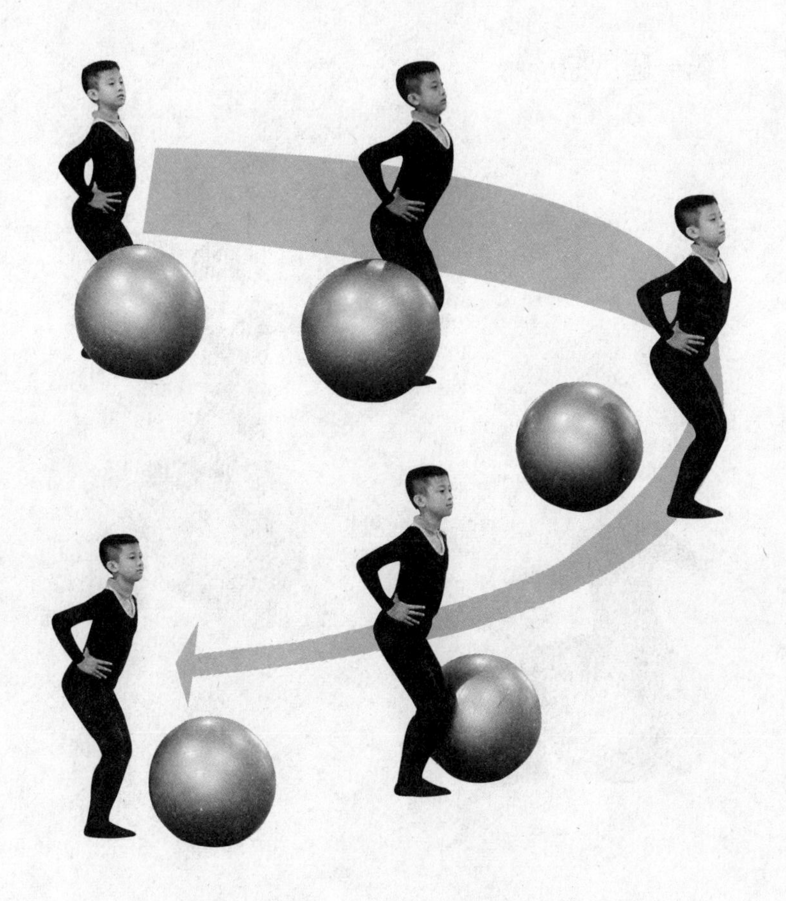

1－4 拍　由球後經球的左側跳到球前。

5－8 拍　再由球前經球的右側跳到球後。

第三～四個八拍重複第一～二個八拍的動作。

鍛鍊功效： 鍛鍊人體的協調性及彈跳能力。

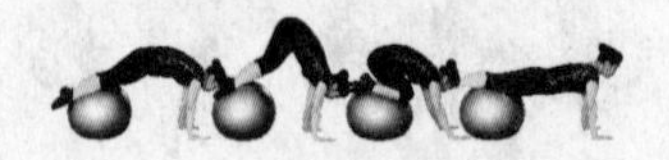

五、坐球轉動

第一個八拍:

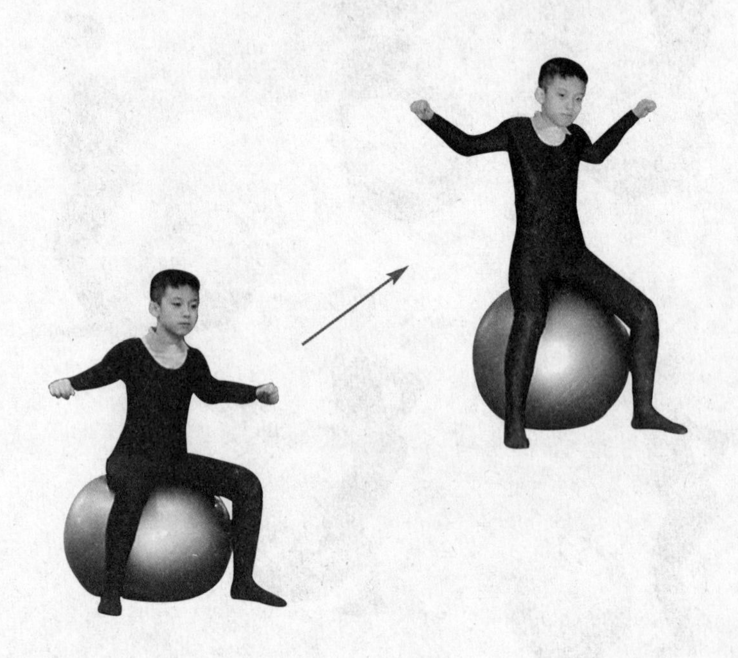

雙腿分開坐於球上，隨著球的彈性顫動，兩手隨之前後擺動。

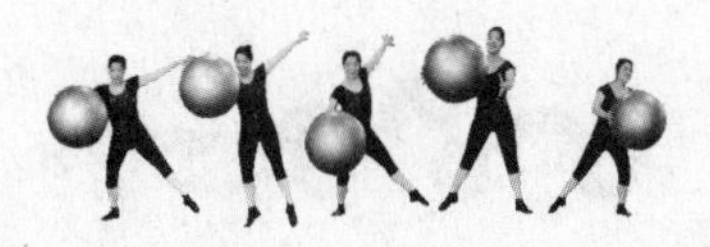

第二個八拍：

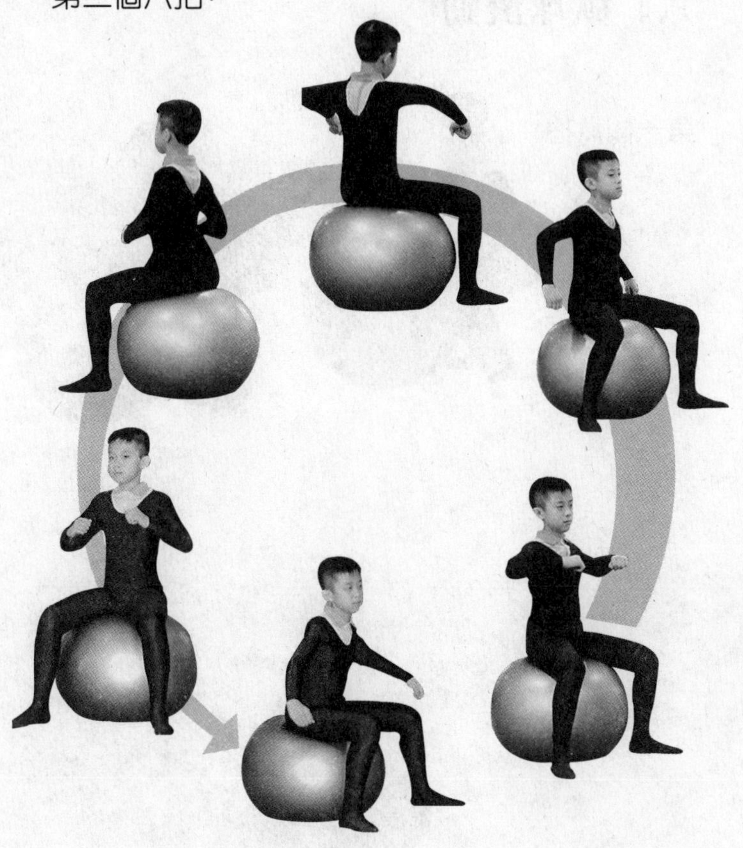

在坐球顫動的基礎上向左轉動一周，一拍一動，用八拍轉完 360° 。

第三～四個八拍同第一～二個八拍，但向右轉動。最後一拍，人站起把球放在體前。

鍛鍊功效：使人體的脊柱得以活動，由坐球轉動鍛鍊人體的前庭器官功能。

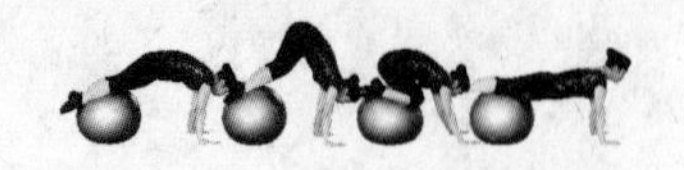

六、臥球滾動

第一個八拍：

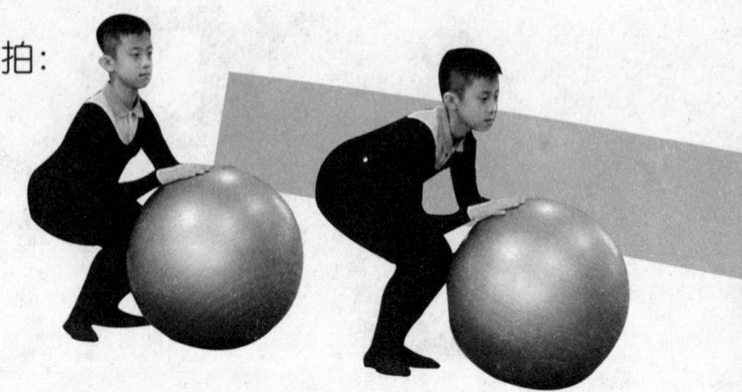

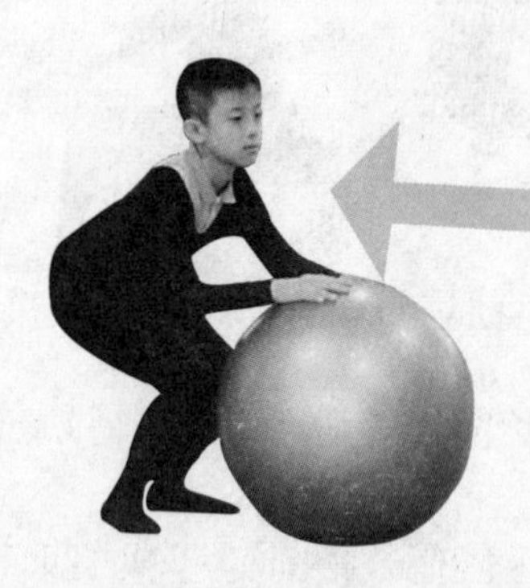

1—4 拍　蹲在球後，雙手扶在球上。上體向前傾，手越過球體向前扶地，球在腹下隨之向前滾動，腿蹬離地面伸直，成人體在球上的俯撐動作。

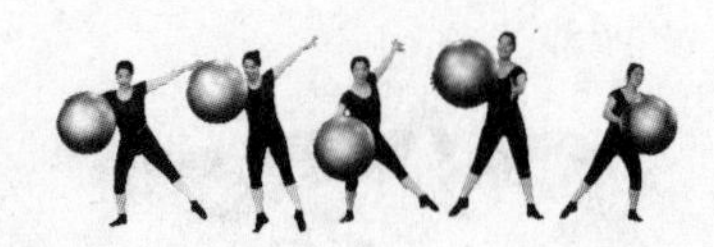

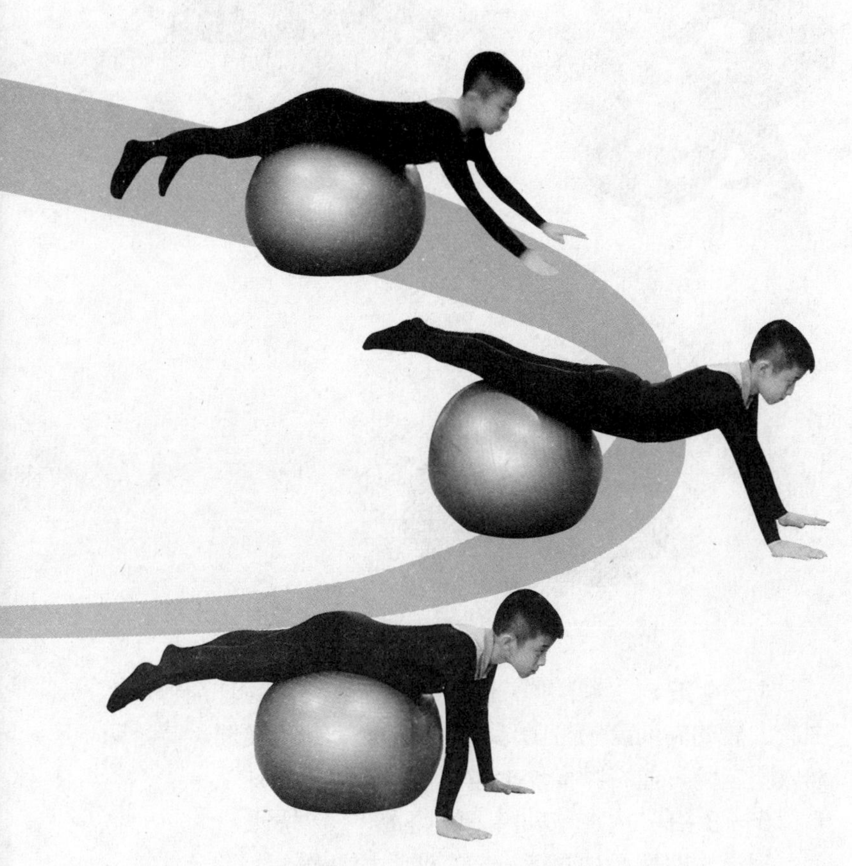

5—8 拍　肩向後拉，身體向後用力，球隨之後滾，腳落地回到開始姿勢。

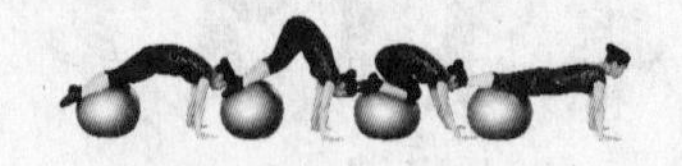

第二個八拍：

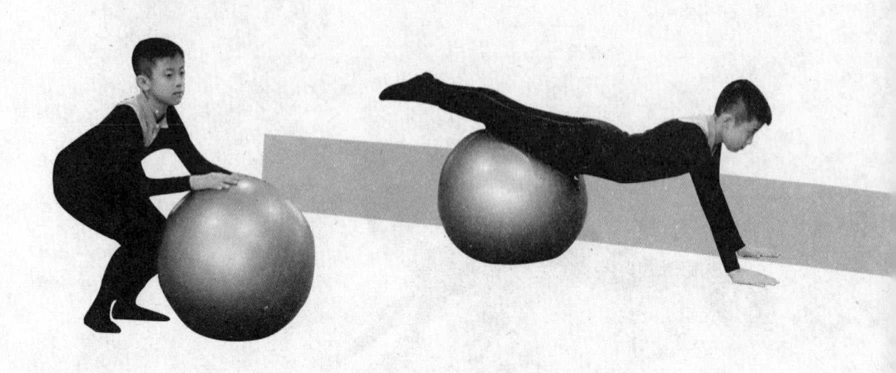

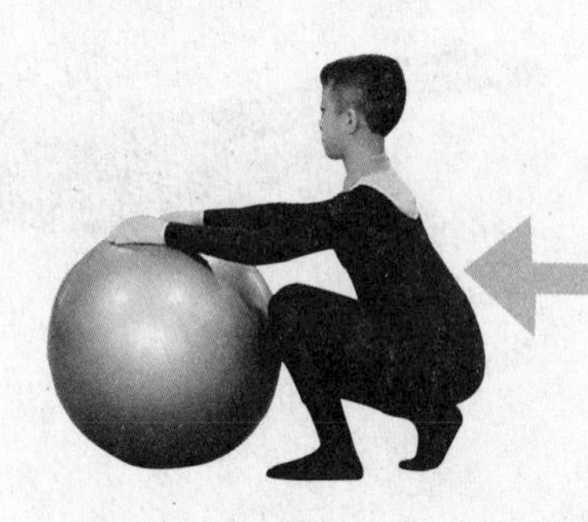

1－4 拍　上體前傾，腳用力蹬地，手越過球前撐地，由於人體的向前運動帶動球向前滾動，當腿部接觸球時，順勢收腿屈膝，並將腳從球上越過後落地，坐在球上。

5－8 拍　人在球前蹲下轉體 180° 後扶球。

第三～四個八拍同第一～二個八拍動作。

鍛鍊功效：主要是透過脊柱由彎曲到伸展的變化，伸展脊柱及鍛鍊背部肌肉。

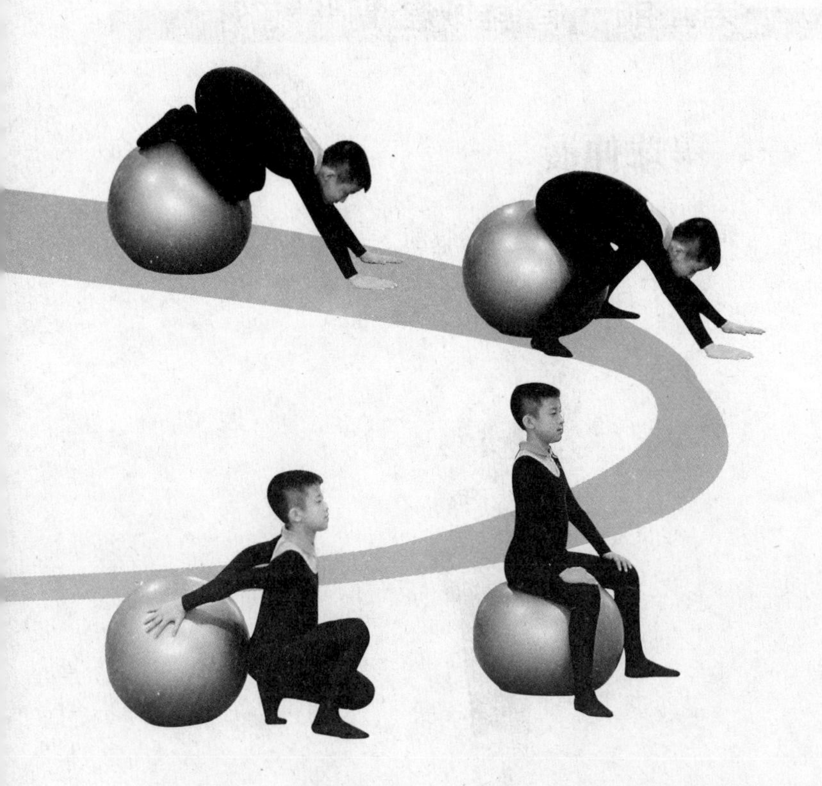

提示：本套動作是根據少兒生理、心理特點創編的。由於少兒活潑、好動，所以，建議伴奏音樂的旋律應歡快、活潑，如《鈴兒響叮噹》等2／4拍樂曲。這套動作注重發展少兒的靈敏、協調能力和柔韌性。少兒時期正是生長發育期，養成良好的姿勢非常重要，而上課時長時間坐在椅子上，腰、背部容易疲勞，本練習可以活動腰、背，解除疲勞，使脊柱得到鍛鍊，有助於良好姿勢的形成。

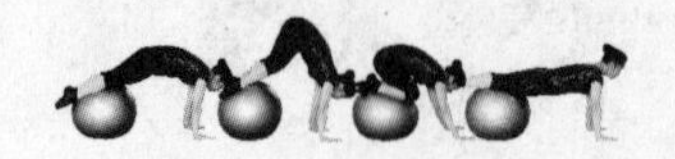

第二節　青年成套動作範例

一、舉球伸展

預備姿勢：雙手抱球於腹前。

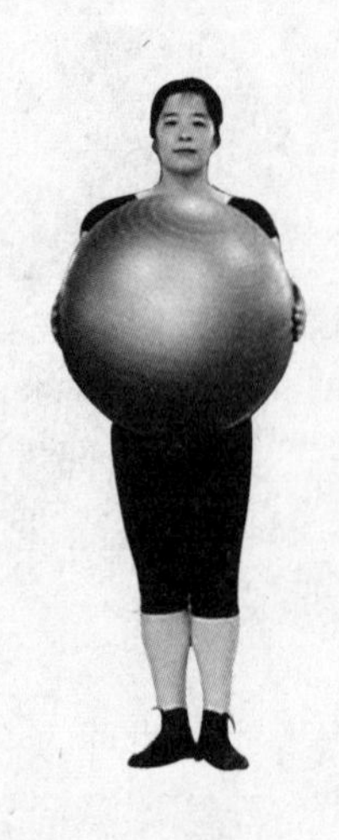

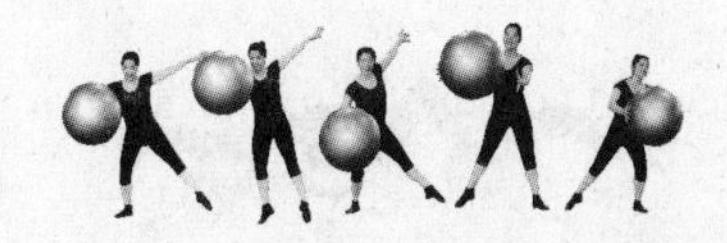

第一個八拍:

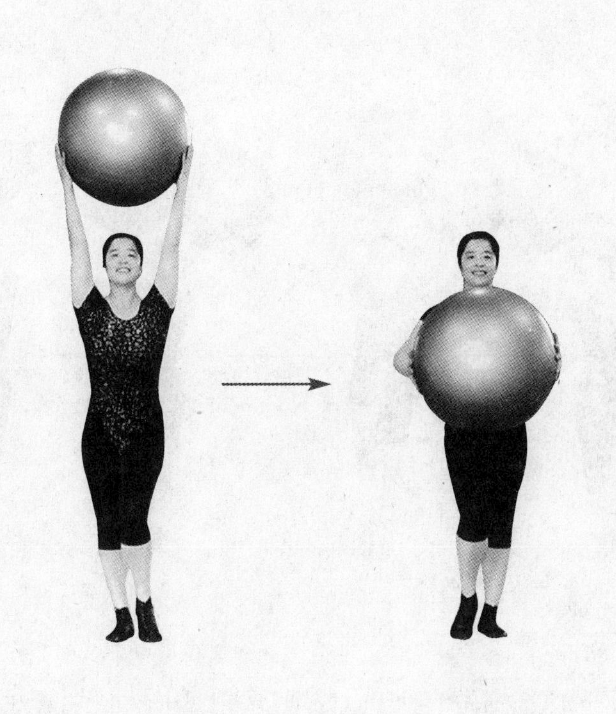

腳下做滾動步，雙手持球上舉、落下，一拍一動。

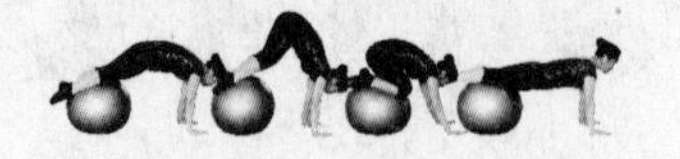

第二個八拍：

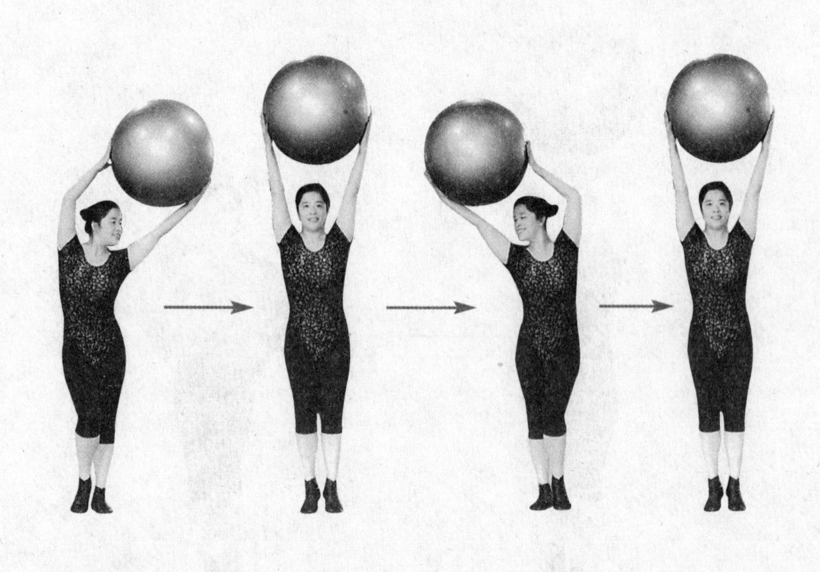

腳下繼續做滾動步，雙手持球上舉向左、右撥球。一拍一動。第八拍時持球置於腹前。

第三～四個八拍重複第一～二個八拍的動作。

鍛鍊功效：由持球舉起、落下伸展身體。

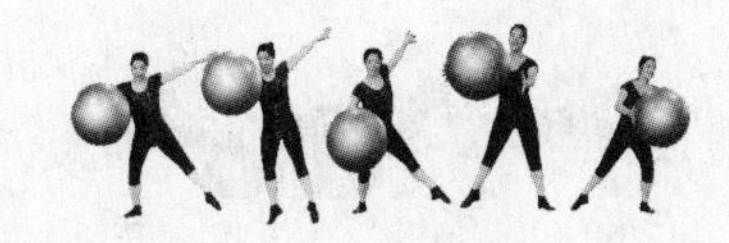

二、持球擺動

第一個八拍：

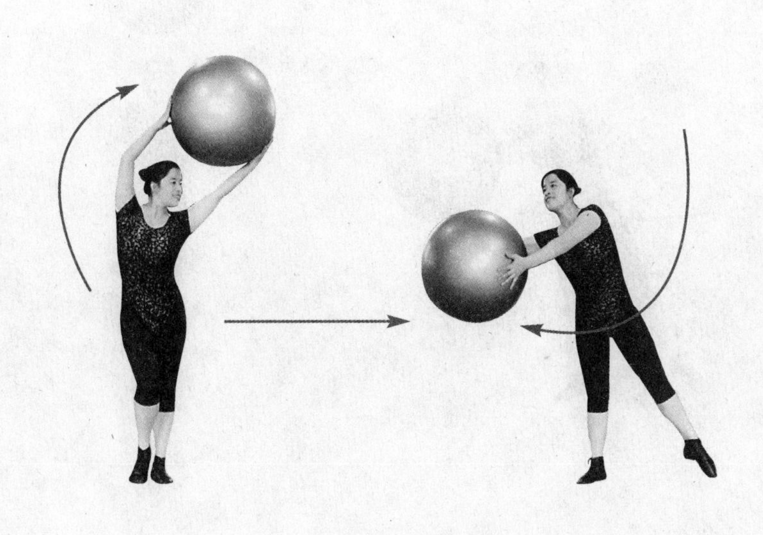

1— 4 拍　雙手持球經右、上向左斜上擺，重心隨之移至左腿。之後，雙手持球再右斜下擺，右腳向側一步，重心隨之右移，左腳側點地，兩拍一動。

5— 8 拍　重複一遍 1— 4 動作。

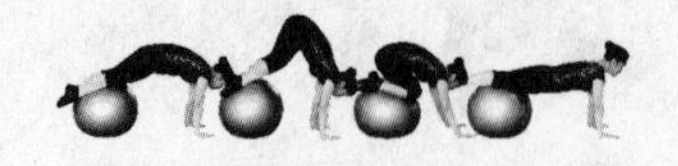

第二個八拍：

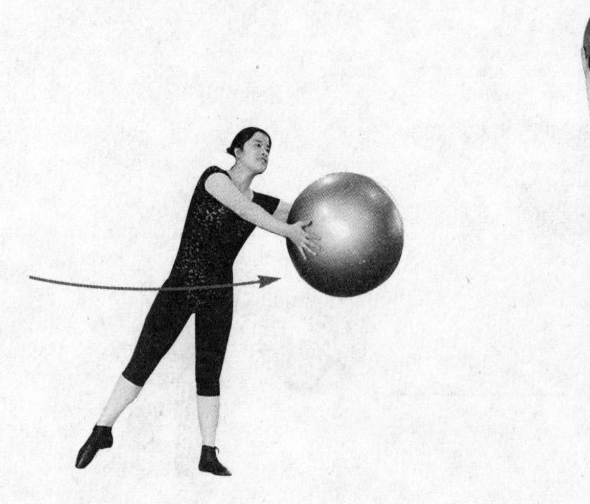

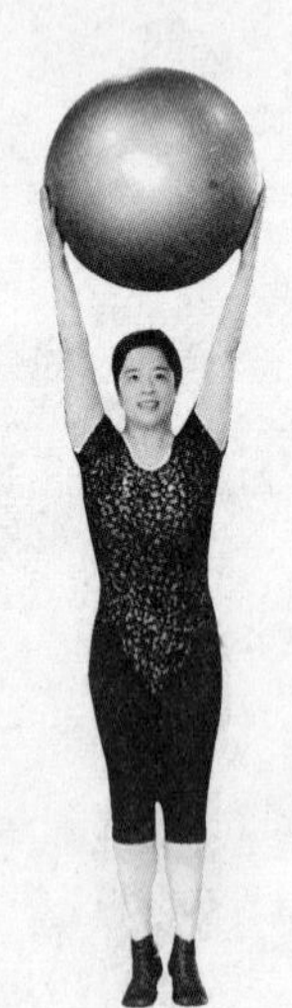

1－4 拍　左腳起步向左併步，即左邁→右併→左邁→右停，雙手持球隨之由下向左繞環至側舉。

5－8 拍　與 1－ 4 拍動作相同，方向相反。

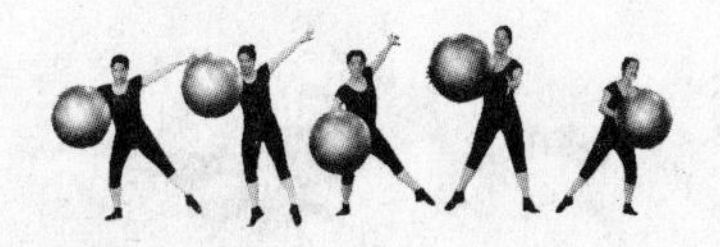

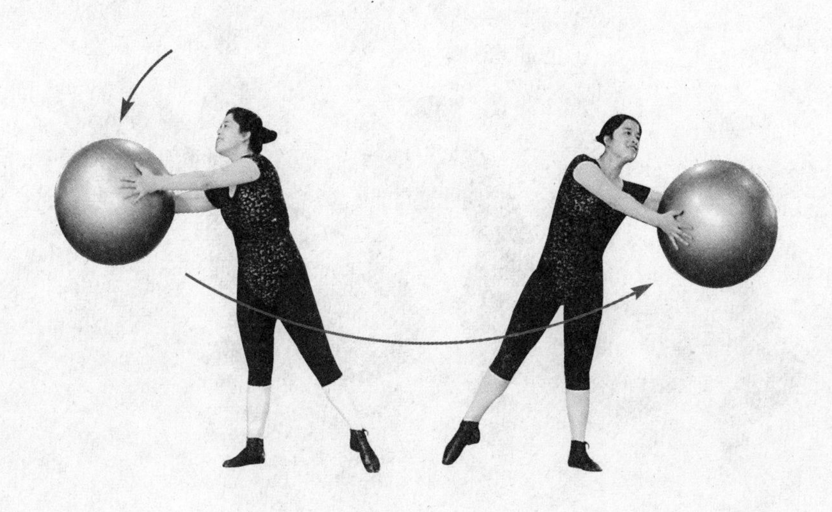

第三個八拍：同第一個八拍，但方向相反。

第四個八拍：同第二個八拍。

鍛鍊功效：由持球的擺動繞環加大身體的活動範圍。

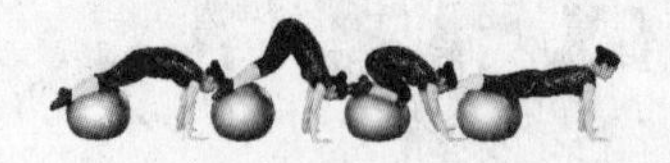

三、變換拍球

第一個八拍：

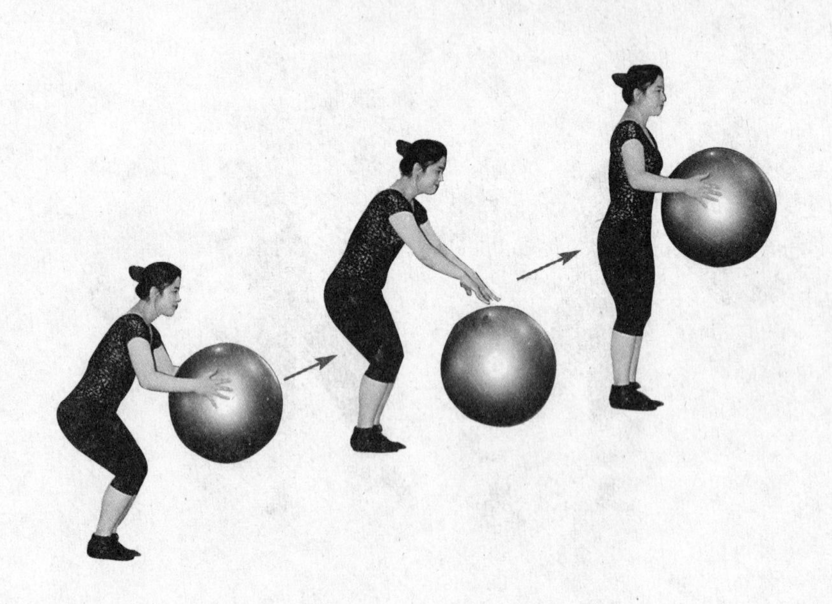

1－4 拍　雙手拍球，半拍一次，拍三次接一下球。再重複一遍。

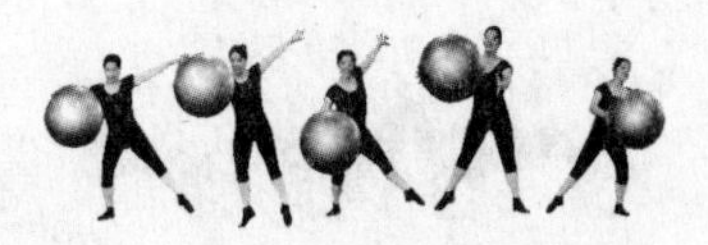

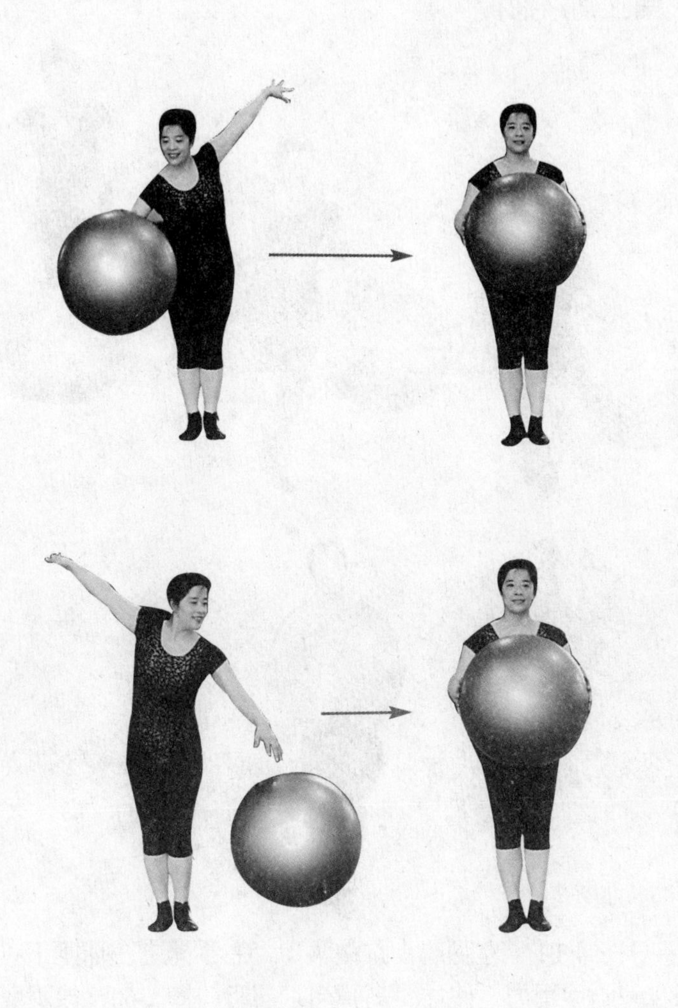

5— 8 拍　右手拍球，左臂側舉，半拍一次拍三次雙手接一下球。之後再換左手拍球、接球。

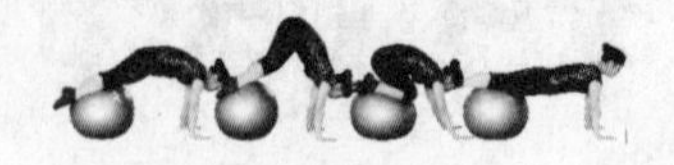

第二個八拍：

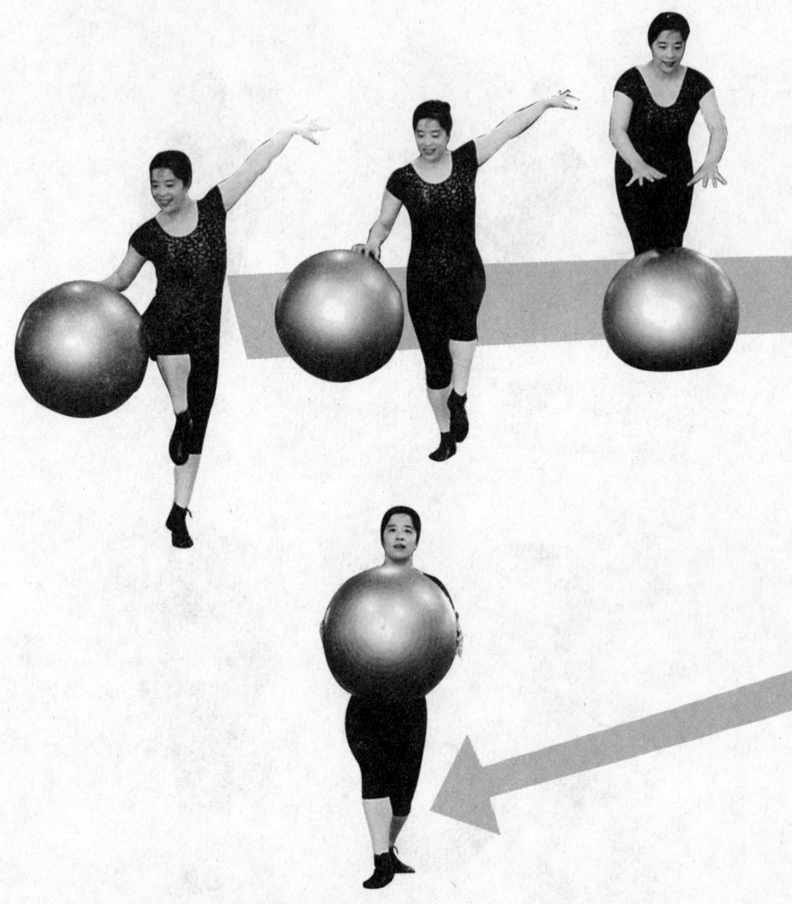

1－4 拍　左腳起步跑跳兩步，右手隨之拍球兩下，第三次時兩手用力，使球高高彈起，同時轉體 360° 後用雙手接球。

5－8 拍　與 1－4 拍動作相同，但換左手拍球，轉體方向相反。

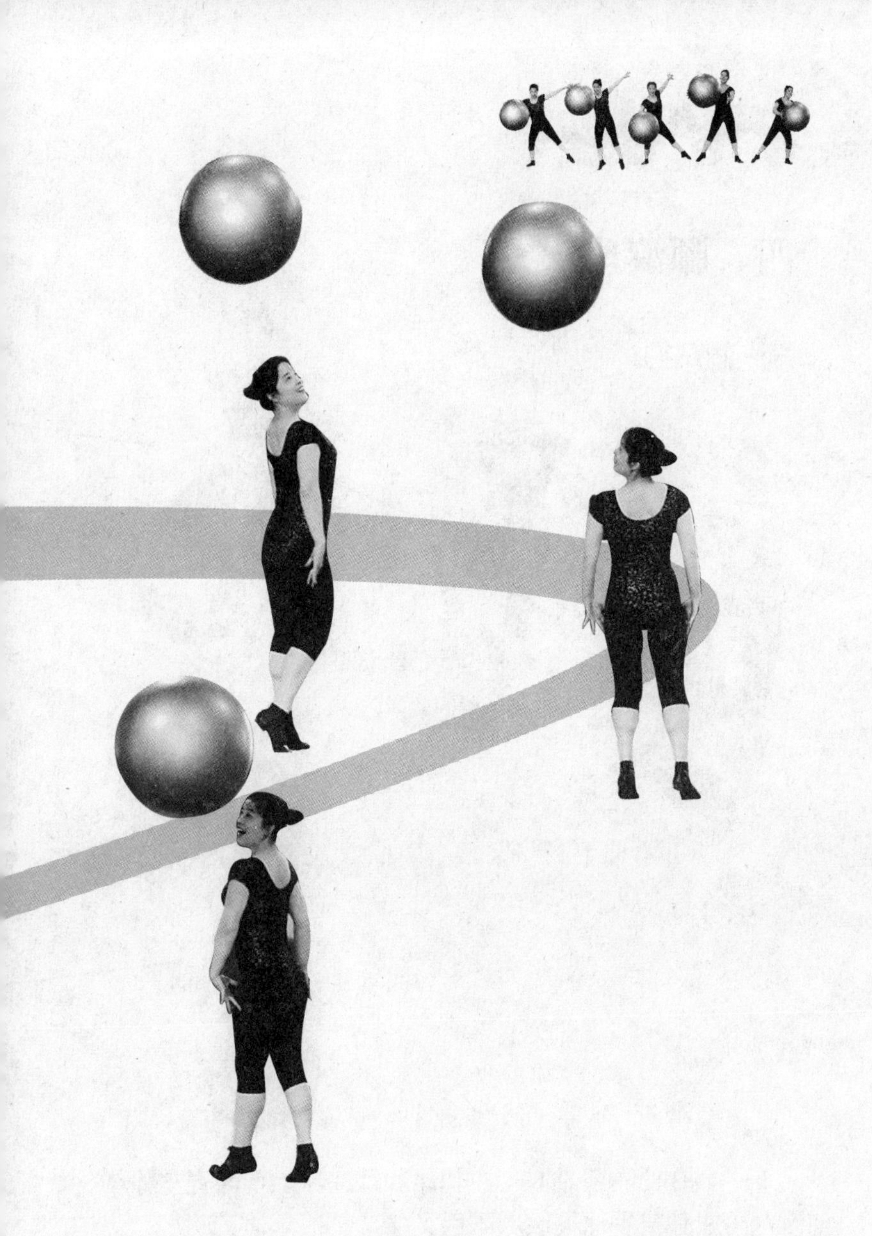

第三～四個八拍重複第一～二個八拍的動作。

鍛鍊功效： 由變換不同的拍球動作，鍛鍊手臂及身體的靈活性。

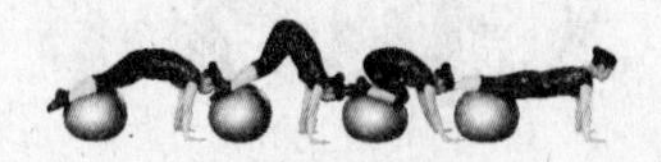

四、腳滾球

第一個八拍：

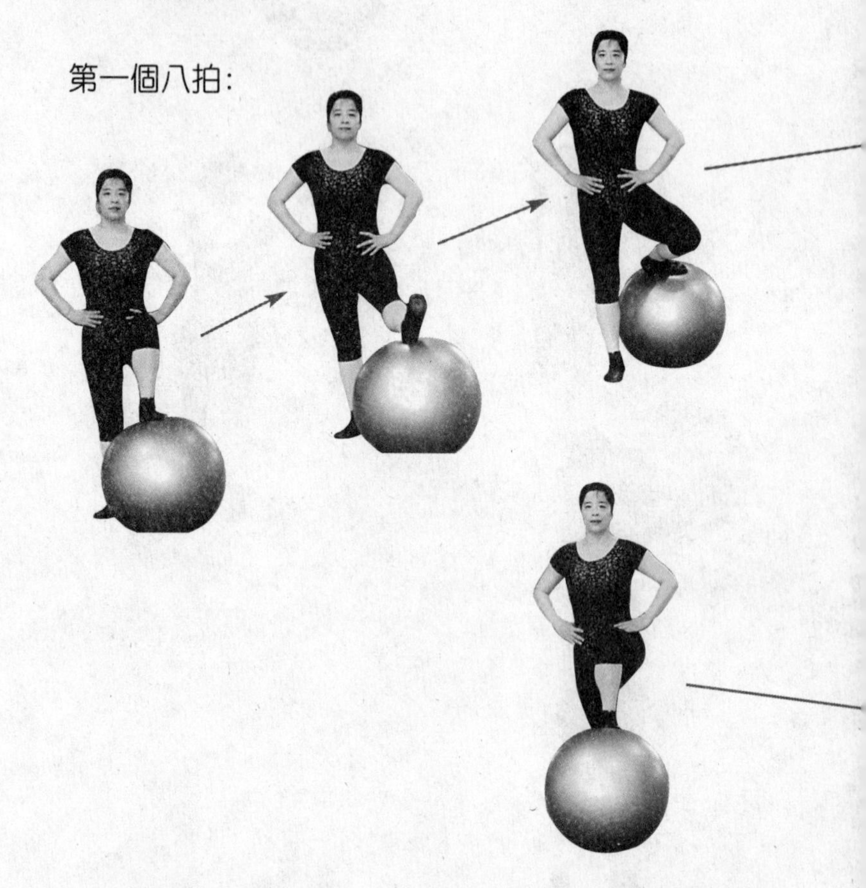

1－4 拍　右腿站立，左腿屈膝踩在球上，伸直左膝球前滾，再屈膝帶動球後滾。兩手叉腰，一拍一動。

5－8 拍　左腿同上，只是支撐腿隨著球前滾而屈膝，隨著球的滾回而伸直。支撐腿屈膝時兩臂側伸，伸直時兩臂收回。

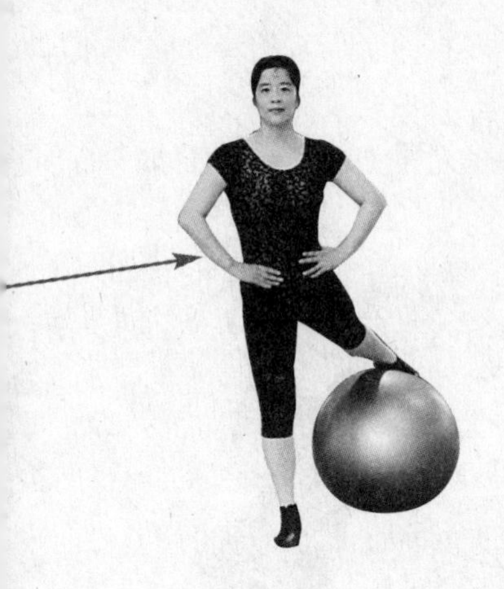

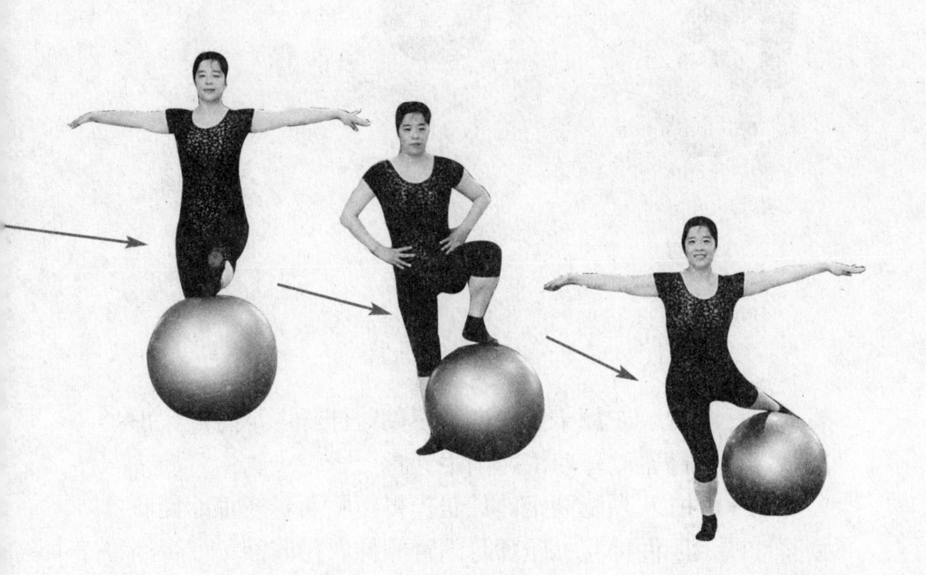

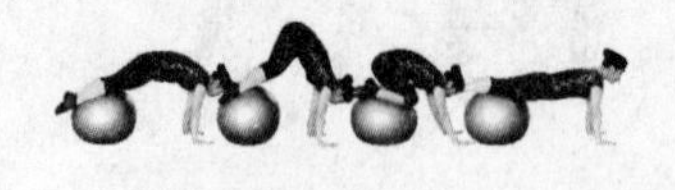

第二個八拍：

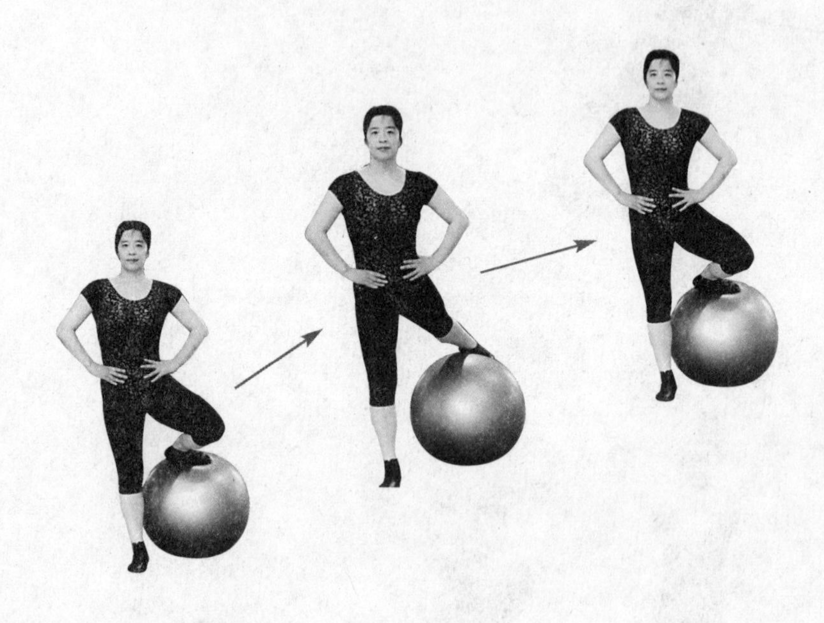

1－4 拍　左腳帶動球向後滾動並伸膝，球隨之後滾，之後，再屈膝帶動球前滾，兩手叉腰。一拍一動。

5－8 拍　左腿同上，只是支撐腿隨著球後滾而屈膝，隨著球的滾回而伸直。屈膝時兩臂側伸，再收回。

其他同上。

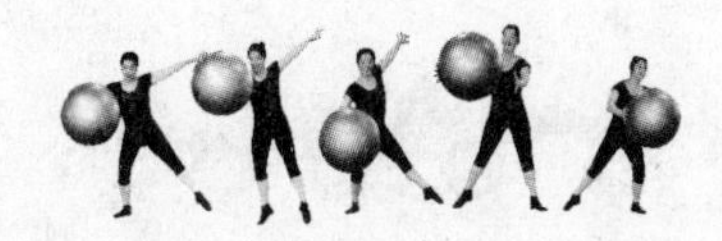

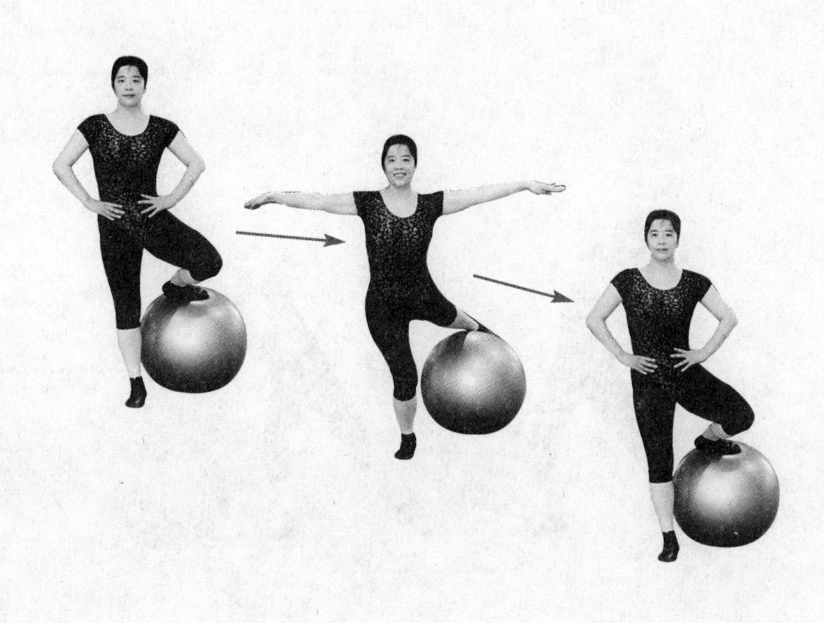

第三～四個八拍動作重複第一～二個八拍的動作，只是用另一條腿完成，最後一拍腳落下。

鍛鍊功效： 鍛鍊腿部肌力及平衡、協調能力。

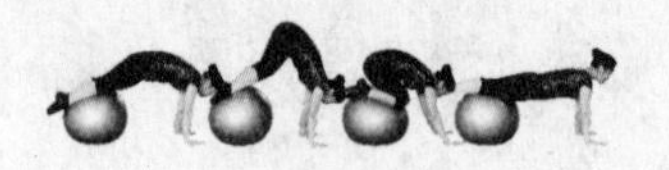

五、混合滾球

第一個八拍:

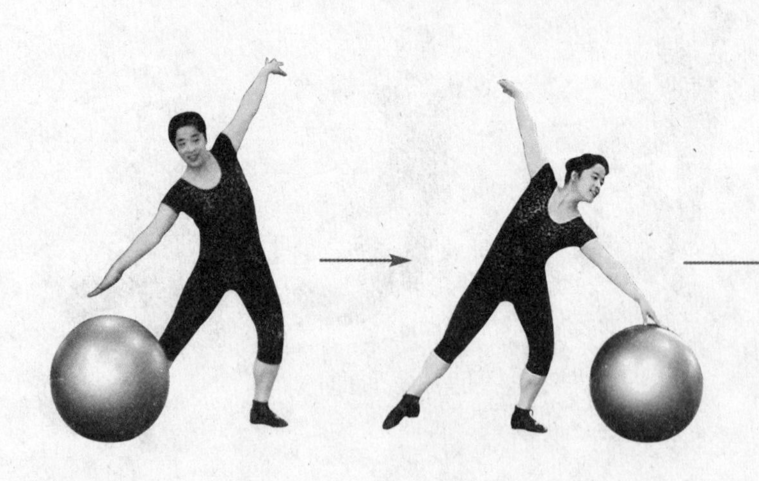

1—6 拍　右手向左撥球，左手停球，同時，身體重心也向左移，成左側弓步。之後，再向右撥球一次。

兩拍一次，即右撥→左撥→右撥共 3 次。

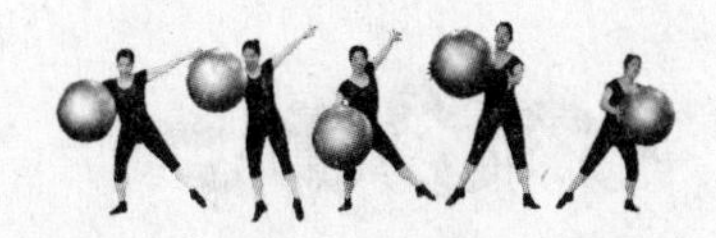

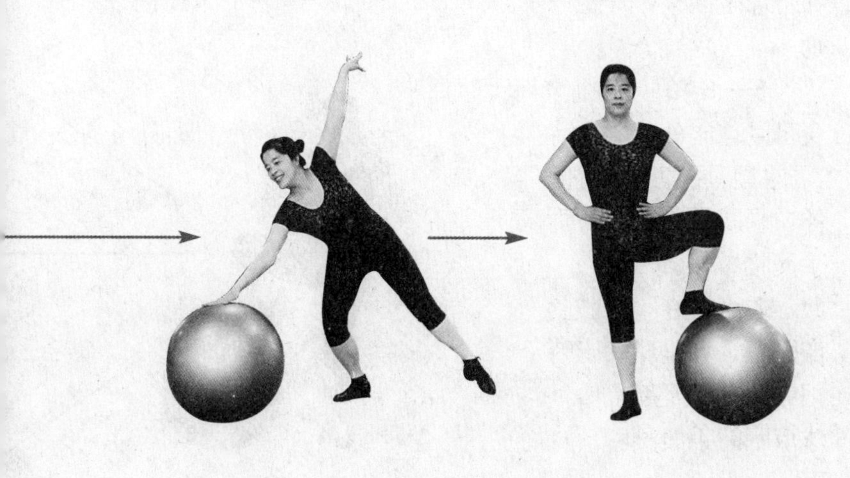

7—8 拍　左腳抬起屈膝，左腳踩在球上，膝外開，右腿支撐，兩手叉腰。

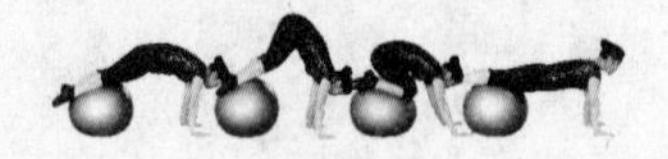

第二個八拍：

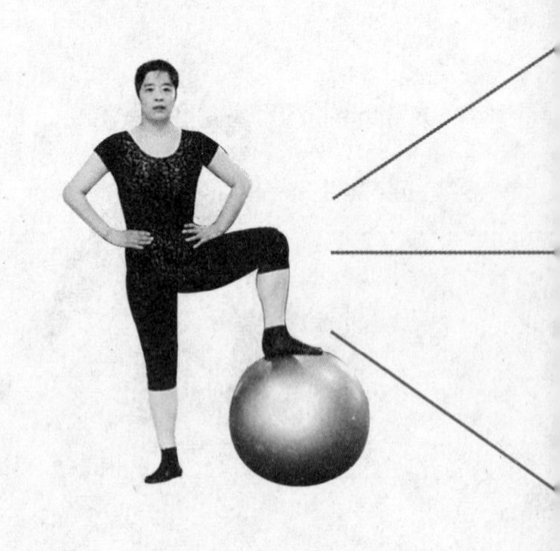

1－4 拍　左腿伸直帶動球向側滾，再屈膝帶球滾回來，一拍一動。

5－6 拍　右腿伸直帶動球向外滾的同時，支撐腿屈膝，兩臂側伸，屈膝帶球回滾時兩手叉腰。

7－8 拍　下肢動作同上，只是球滾出時兩臂經交叉至斜上舉，球滾回時手叉腰腳落下。

第三～四個八拍與第一～二個八拍的動作相同，方向相反。

鍛鍊功效：由手腳的共同參與鍛鍊，活動四肢及全身。

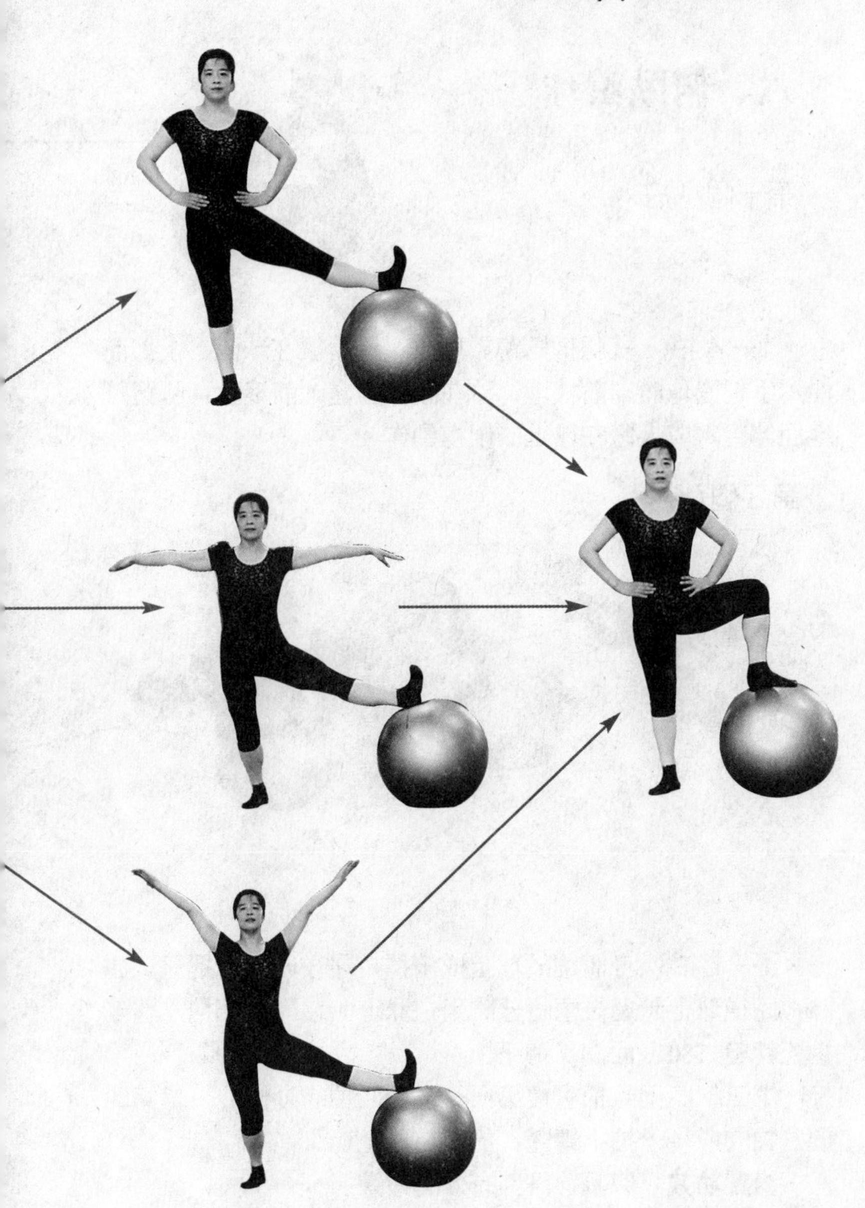

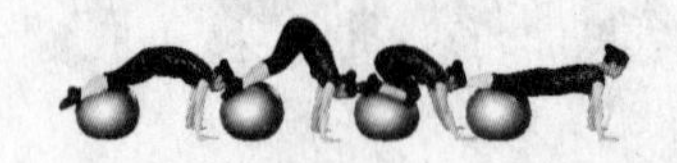

六、俯臥滾球

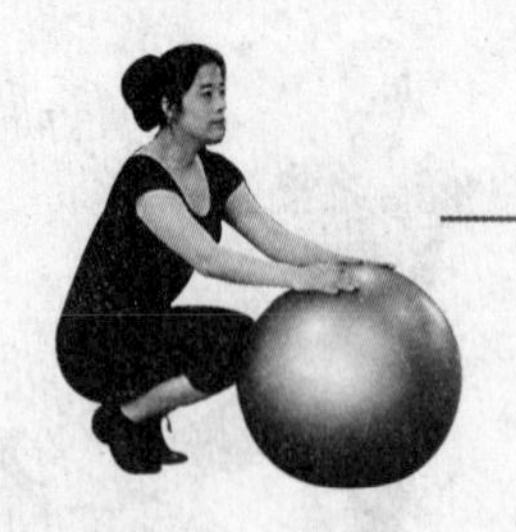

第一個八拍:

1—4 拍 雙腿併攏蹲於球後，雙手放在球上。上體前傾，手越過球體向前扶地，球在腹下隨之向前滾動，腿蹬離地面伸直，成人體在球上的俯撐動作。

第二個八拍:

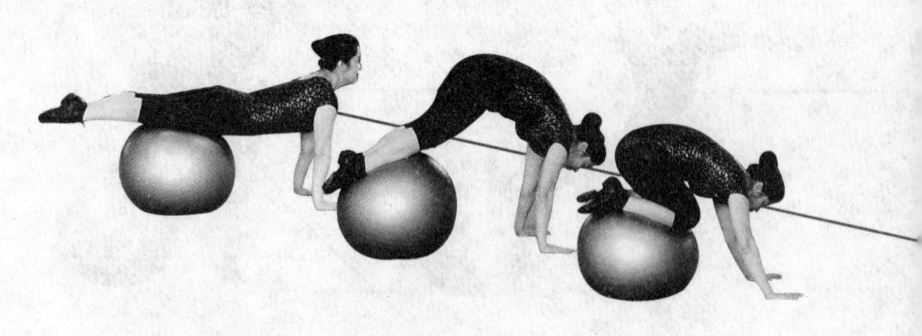

1—7 拍 身體躍於球上成俯撐，之後收腹、提臀、屈膝，腳從球上越過後兩腿分開坐在球上。在最後一拍，臀部抬起轉體 180°，面向球蹲下。

第三～四個八拍重複第一～二個八拍的動作，只是第四個八拍的最後一拍不轉體，仍坐在球上。

鍛鍊功效：使軀幹得到有效的鍛鍊。

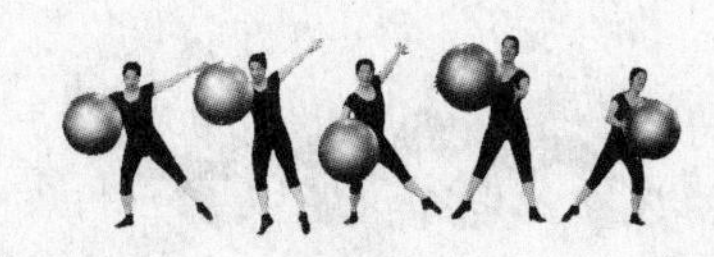

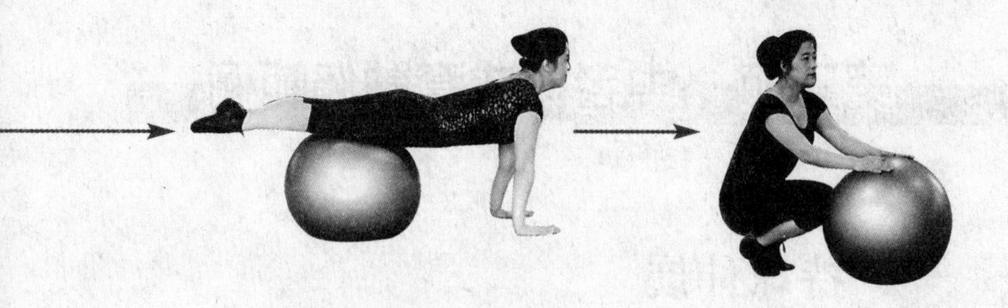

5－8 拍　身體後拉再返回到預備姿勢。

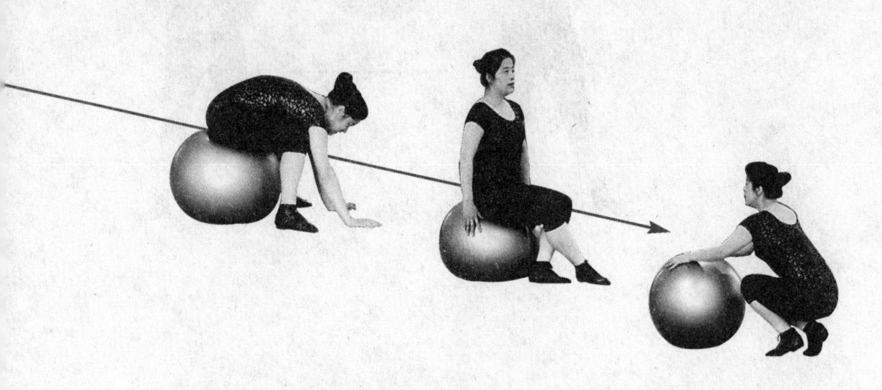

提示：本套動作是根據青年生理、心理特點編排的，動作特點是變化多、難度大、強度適中。建議伴奏音樂選擇節奏鮮明、速度較快的進行曲或迪斯可音樂。

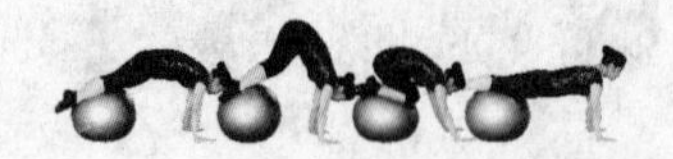

第三節　中老年成套動作範例

一、持球伸展

準備姿勢： 兩腳開立，兩手持球於腹前。

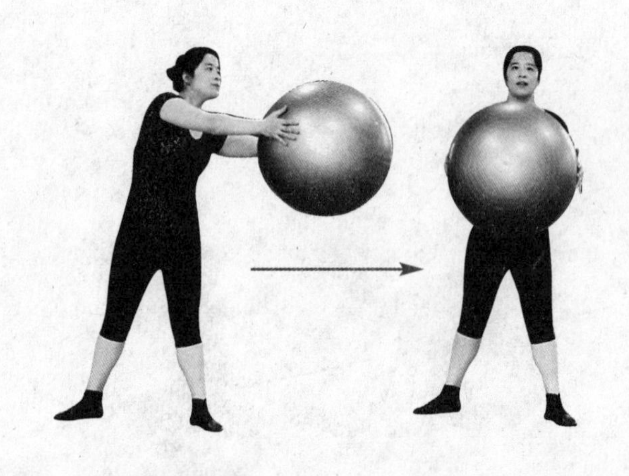

第一個八拍：

1—4 拍　兩手持球左側舉，之後收回腹前。兩拍一動。

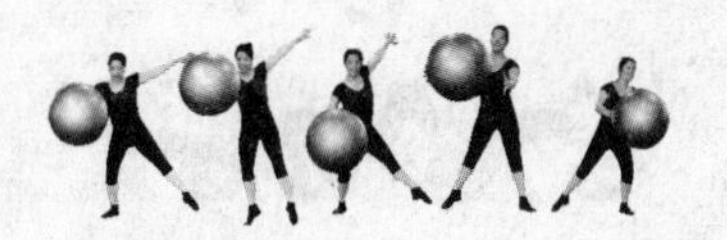

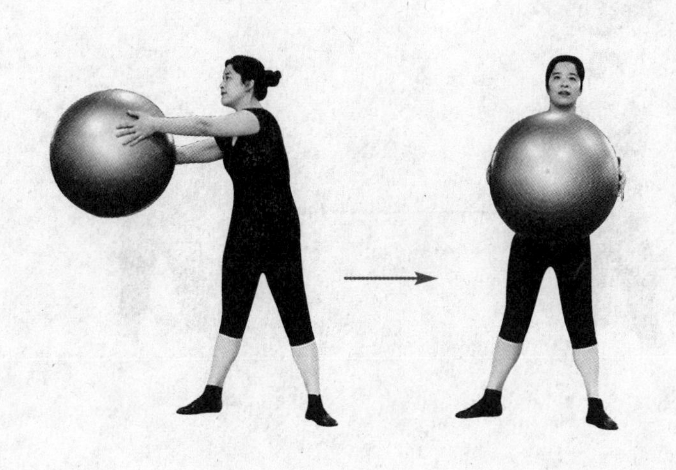

5－8 拍　兩手持球右側舉，之後收回腹前。兩拍一動。

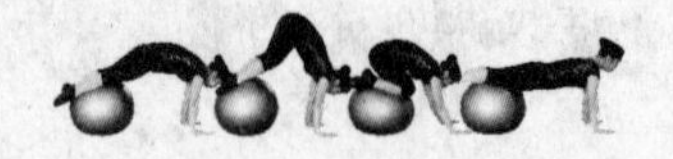

第二個八拍：

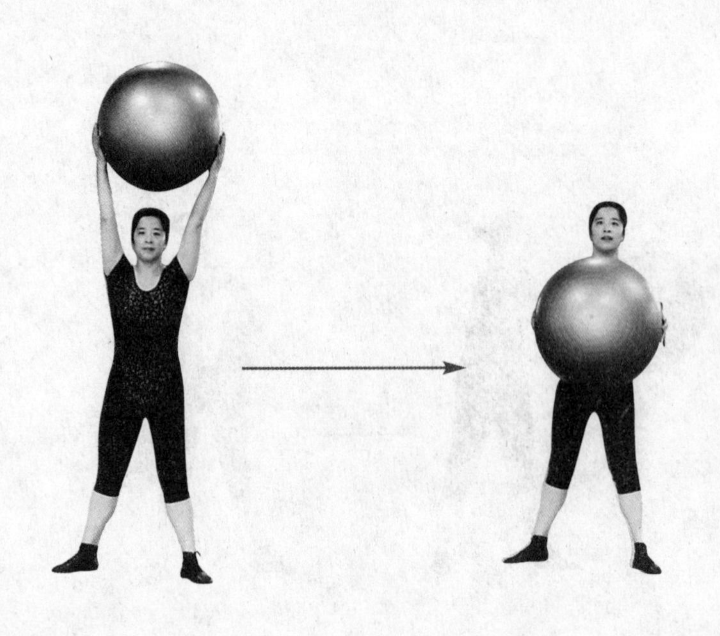

1—4拍　兩手持球上舉，之後再收回腹前，兩拍一動。

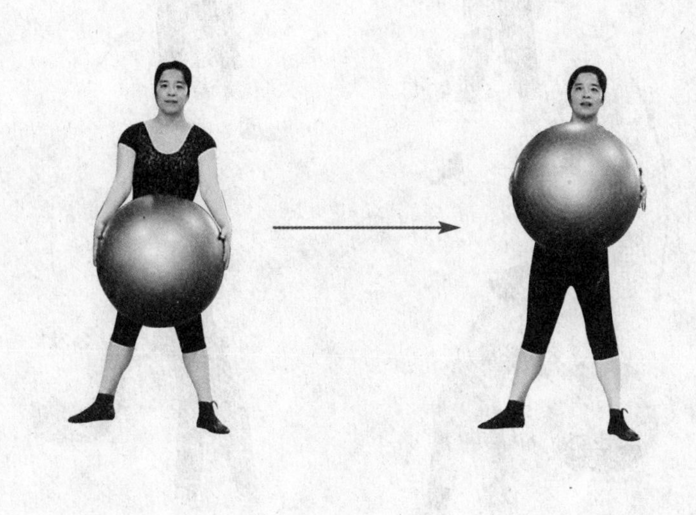

5—8 拍　兩手持球下舉，之後再收回腹前，兩拍一動。

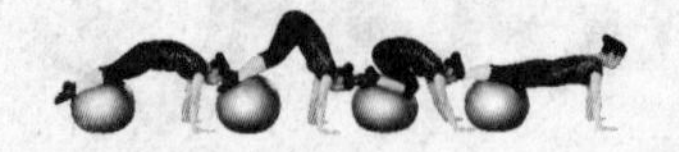

第三個八拍：

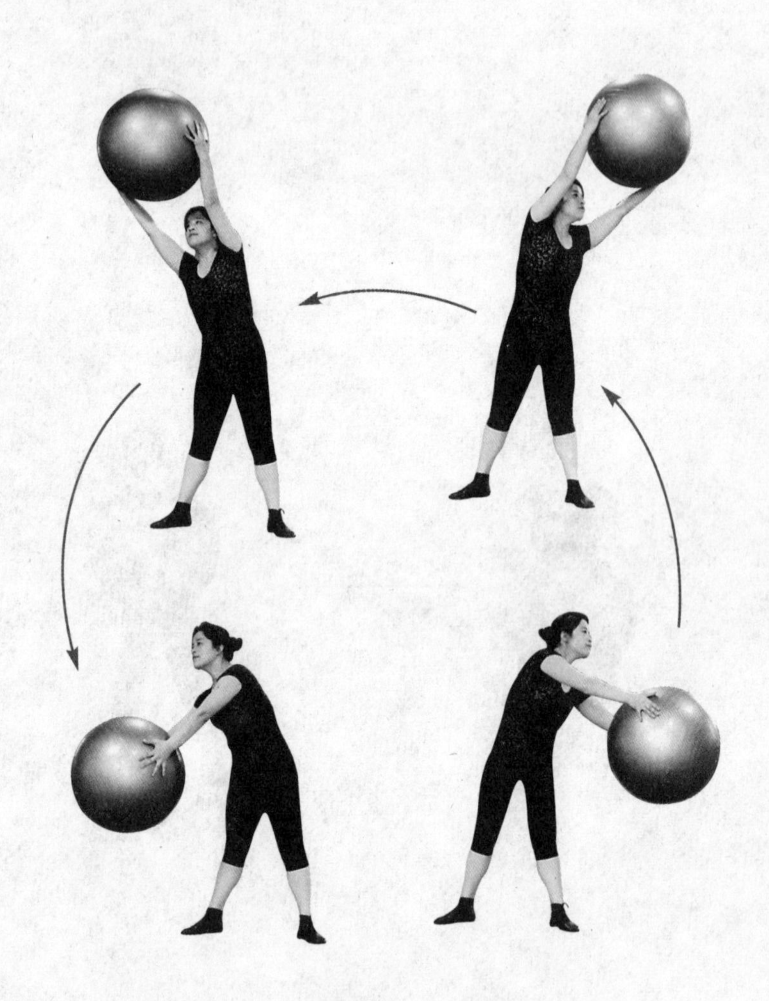

1—4 拍　兩手持球由左經上向右繞環一周。

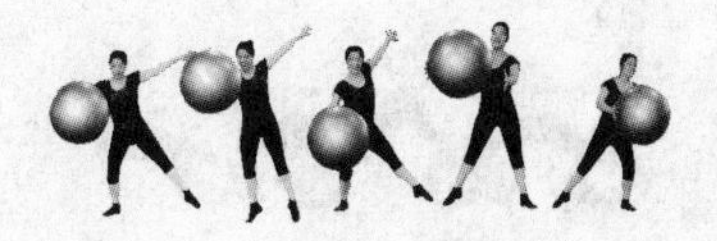

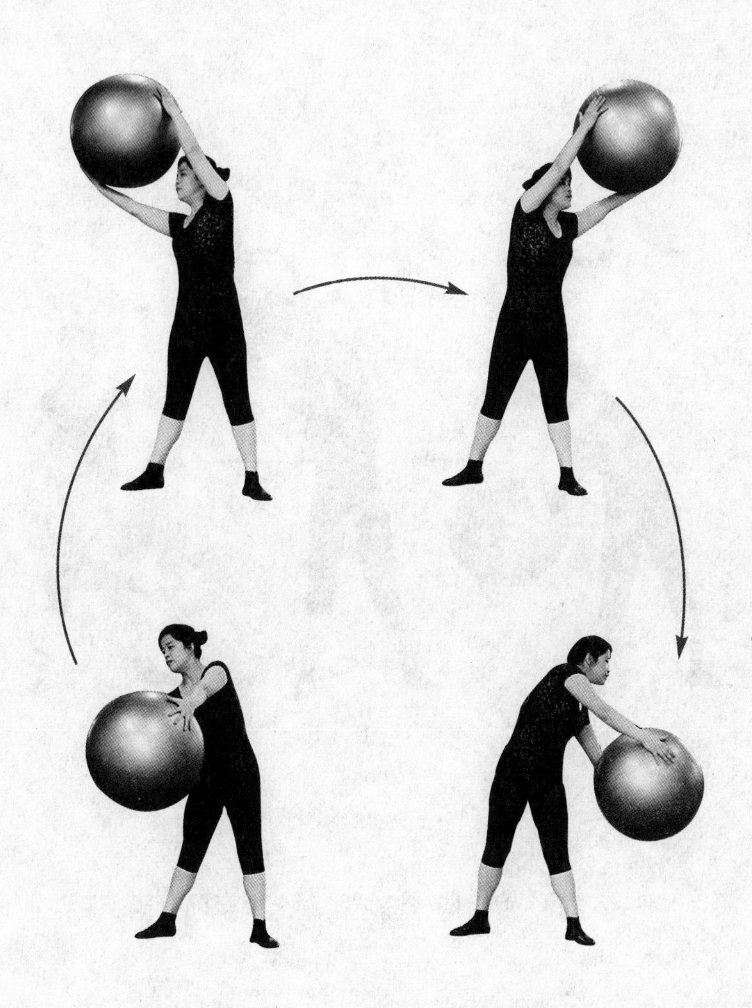

5— 8 拍　兩手持球由右經上向左繞環一周。

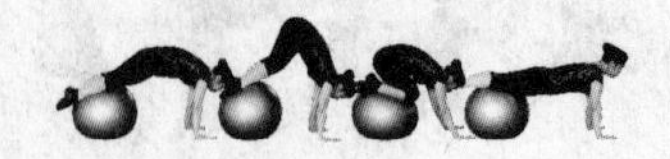

第四個八拍：

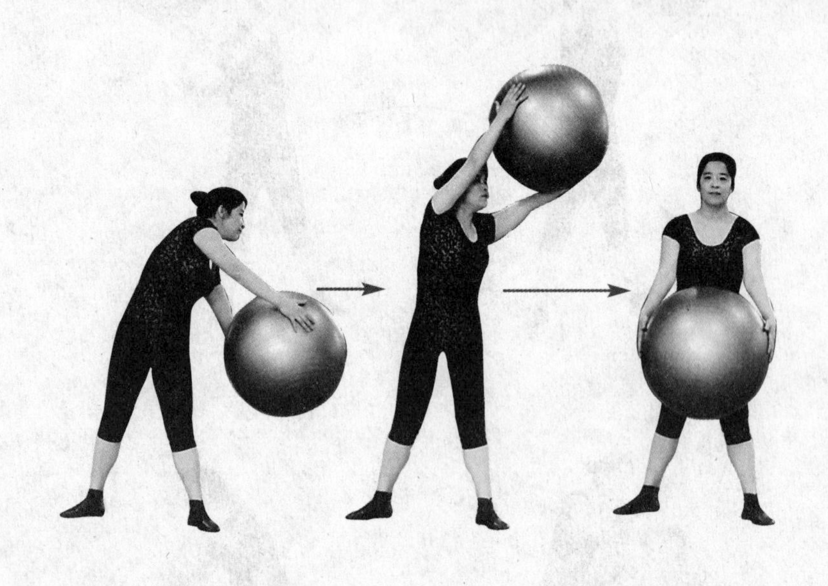

1－4 拍　兩手持球經左後向上繞至前，兩腿隨之屈伸一次。

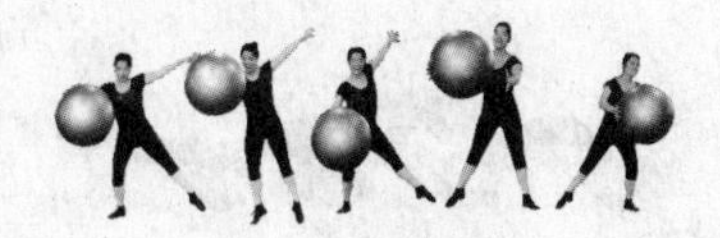

5— 8 拍　兩手持球經右後向上繞至前。兩腿隨之屈伸一次。

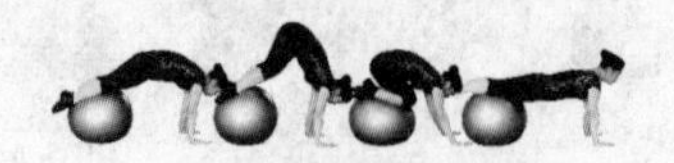

二、滾球伸展

第一個八拍:

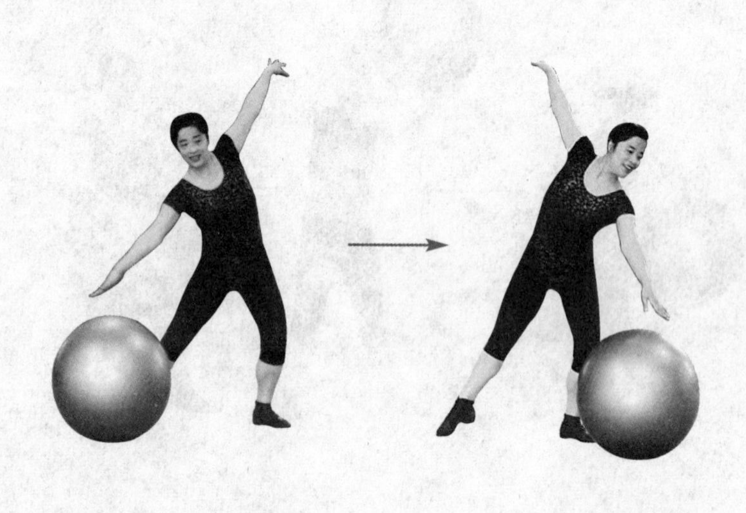

1—4 拍　兩手將球放至右側，右手撥球，使球從右側滾至左側，左手停球，重心隨之左移成左腿弓右腿直的側弓步。

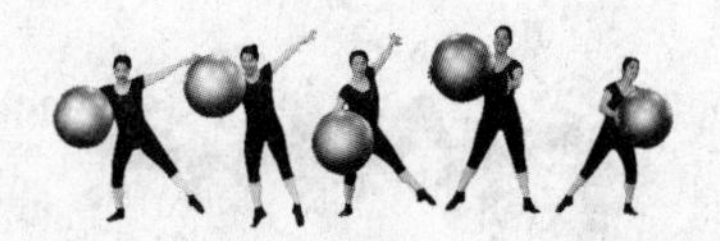

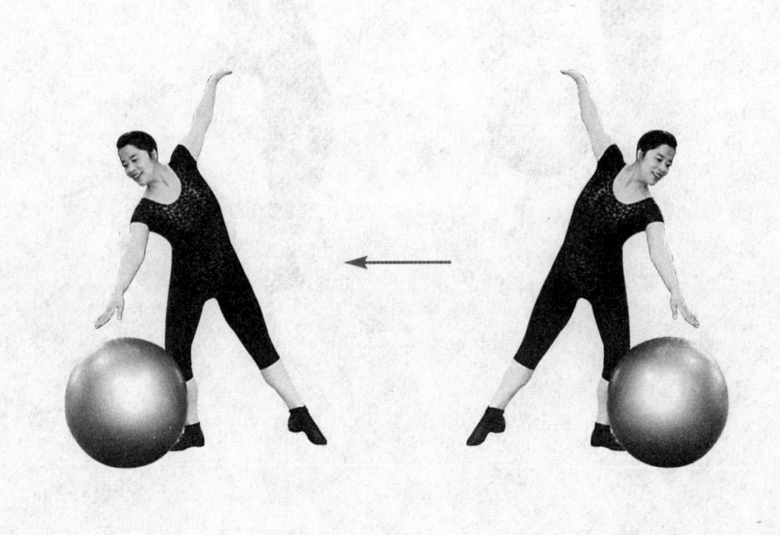

5－8 拍　左手撥球使球從左側滾至右側，右手停球，重心隨之右移成右腿弓左腿直的側弓步。

第二個八拍與第一個八拍動作相同。

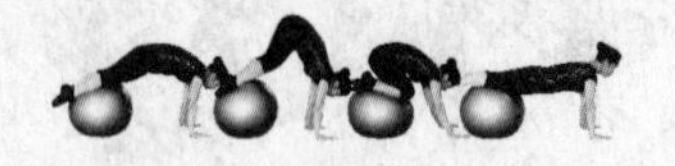

第三個八拍：

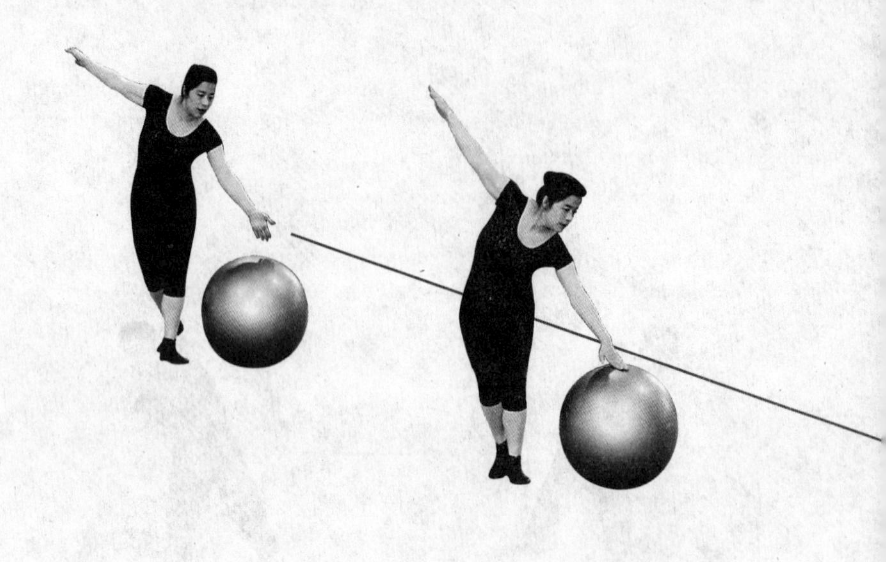

1—4 拍　左手將球向前撥出，隨著球的前滾向前小跑，再用左手停球。

5—8 拍　兩手將球由左側舉至頭上，再將球放至右側，兩拍一動。

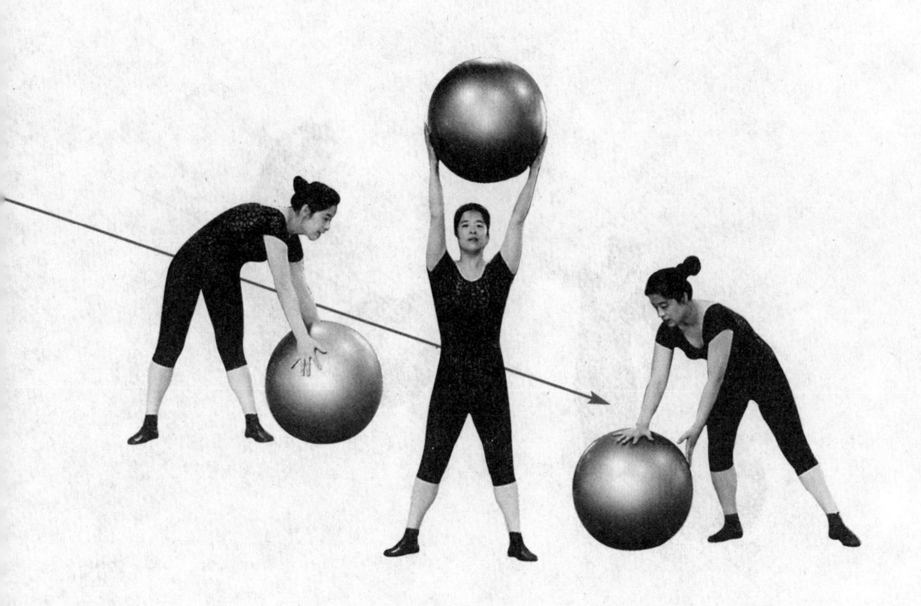

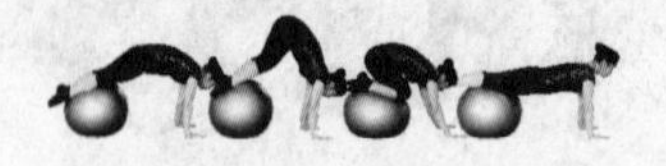

第四個八拍：

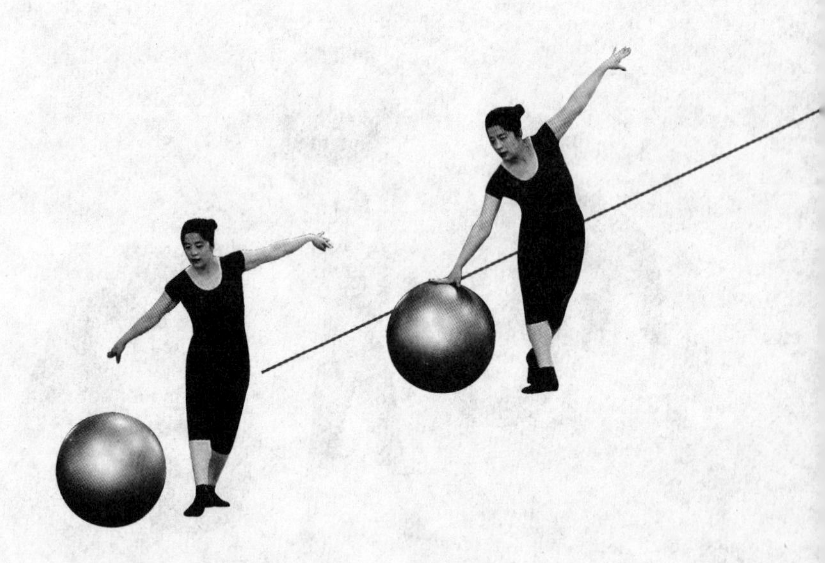

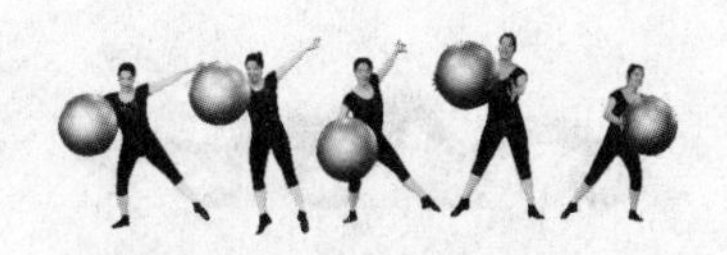

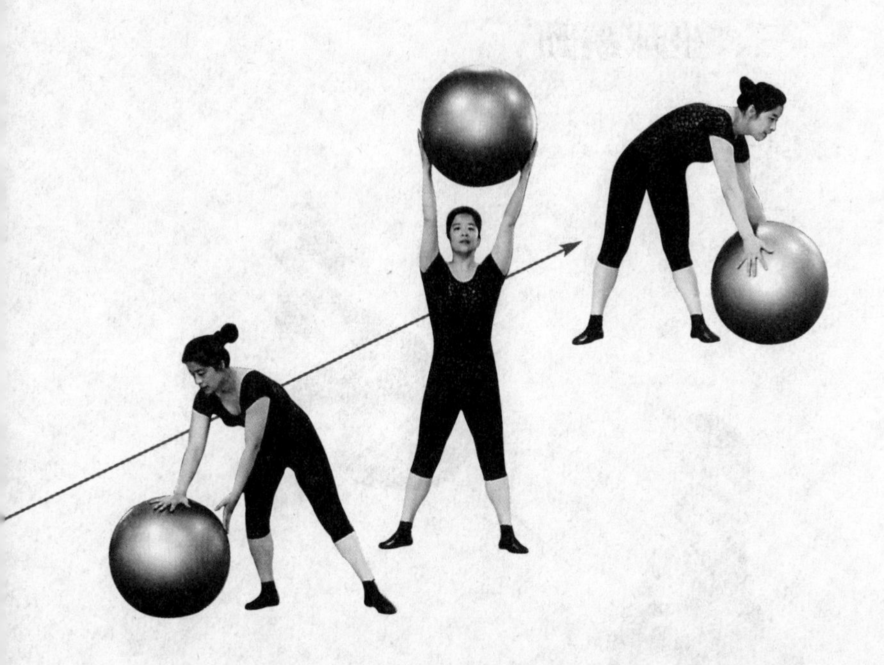

1—4 拍　右手將球向後撥出，隨著球的後滾人向後小跑，再用右手停球。

5—8 拍　兩手將球由右側舉至上，再將球放至左側，兩拍一動。

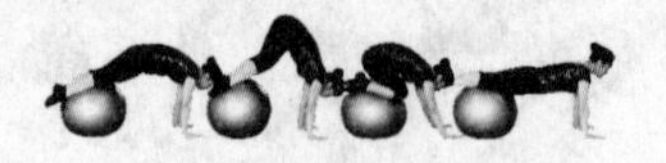

三、坐球繞動

第一個八拍:

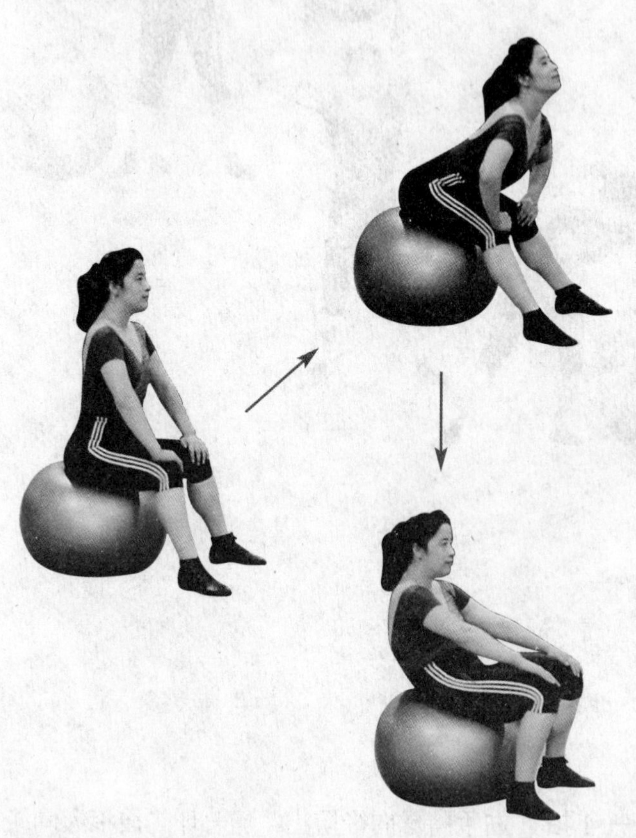

1—4 拍　兩腿分開，坐在球上，兩手扶膝，向後翹臀球後滾，向前收腹球前滾，兩拍一動。

5—8 拍　同 1 — 4 拍動作。

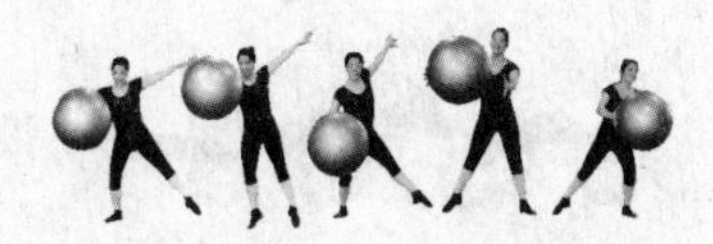

第二個八拍：

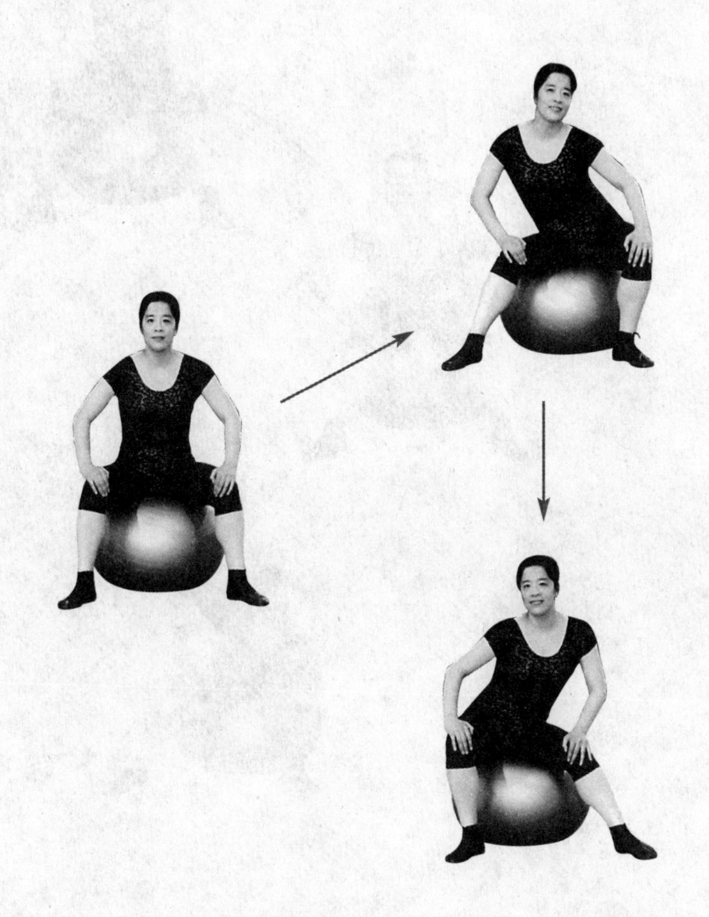

1—4 拍　兩腿分開坐在球上，髖向左移帶動球左滾，髖向右移帶動球右滾，兩拍一動。

5—8 拍　同 1 — 4 拍動作。

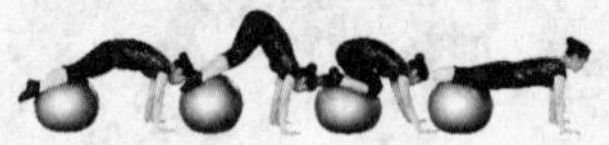

第三個八拍：

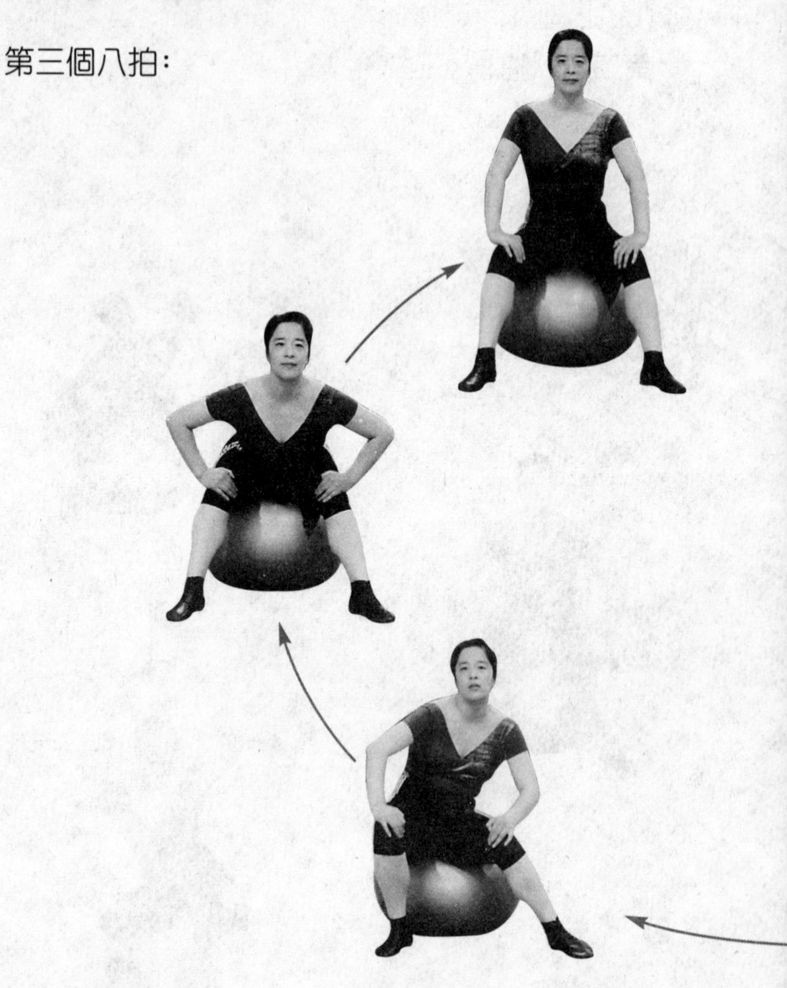

1—4 拍　兩腿分開，坐在球上，兩手扶膝，髖由左開始經前向後繞動一圈，球也隨之轉動。

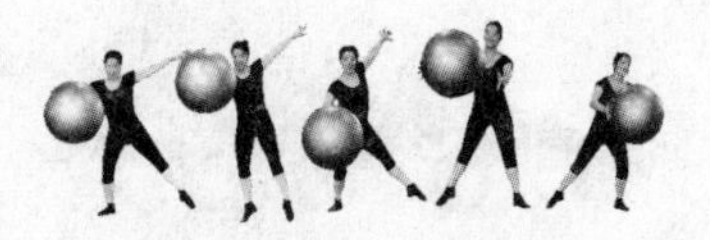

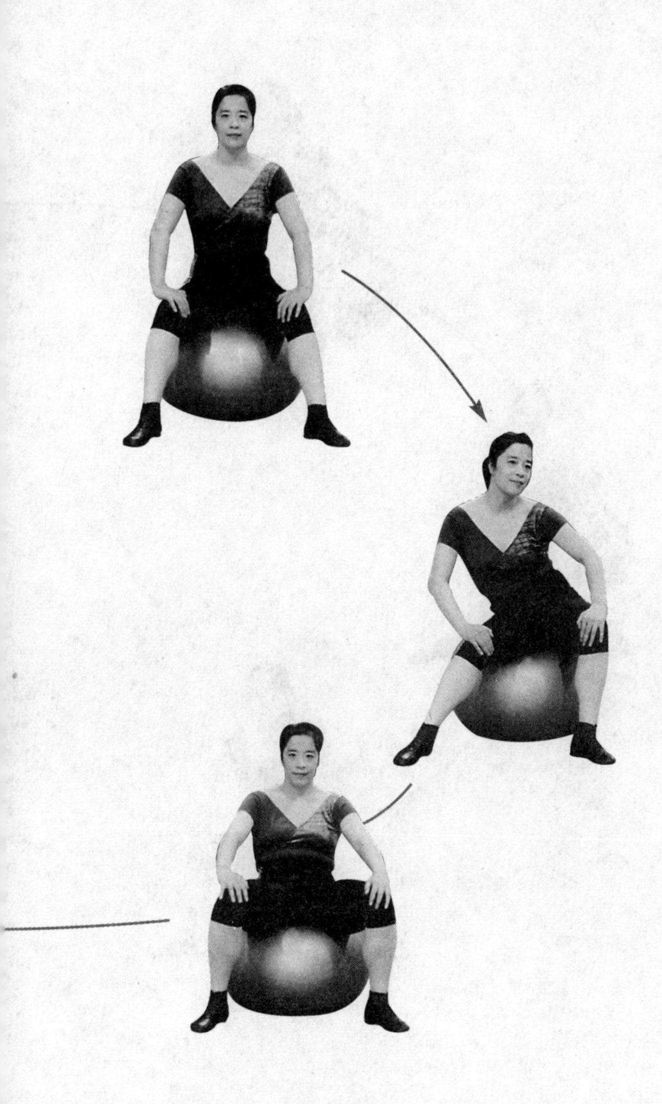

5－8 拍　同 1－4 拍動作。

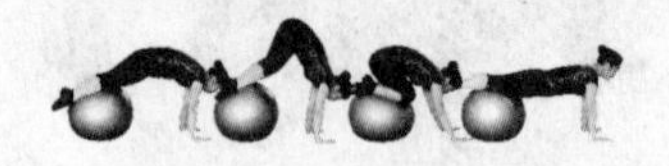

第四個八拍：

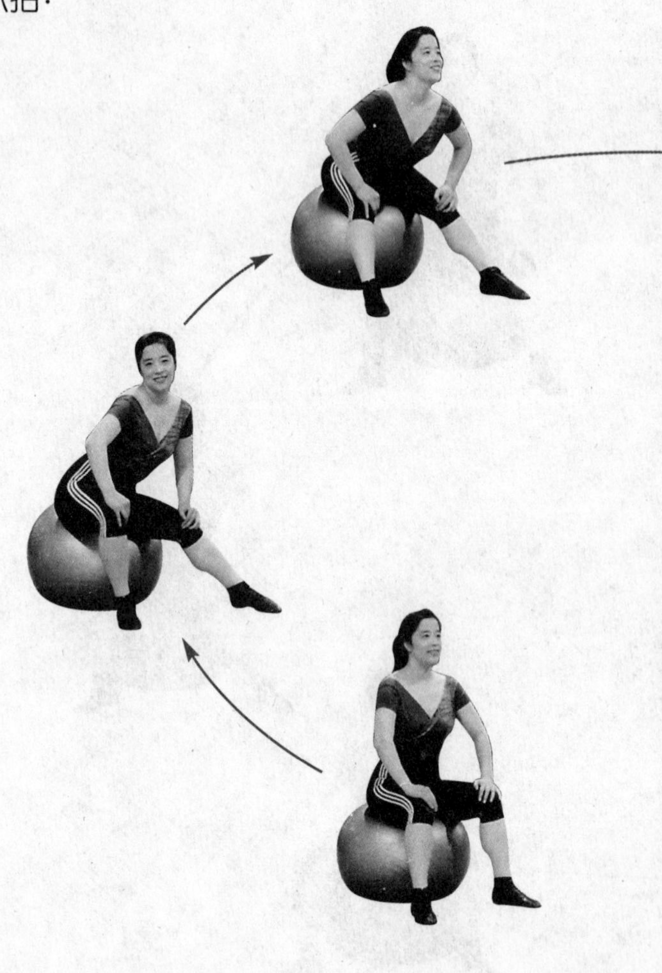

1－4 拍　兩腿分開坐在球上，兩手扶膝，髖由右開始經前向後繞動一圈，球也隨之轉動。

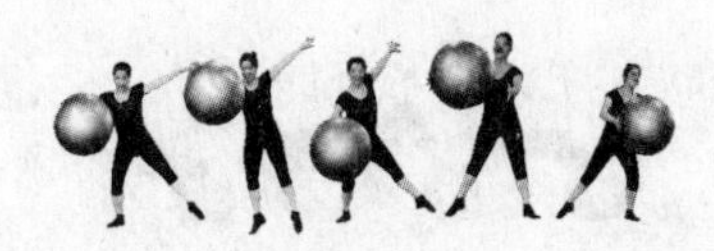

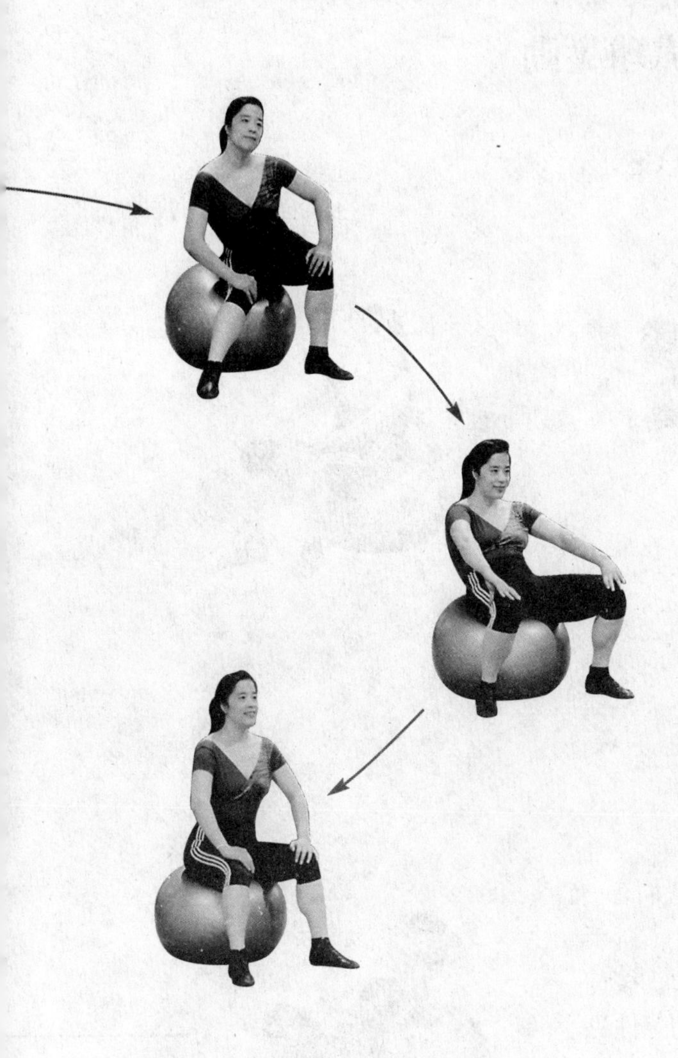

5－8 拍　同 1 － 4 拍動作。

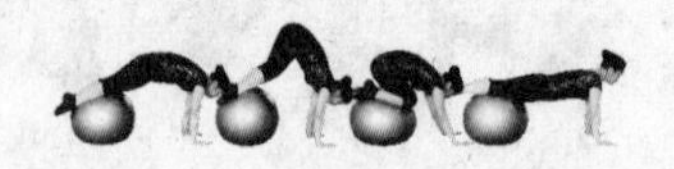

四、靠球晃動

第一個八拍：

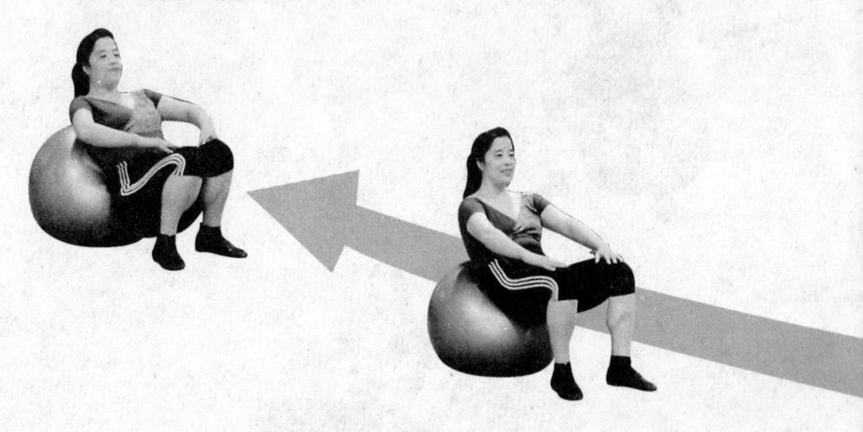

第二個八拍：

1－4 拍　兩手頭後相交抱頭，後背靠球借著球的彈性晃動。

5－8 拍　動作同 1－4 拍。

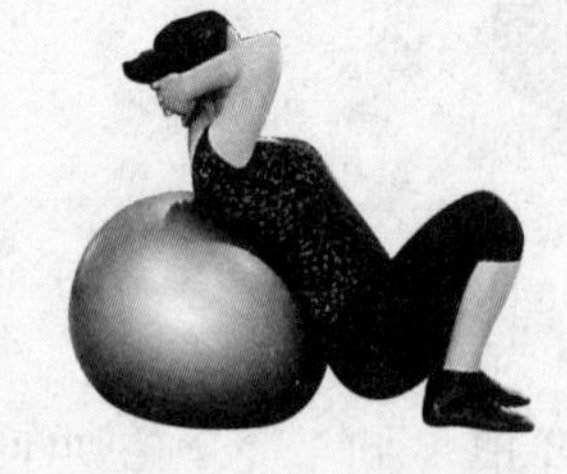

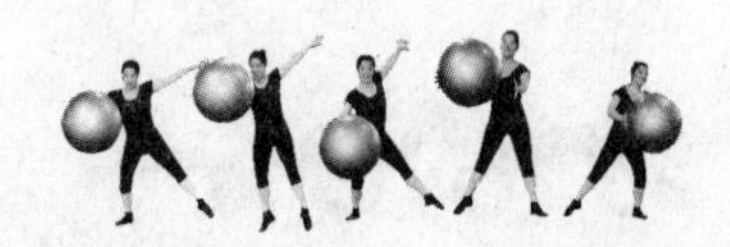

1—4 拍　坐在球上後，兩腳向前移動一些，支撐著不動，臂前頂帶動球前滾，隨球前滾身體靠球蹲下，同時上體後倒靠住球。

5—8 拍　靠球不動。

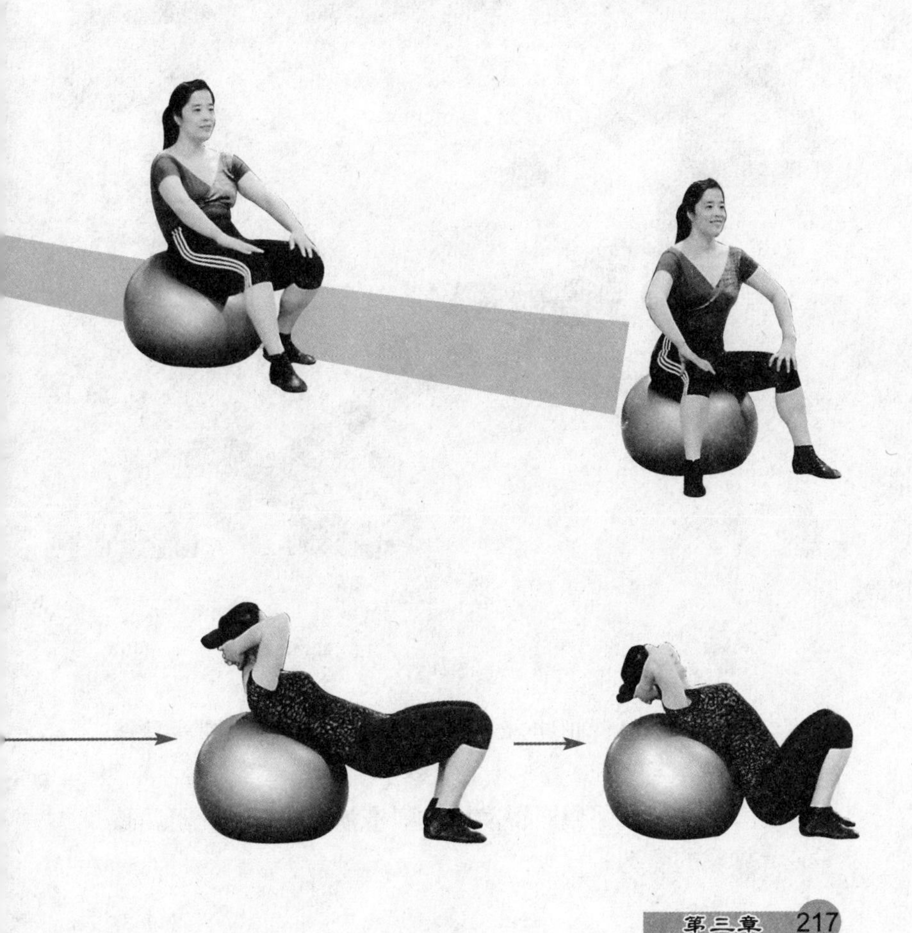

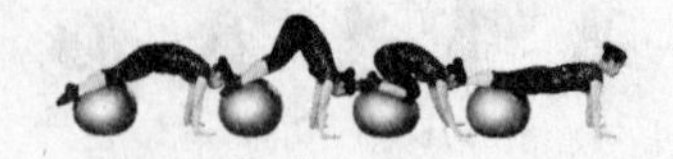

第三個八拍：

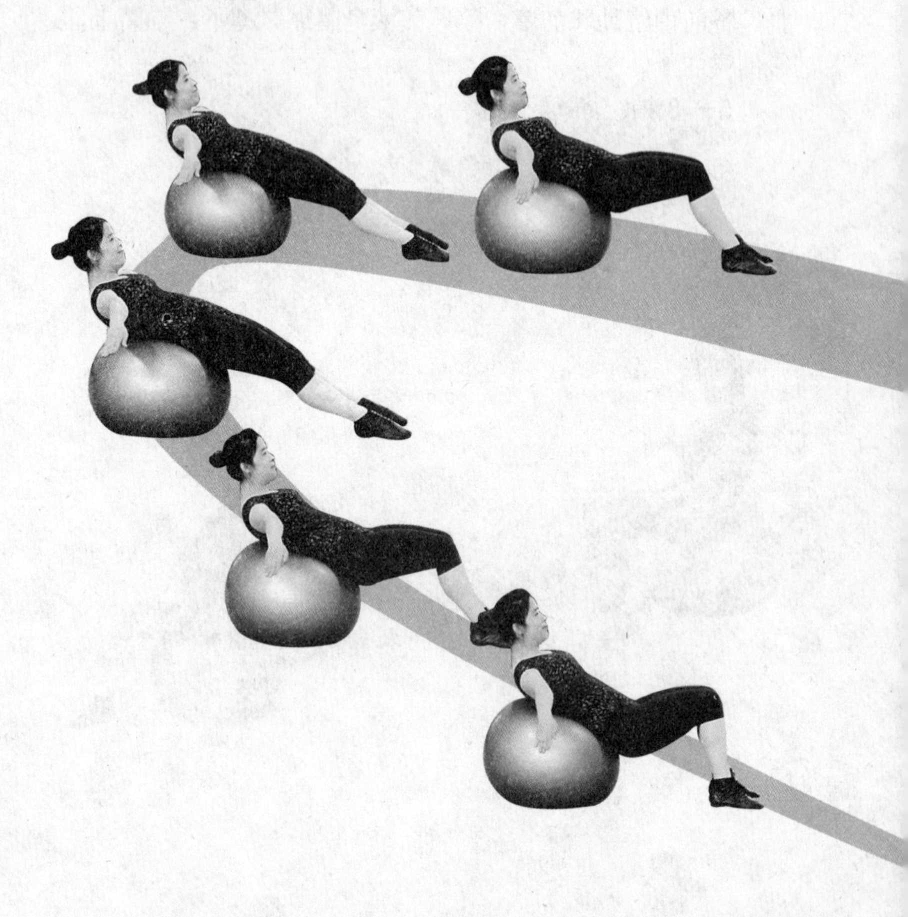

1—4 拍　兩臂側伸，兩腳慢慢蹬地，腿伸直帶動球後滾，隨之身體展開。

5—8 拍　兩腿慢屈臂前移收腹帶動球前滾回，至屈膝、後背靠球的姿勢。

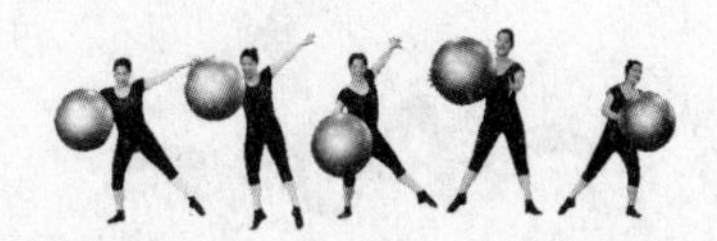

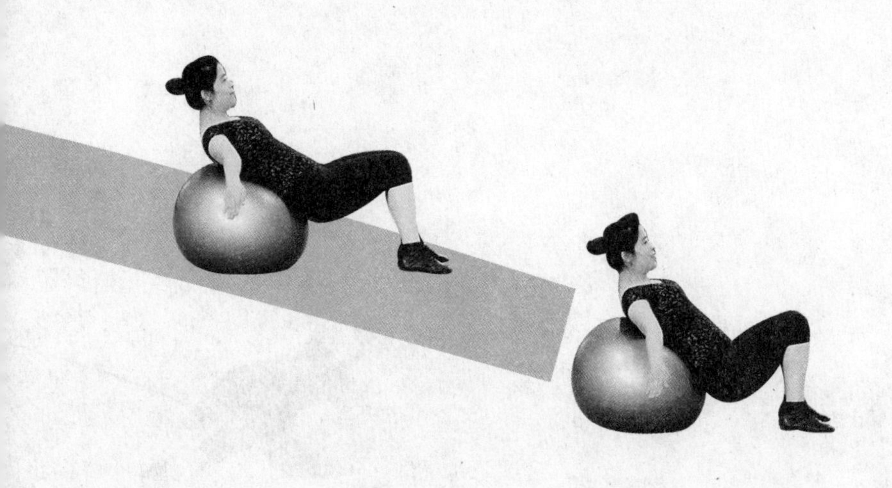

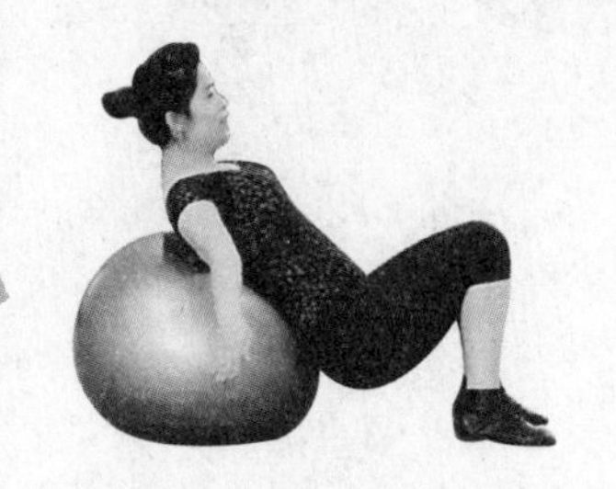

第四個八拍同第三個八拍。

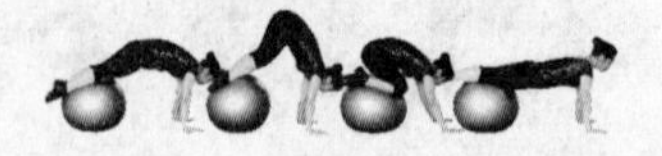

五、俯臥翹腿

第一個八拍：

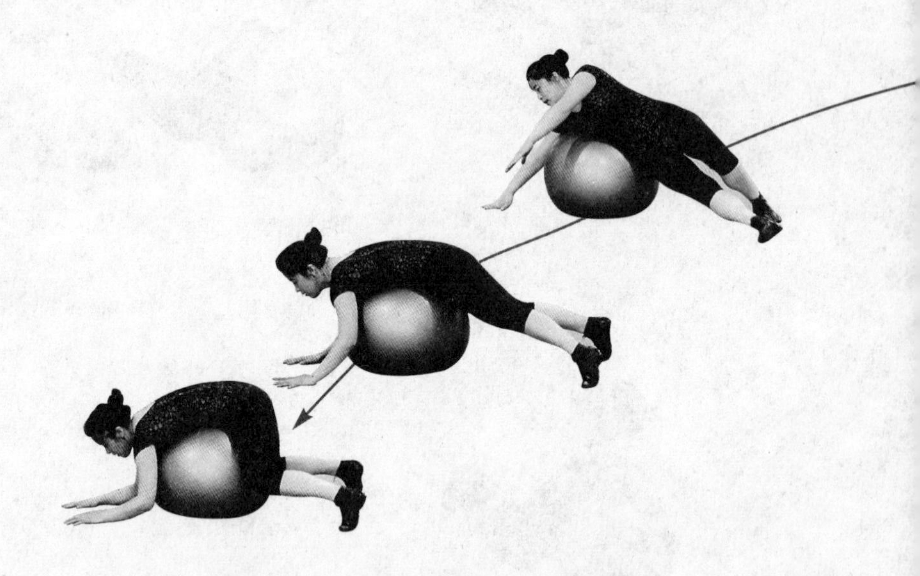

1－4 拍　靠球慢慢轉體 180°，成俯臥球姿勢。

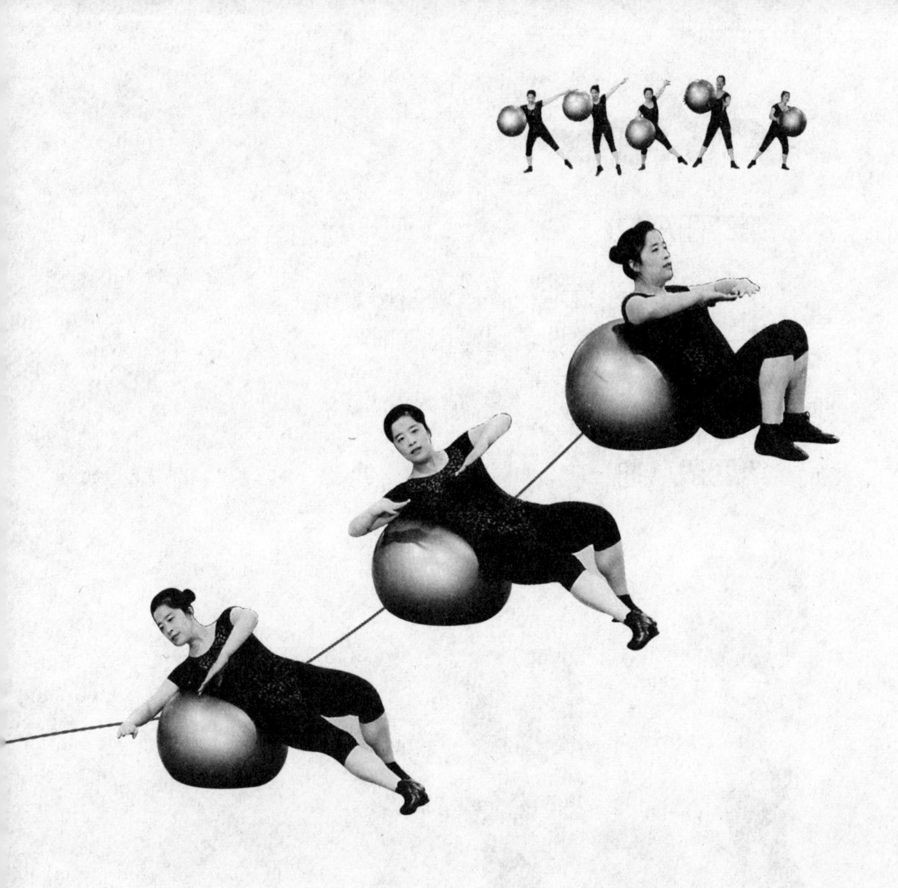

5— 8 拍　俯臥於球上借助球的彈性顫動。

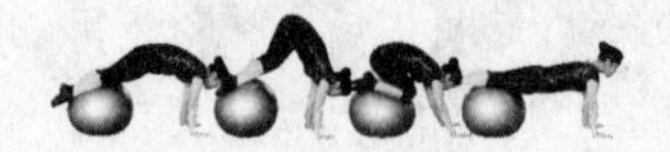

第二個八拍：

1—4拍　手撐地，腿慢慢翹起。
5—8拍　手撐地，腿慢慢落下。
第三個八拍同第二個八拍。

第四個八拍：

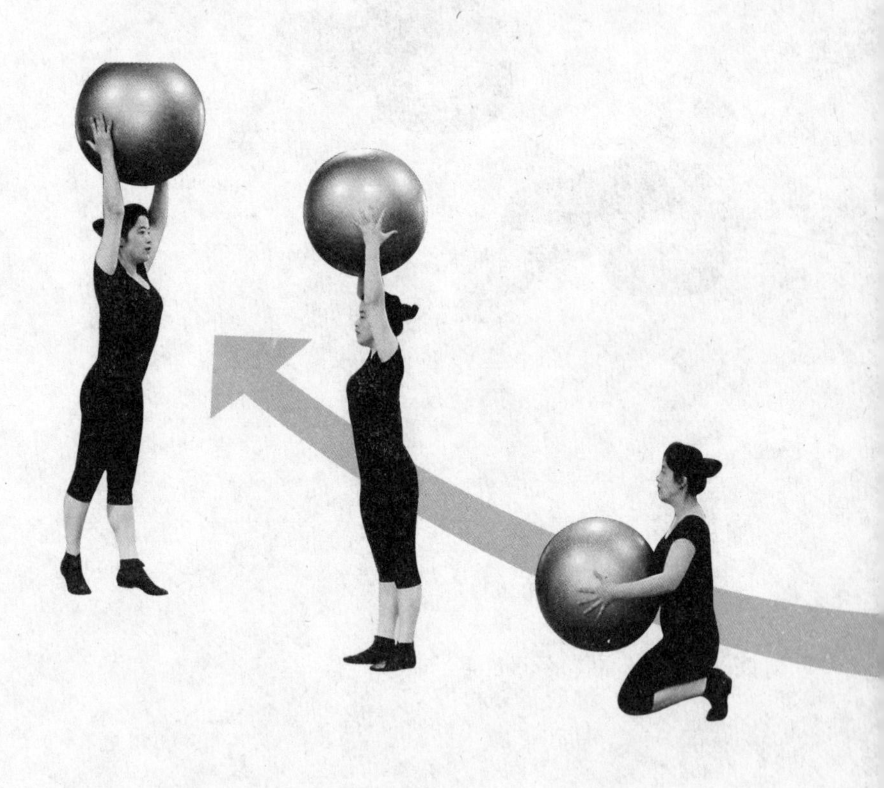

1—4拍　身體後伸帶動球後滾，隨之雙腿屈膝跪地上體抬起，雙手抱球。

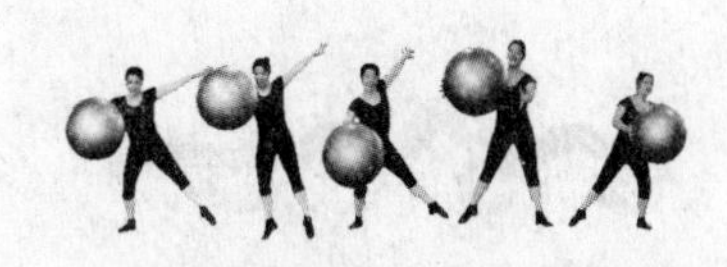

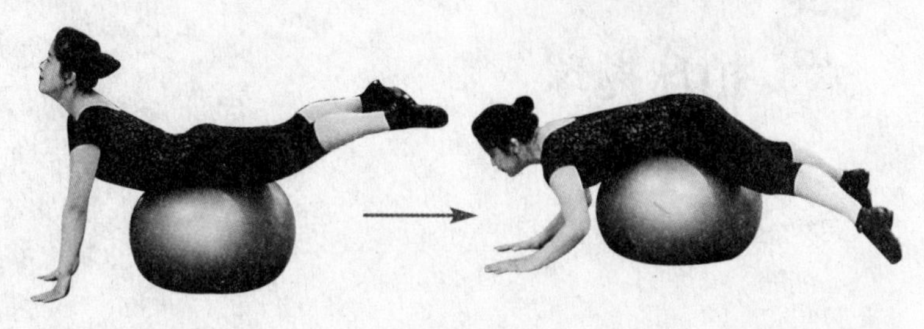

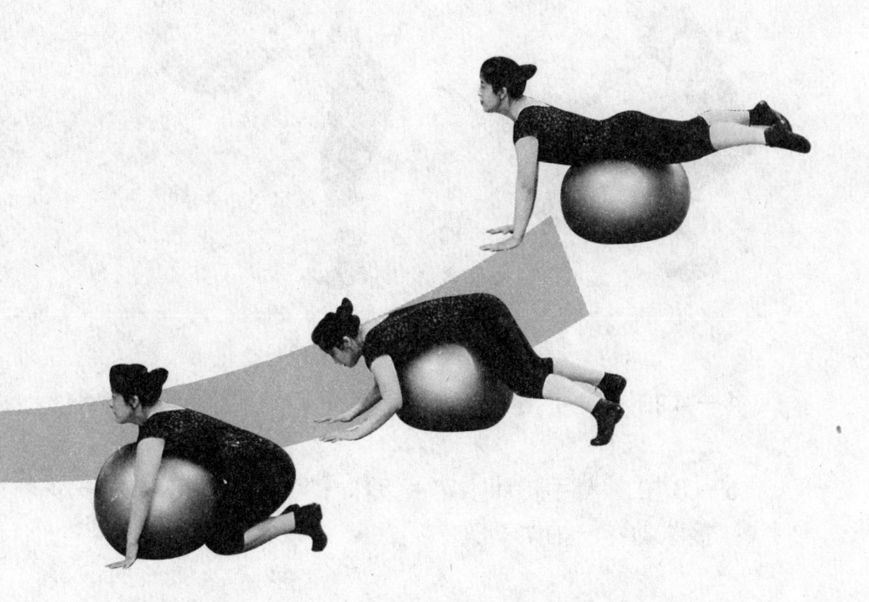

5—8 拍　雙手向上舉球，雙腿站立並轉體 180°。

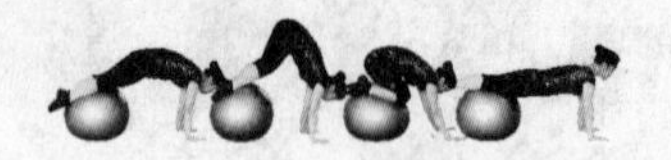

六、拍球拋球

第一個八拍:

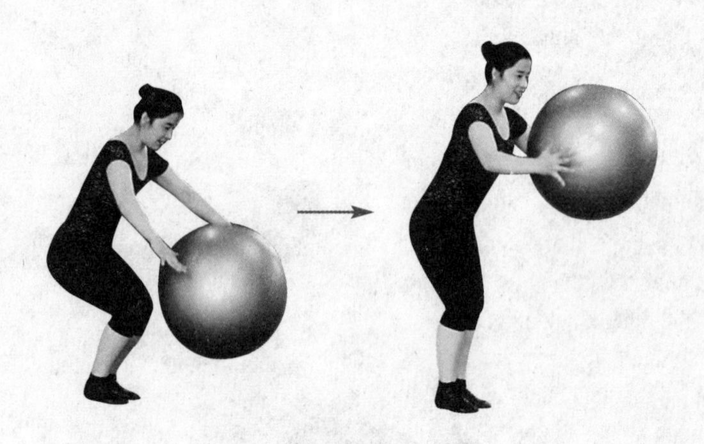

1—4拍　雙手拍球一次，接球一次。一拍一次各做兩次。

5—8拍　雙手拍球兩次，接球一次。拍球動作做一拍兩次，接球動作一拍做一次。

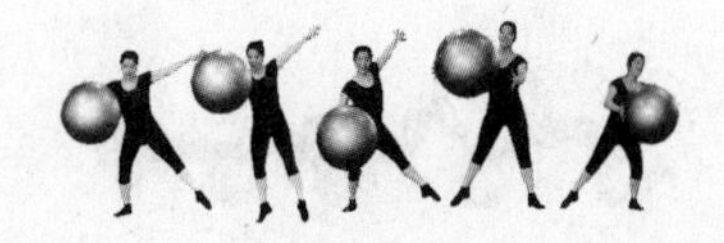

第二個八拍：

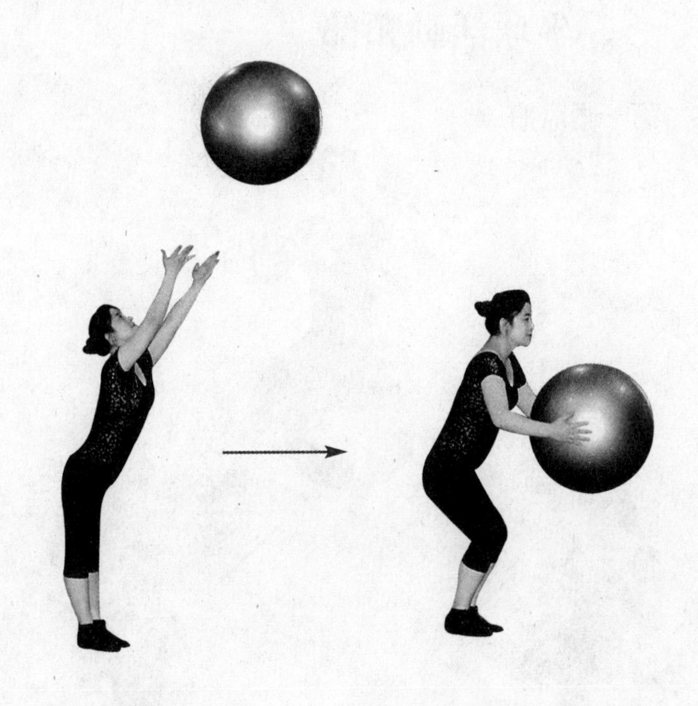

1—4 拍　雙手向上拋球，並接球。

5—8 拍　雙手再向上拋球，接球。

第三～四個八拍同第一～二個八拍。

提示： 本套動作是根據中老年人心理特點、生理特點以及運動能力狀況而編排的，其特點是動作相對簡單、速度較慢、強度不太大。建議伴奏音樂採用優美動聽、節奏緩慢的 4／4 拍樂曲。

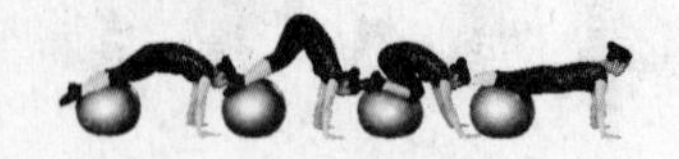

第四節　辦公室成套動作範例

一、坐球活動頸部

第一個八拍:

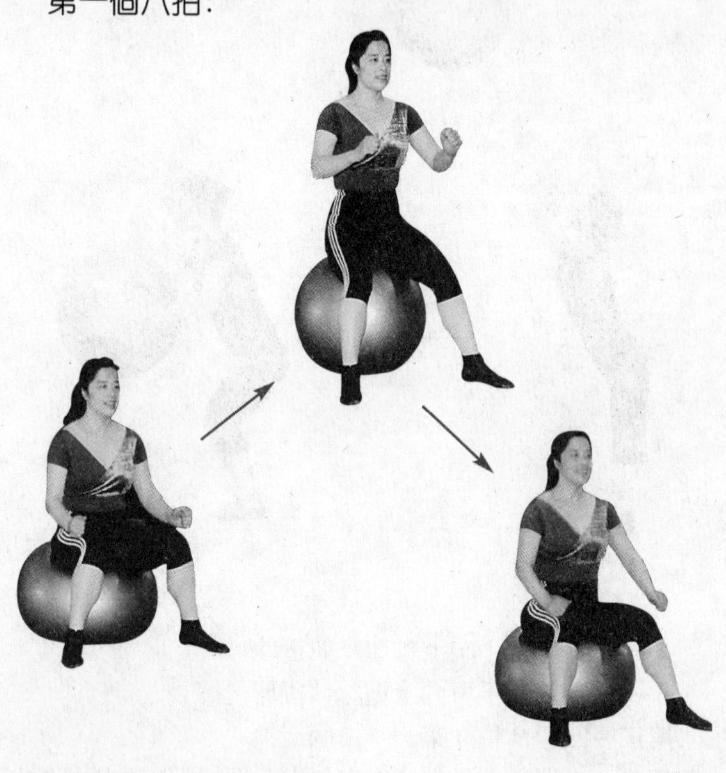

兩腿分開坐在球上，隨著球的彈性進行顫動。

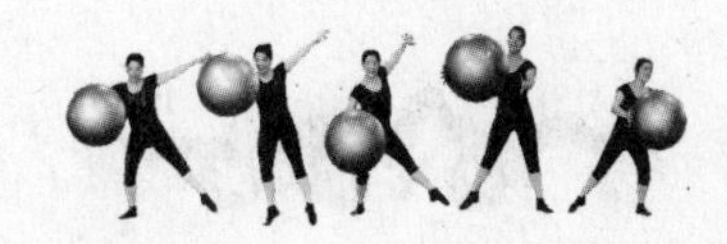

第二個八拍：

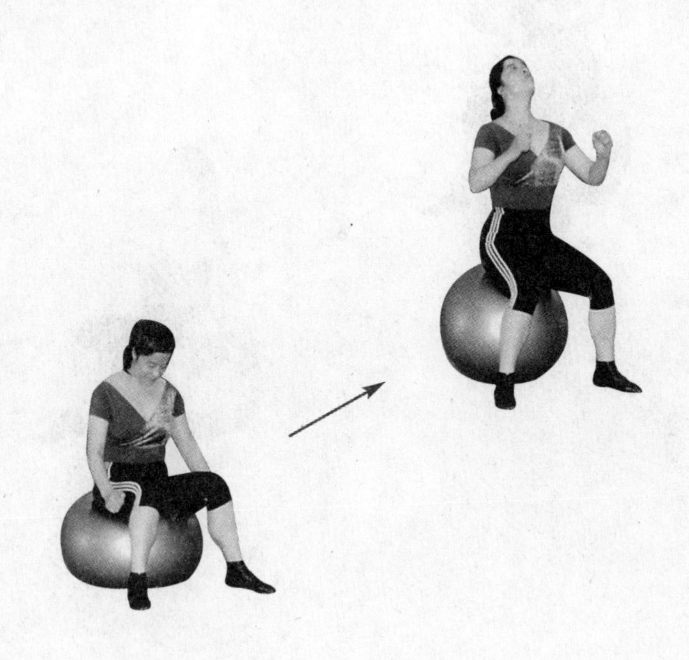

兩腿分開坐在球上，隨著球的彈性輕輕顫動的同時，做低頭、抬頭練習。

第三個八拍：

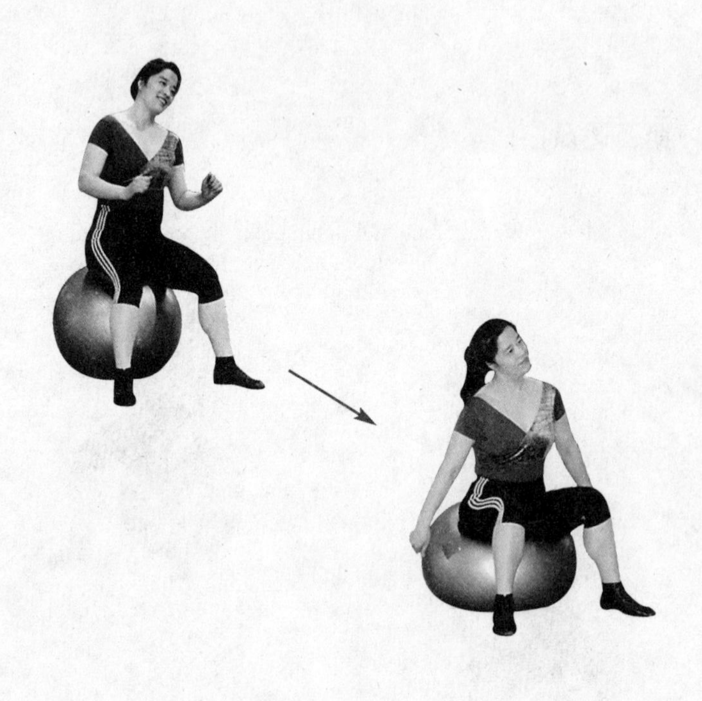

兩腿分開坐在球上，隨著球彈性輕輕顫動，做頭頸左右側屈練習。

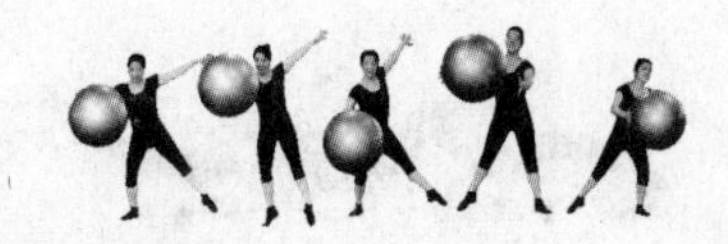

第四個八拍：

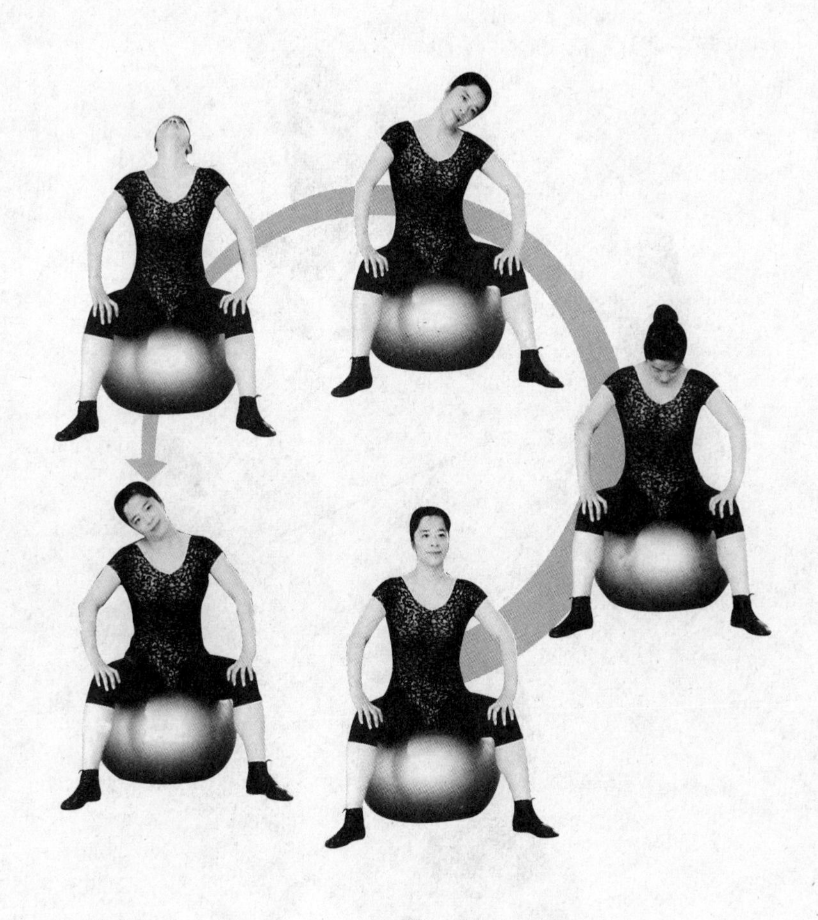

兩腿分開坐在球上，頭頸向左、右繞環各一周。

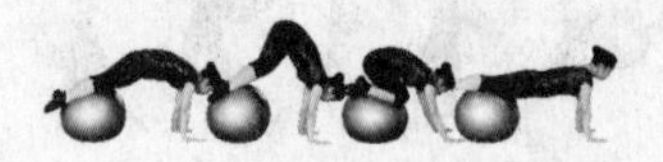

二、坐球轉動脊柱

第一個八拍:

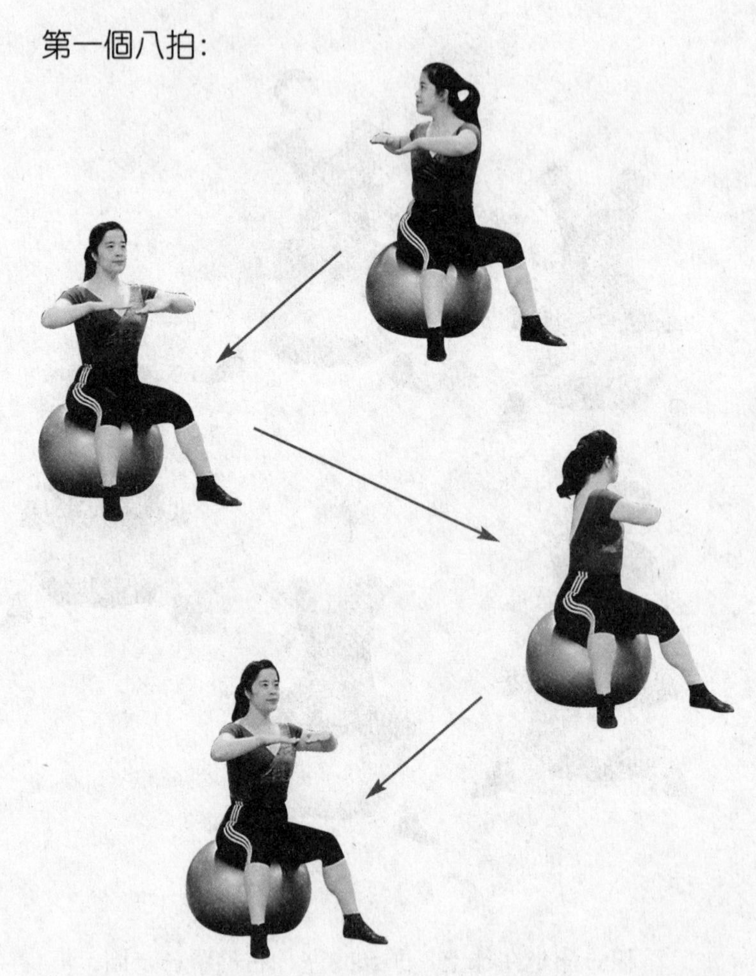

兩腿分開坐在球上，兩臂胸前屈，上體向左、右轉動各一次。

第二個八拍：

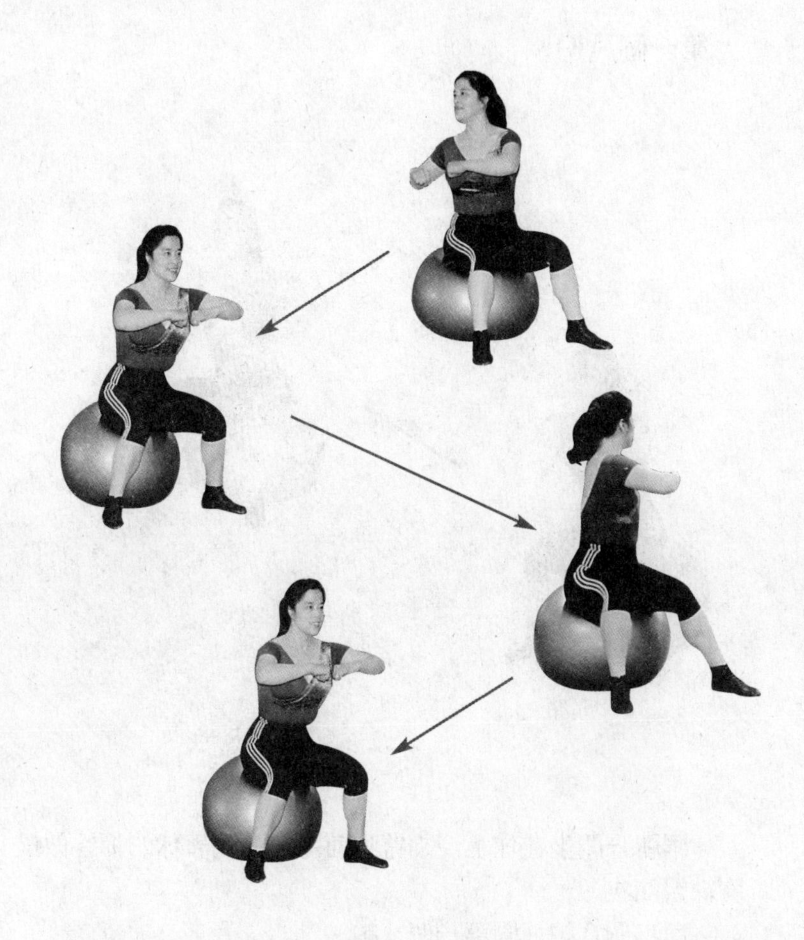

兩腿分開坐在球上，隨著球的彈性，1－4拍上體連續向左轉動兩次，5－8拍再向右轉動兩次，兩手半握拳。

第三～四個八拍與第一～二個八拍動作相同。

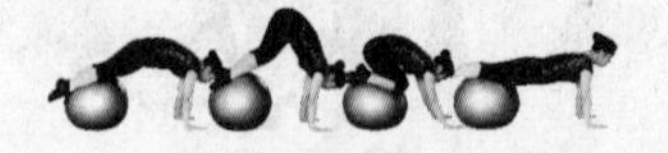

三、坐球展背擴胸

第一個八拍：

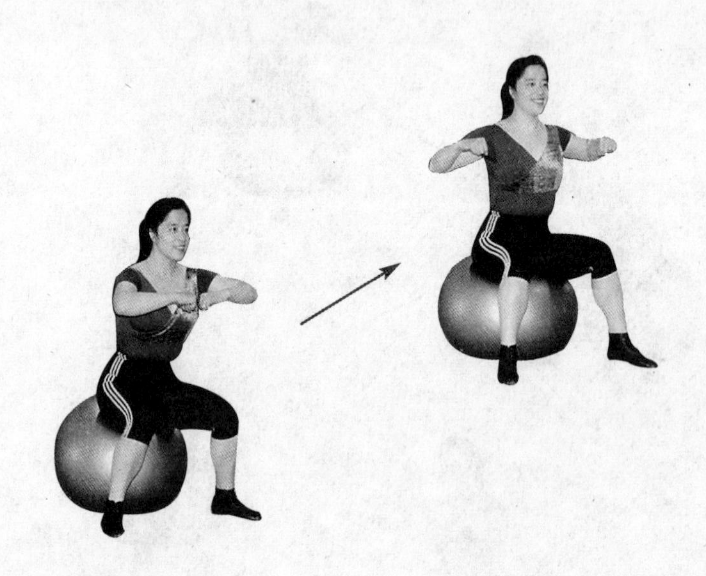

兩腿分開坐在球上，兩臂胸前平屈，隨著球的彈性做擴胸練習四次。

第二個八拍：同第一個八拍。

第三～四個八拍與第一～二個八拍動作相同。

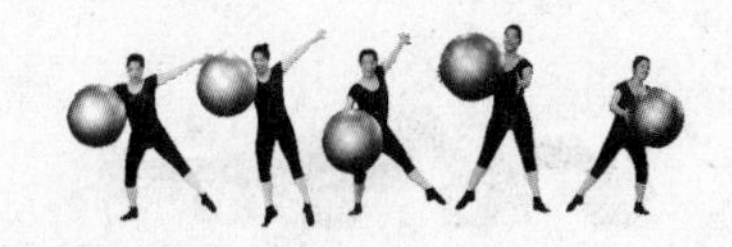

四、坐球活動腰腹

第一個八拍:

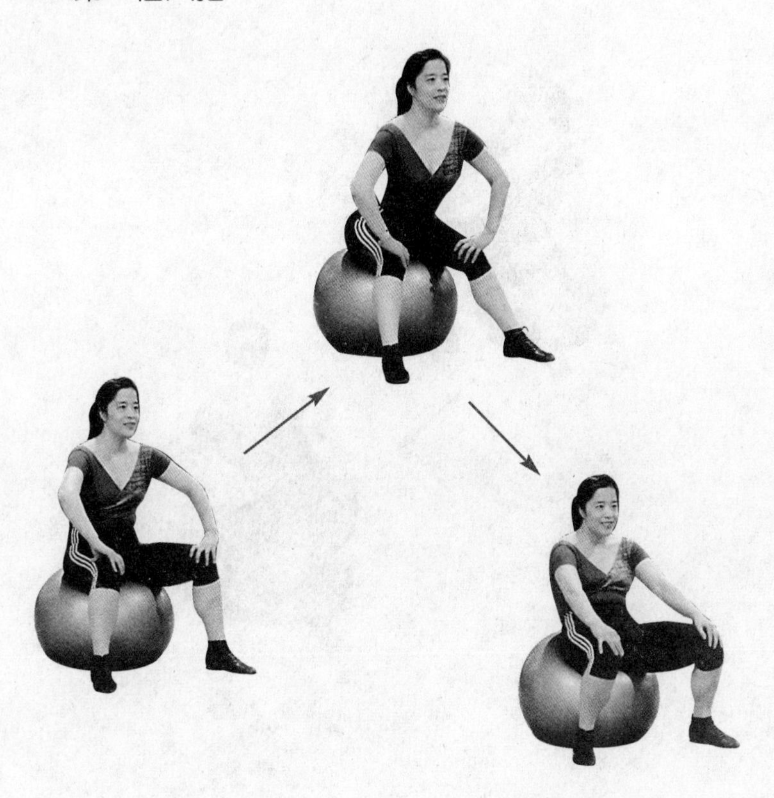

兩腿分開坐在球上，兩手扶膝，塌腰向後翹臀，帶動球後滾，再收腹向前送髖帶動球前滾。

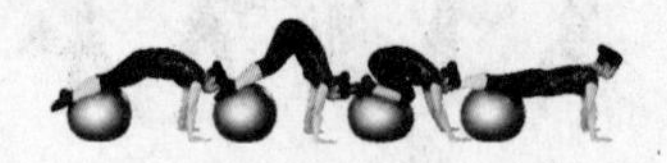

第二個八拍：

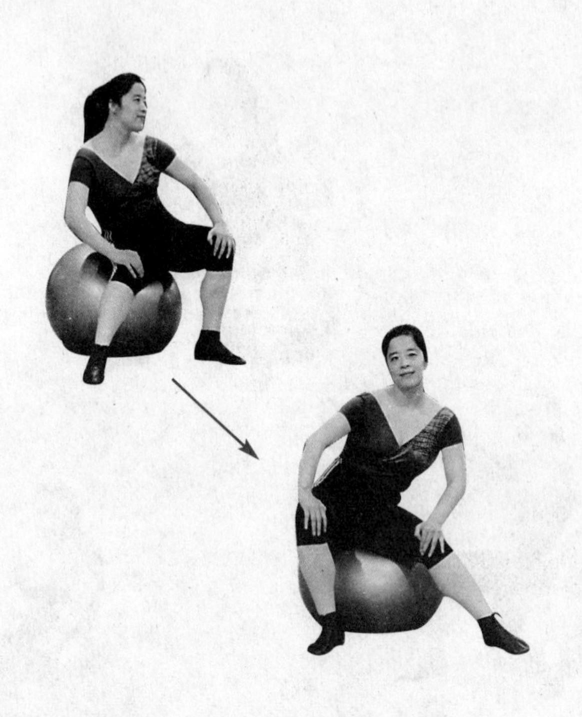

兩腿分開坐在球上，兩手扶膝，髖向左側移，帶動球左滾，髖再向右側移，帶動球右滾。

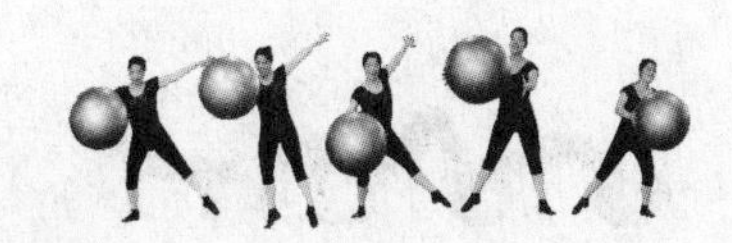

第三個八拍：

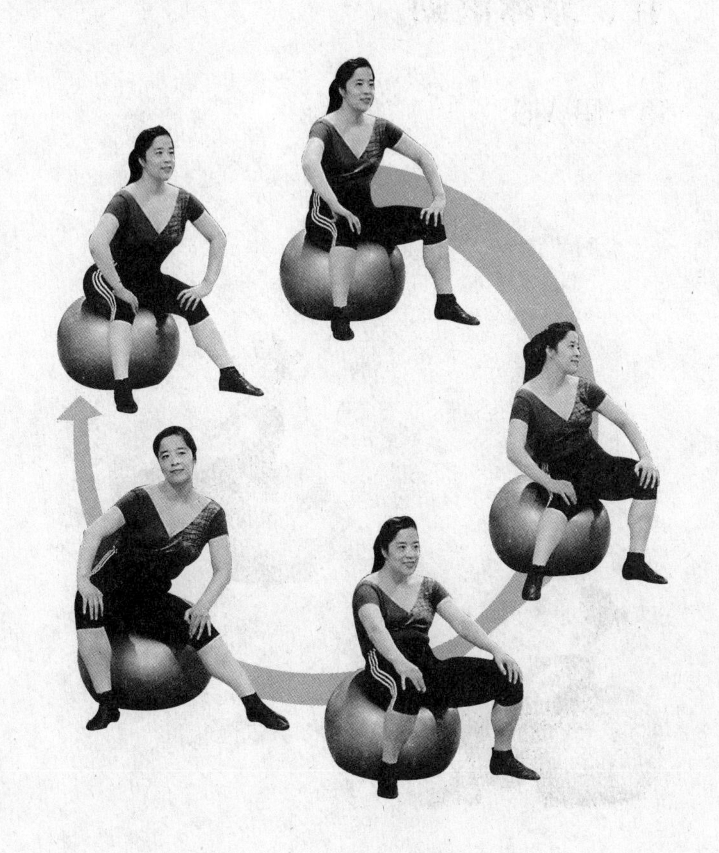

兩腿分開坐在球上，兩手扶膝，髖由左開始經前向後繞動一圈，帶動球轉動，做兩次。

第四個八拍與第三個八拍動作相同，但方向相反。

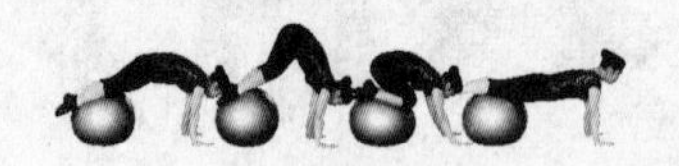

五、靠球滾動

第一個八拍：

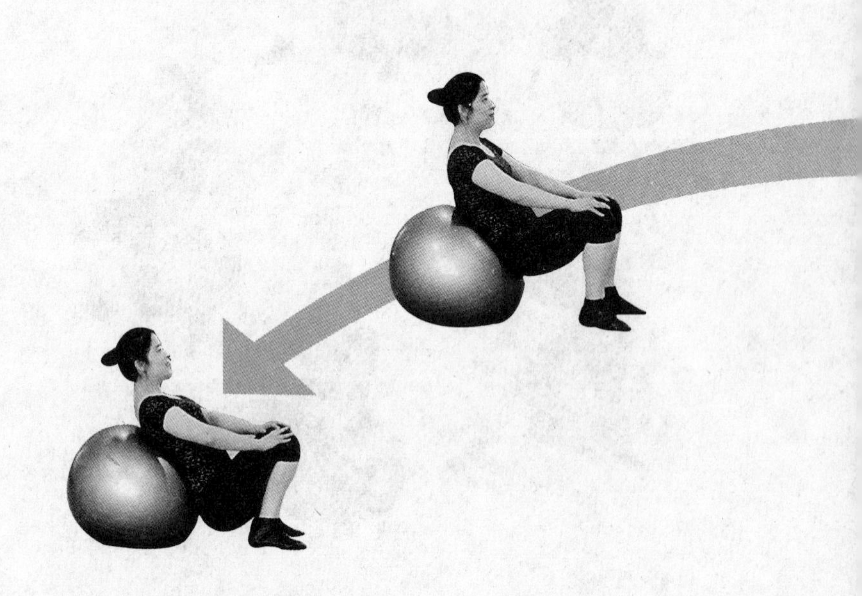

兩腿稍分開坐於球上，兩腳向前挪動，上體後仰腰、背靠球，同時臀部坐住球並向前移動，從而帶動球前滾，人體

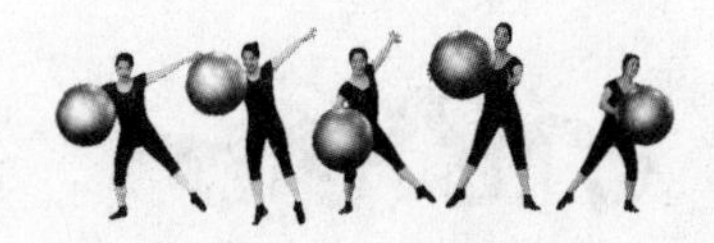

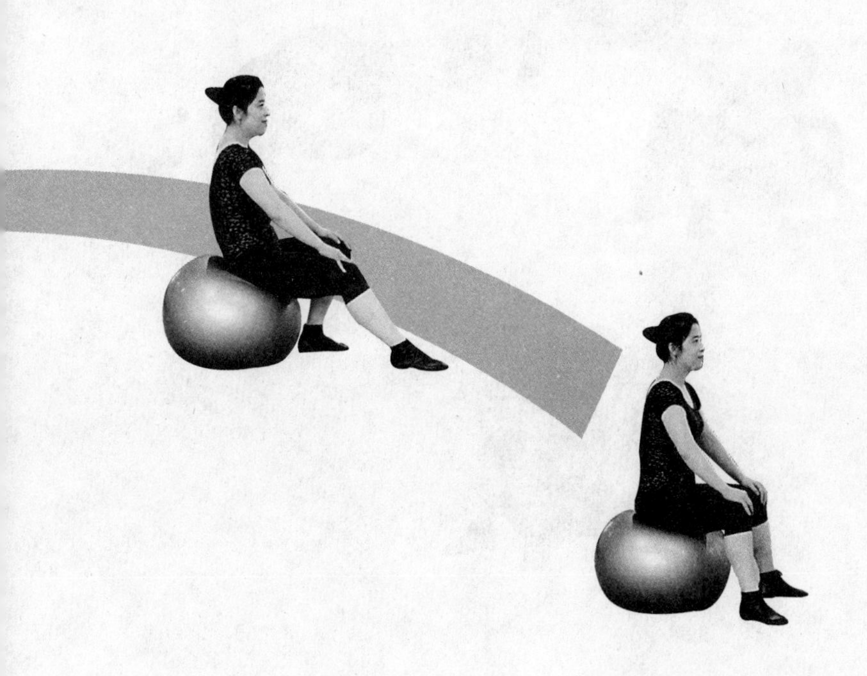

成蹲下靠球的姿勢。在此基礎上後背靠球後振，借助球的反彈對背部進行按摩。

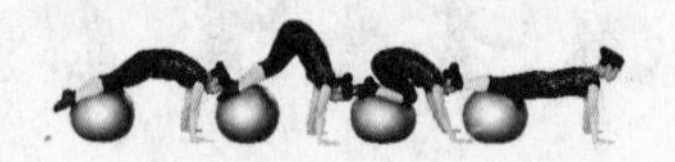

第二個八拍：

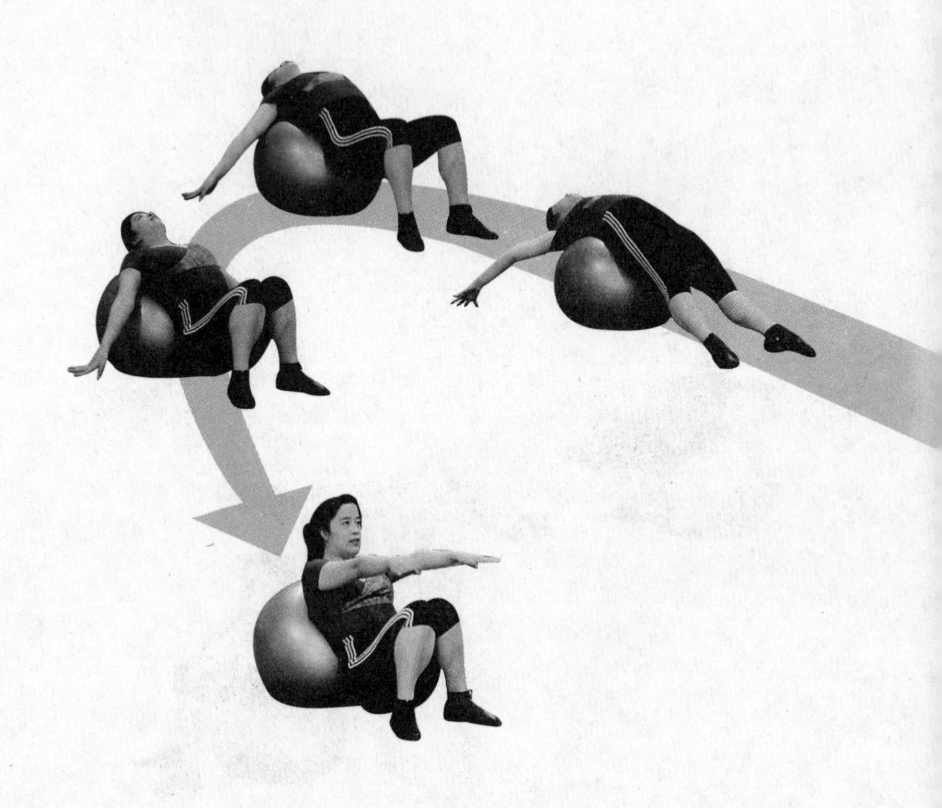

在前一個動作基礎上，兩腿慢慢蹬直，身體隨之後展，帶動球向後滾動，同時兩臂由前向後繞動，隨後兩腿慢慢屈回，身體隨之前收，兩臂繼續由下向前繞動，帶動球向前滾動。

第三～四個八拍與第二個八拍動作相同。

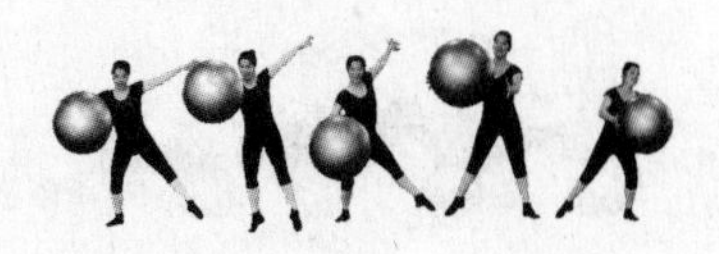

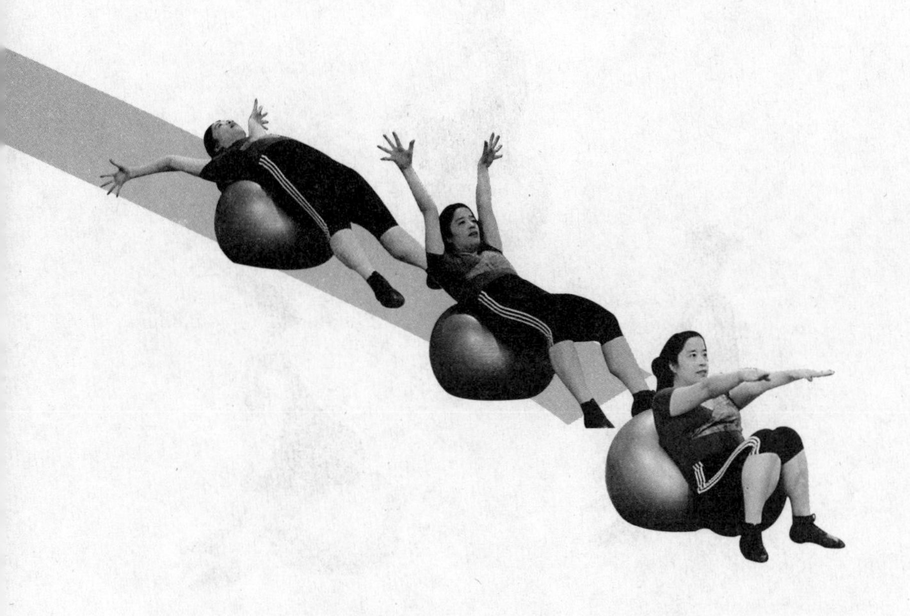

提示： 這套練習主要是根據辦公室人員久坐、背部易產生疲勞、辦公室面積小的特點而編的，能解除久坐的疲勞、這套動作簡單易行、用地很小，適合在辦公室進行練習。

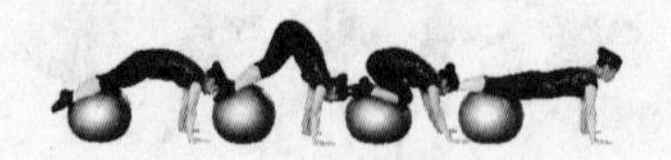

第五節　腹部減脂成套動作範例

一、坐球運動

第一個八拍：

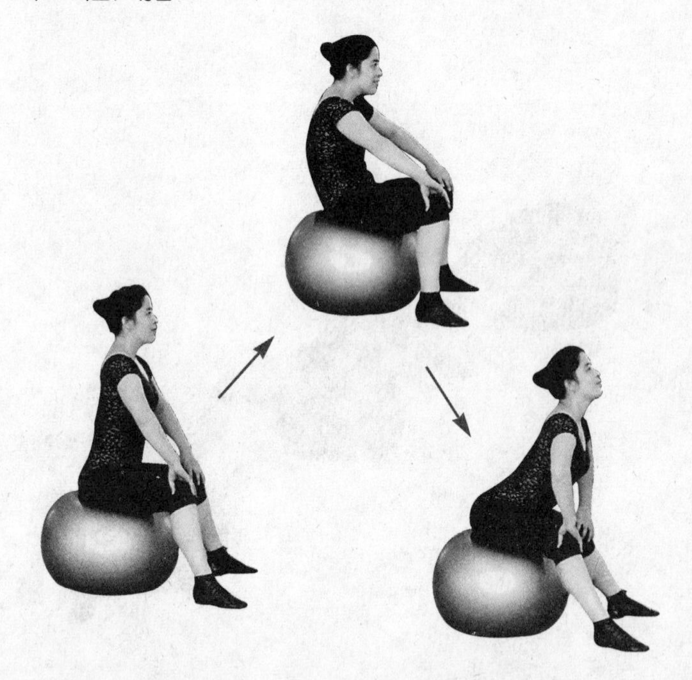

雙腿分開，坐在球上，隨著腹部的收縮髖部前移，從而帶動球前滾，再隨著塌腰動作髖部後移帶動球後滾。一拍一動，前、後各做四次。

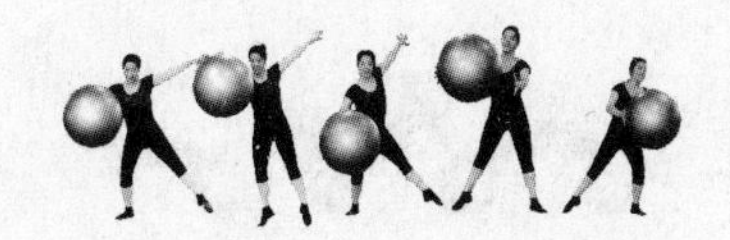

第二個八拍：

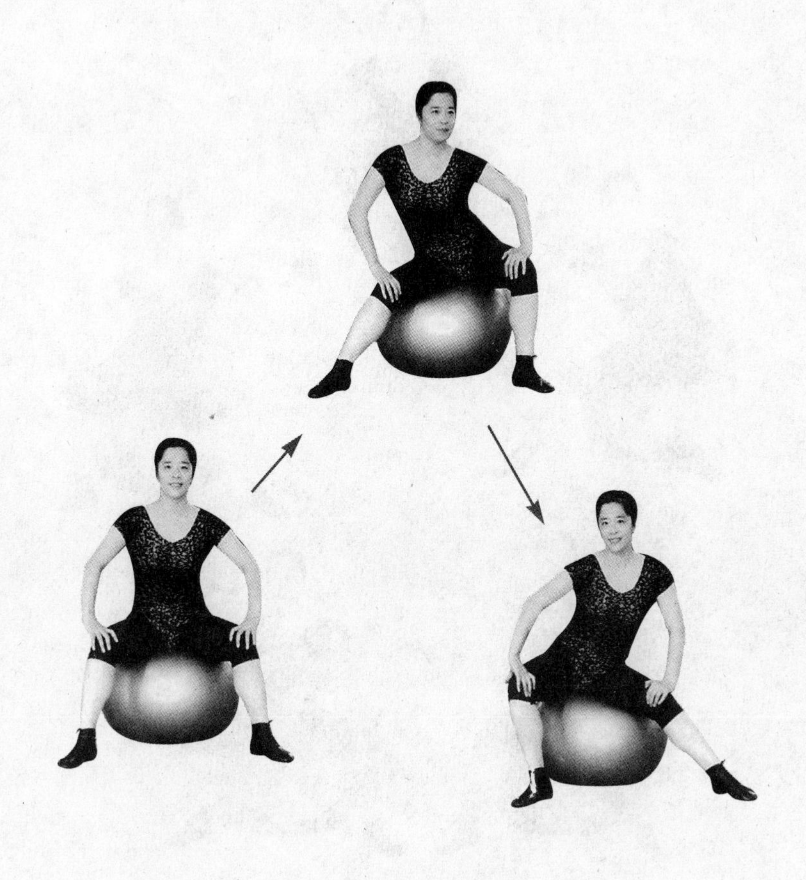

雙腿分開，坐在球上，由腰腹發力帶動髖部向左右移動，球也隨之向左右滾動。一拍一動，左、右各做四次。

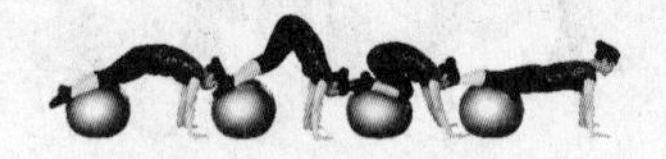

第三個八拍：

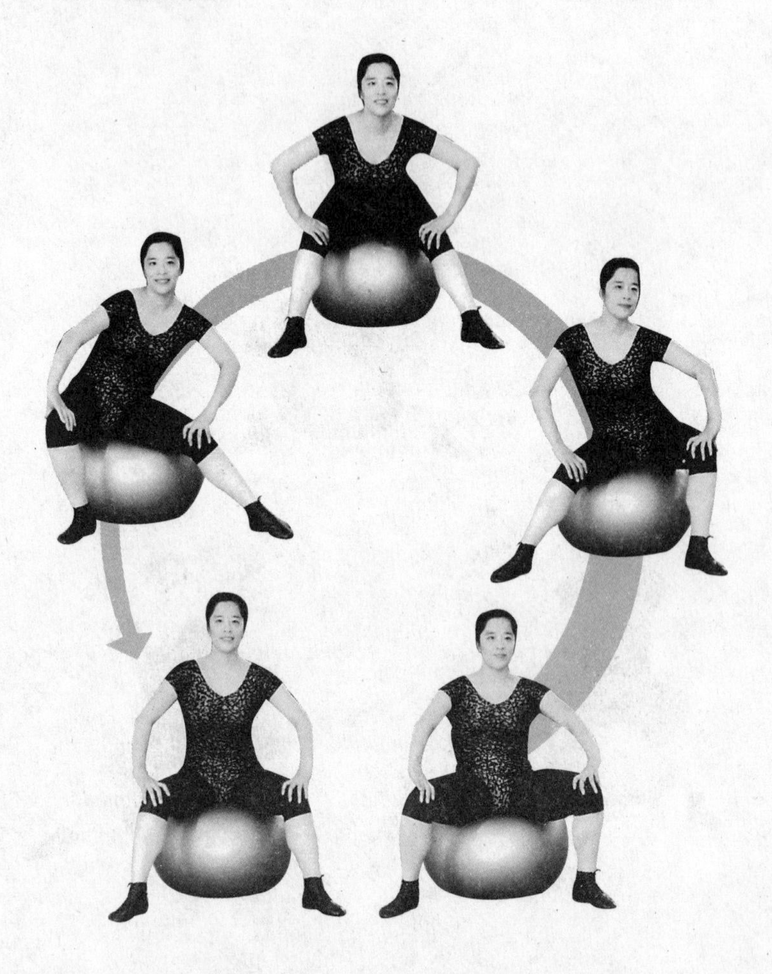

雙腿分開坐在球上，雙手扶膝。由腰腹發力帶動髖部向左繞動。兩拍繞動一周做四次。

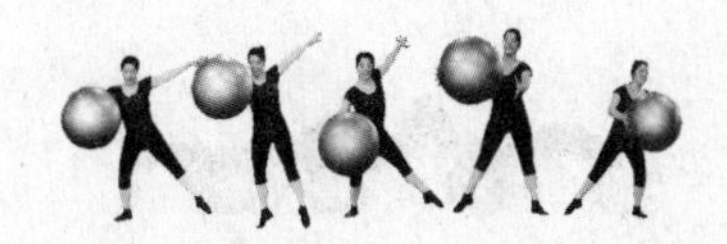

第四個八拍：

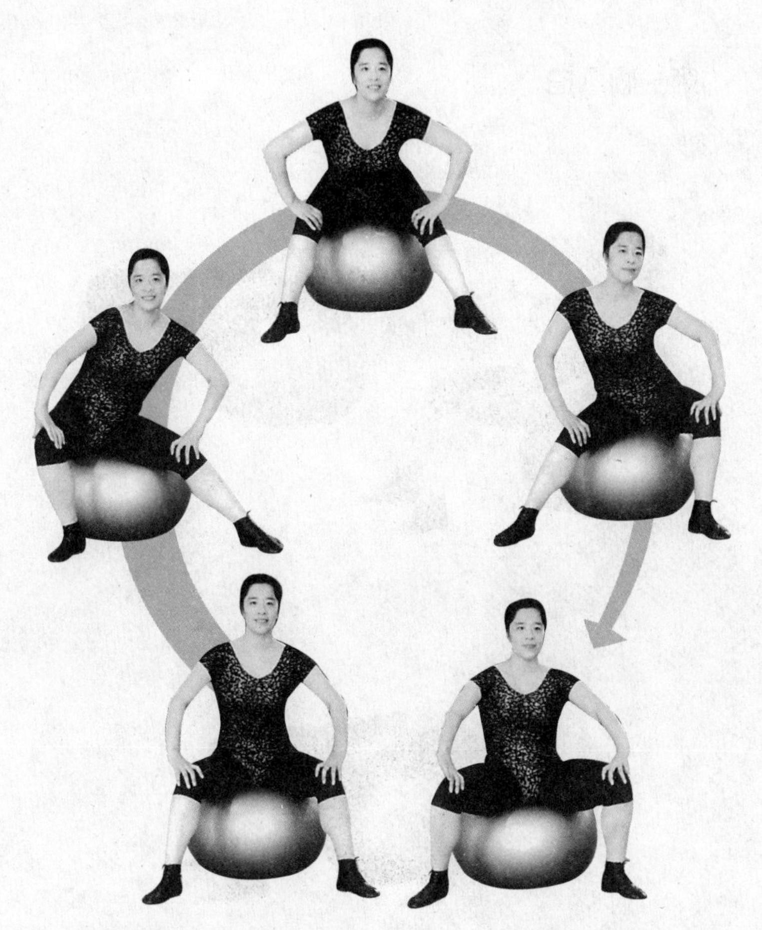

雙腿分開坐在球上，雙手扶膝。由腰腹發力帶動髖部向右繞動。兩拍繞動一周做四次。

鍛鍊功效： 由坐球反覆收腹這種輕鬆有趣的鍛鍊，得到腰腹減脂作用。

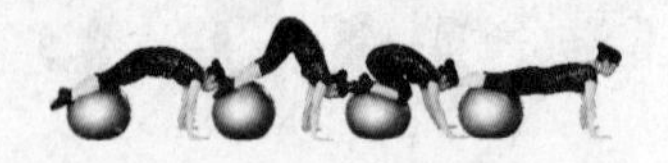

二、壓球收腹

第一個八拍：

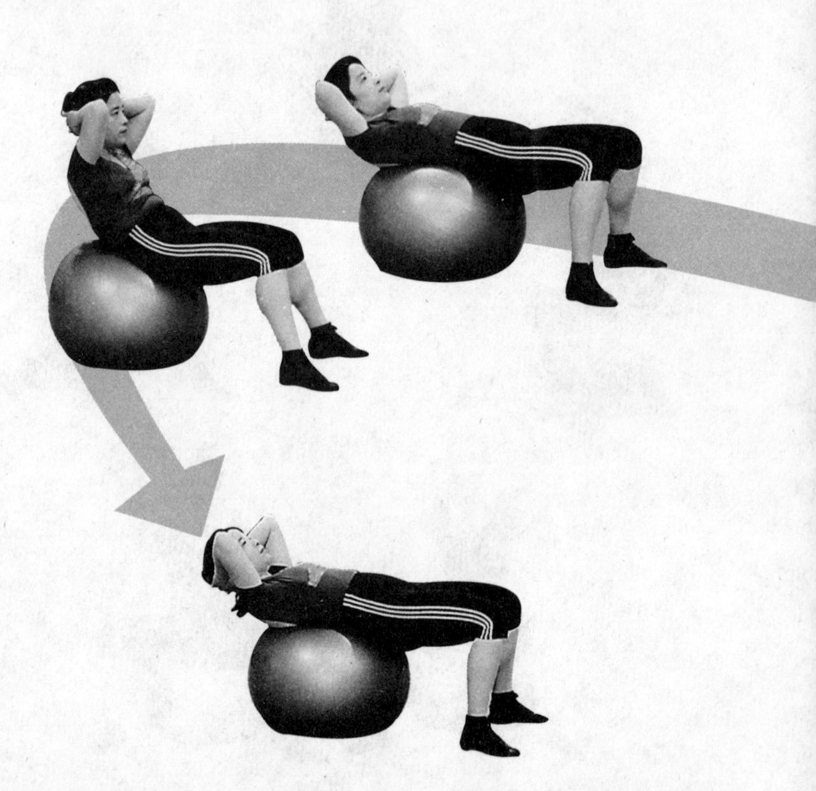

兩腳分開，坐在球上。重心慢慢向前移，臀後部及腰部壓住球，上體後仰成平臥，雙手抱頭，收腹起上體，球隨之後滾。之後，上體再落下，球隨之前滾。兩拍起落一次，做四次。

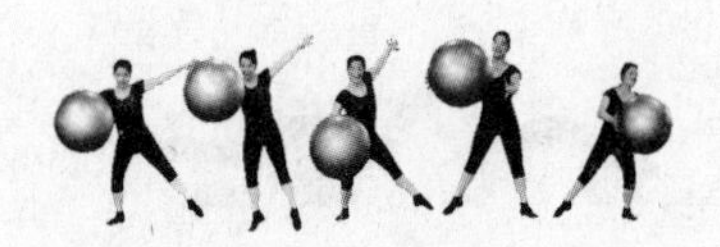

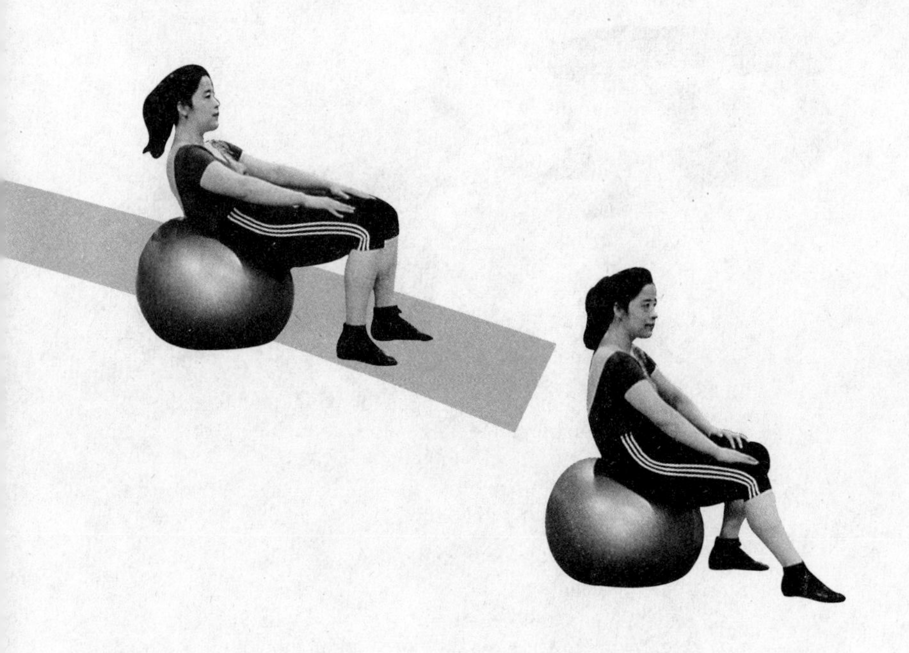

第二個八拍：

重複第一個八拍練習。

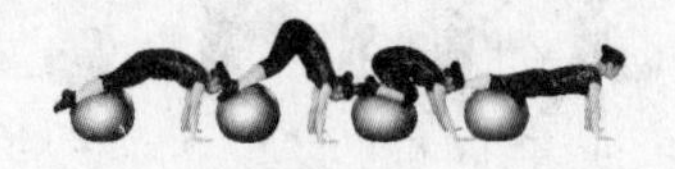

第三個八拍：

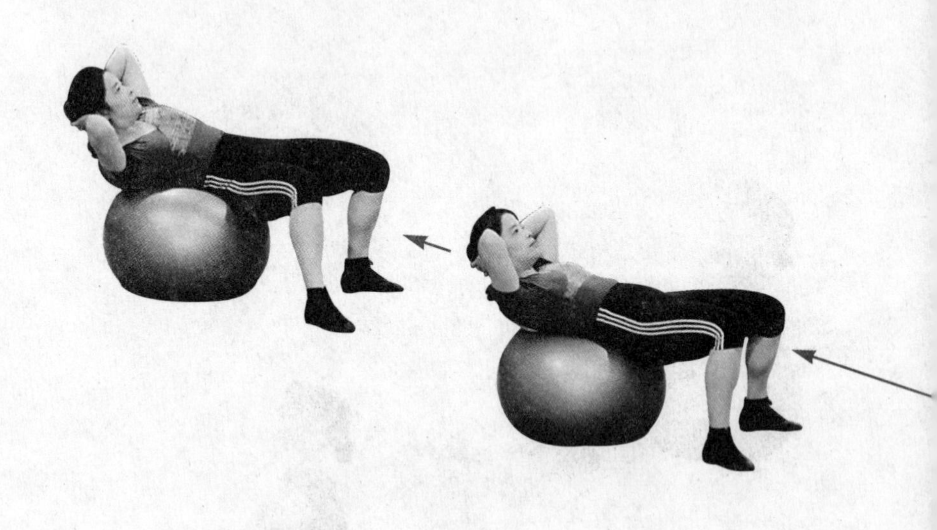

在上一節結束姿勢的基礎上，臀、腰部壓住球，身體後仰。上體向左上起，球隨之滾動，還原；上體再向右上起，球隨之滾動，還原。一拍一動，左、右各做四次。

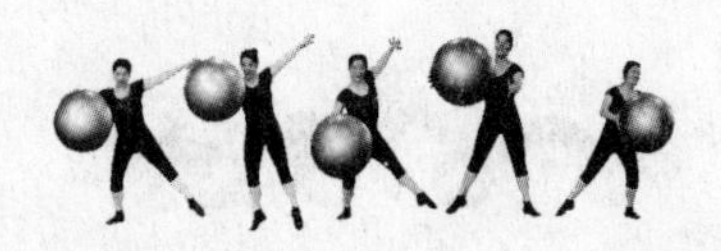

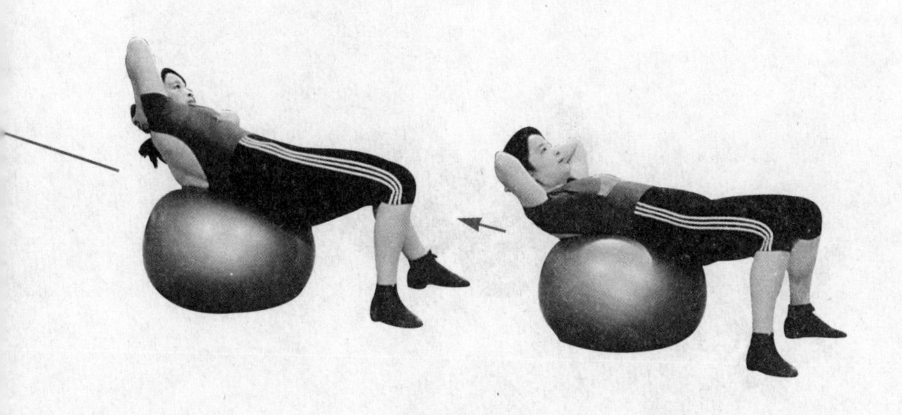

第四個八拍：

重複第三個八拍練習。

鍛鍊功效： 消耗腰腹脂肪，增強肌肉力量。

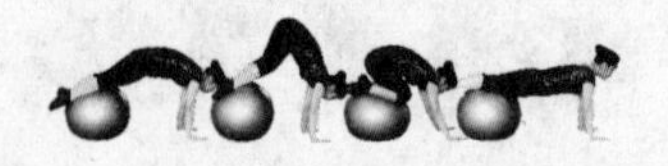

三、夾球收腹

第一個八拍：

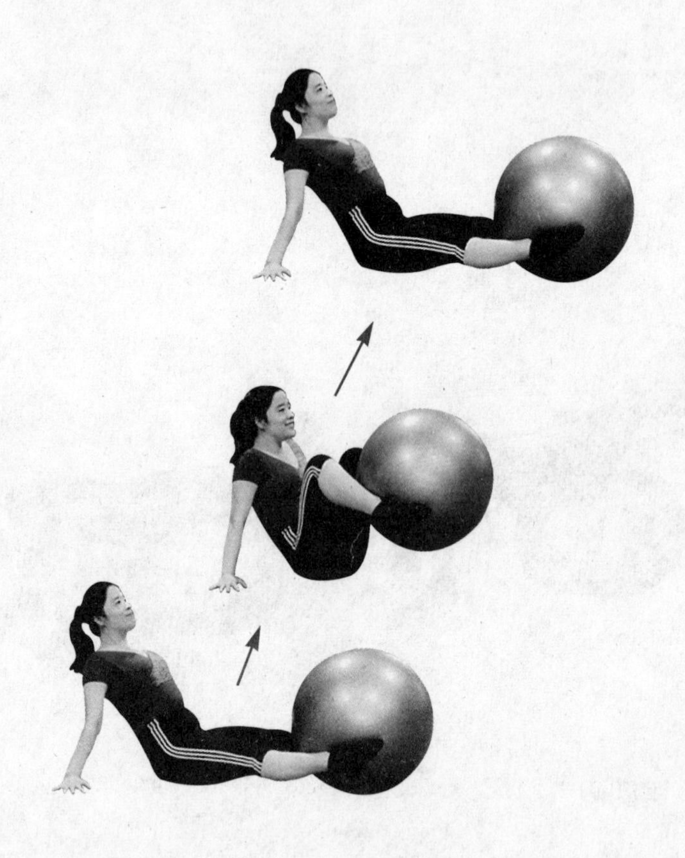

坐立，兩手後撐，兩腿將球夾起離地。夾球腿屈膝，再伸直。兩拍屈伸一次，做四次，最後一次腳落地。

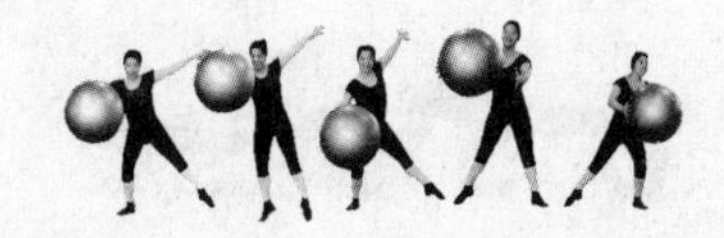

第二個八拍：

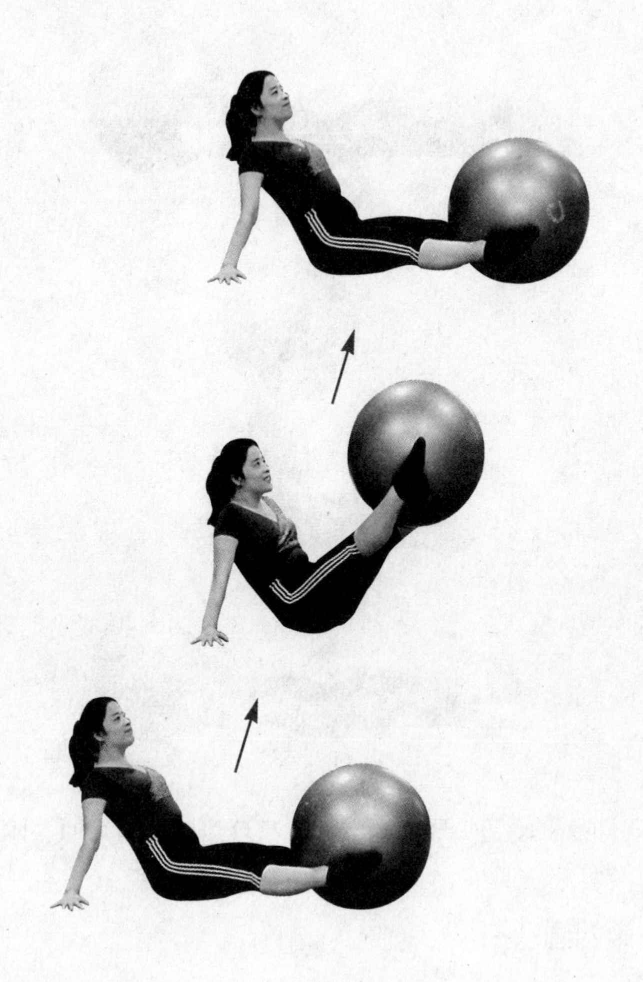

坐立，兩手後撐，兩腿夾球，腿夾球舉起，再有控制地落下。兩拍舉、落一次，做四次。

第三個八拍：

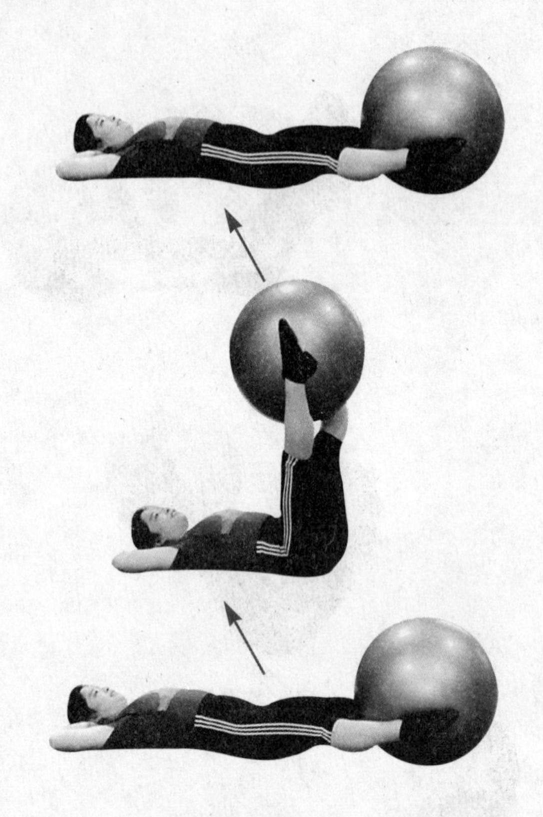

仰臥，兩腿夾球。兩腿伸直夾球舉起，再還原。兩拍一次，做四次。

第四個八拍：

重複第三個八拍動作。

鍛鍊功效：鍛鍊腹部及大腿內側肌肉力量，得到減脂的作用。

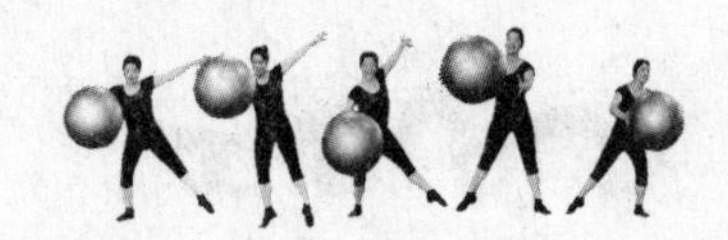

四、蹬球收腹

第一個八拍：

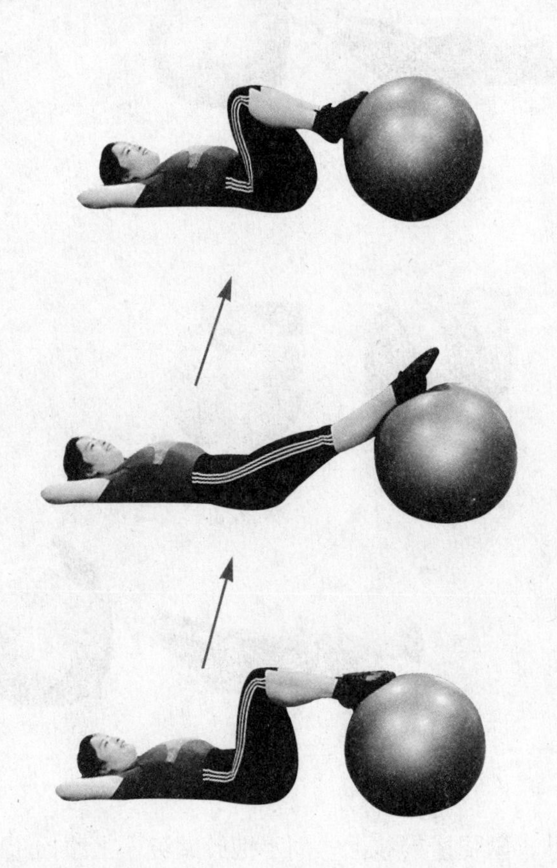

仰臥，雙腿彎曲，腳蹬在球上。腿伸直，球隨之滾動，再收腹屈腿帶動球滾回。一拍一次，做八次。

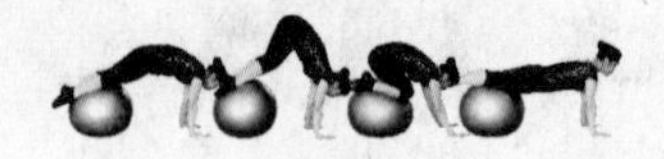

第二個八拍:

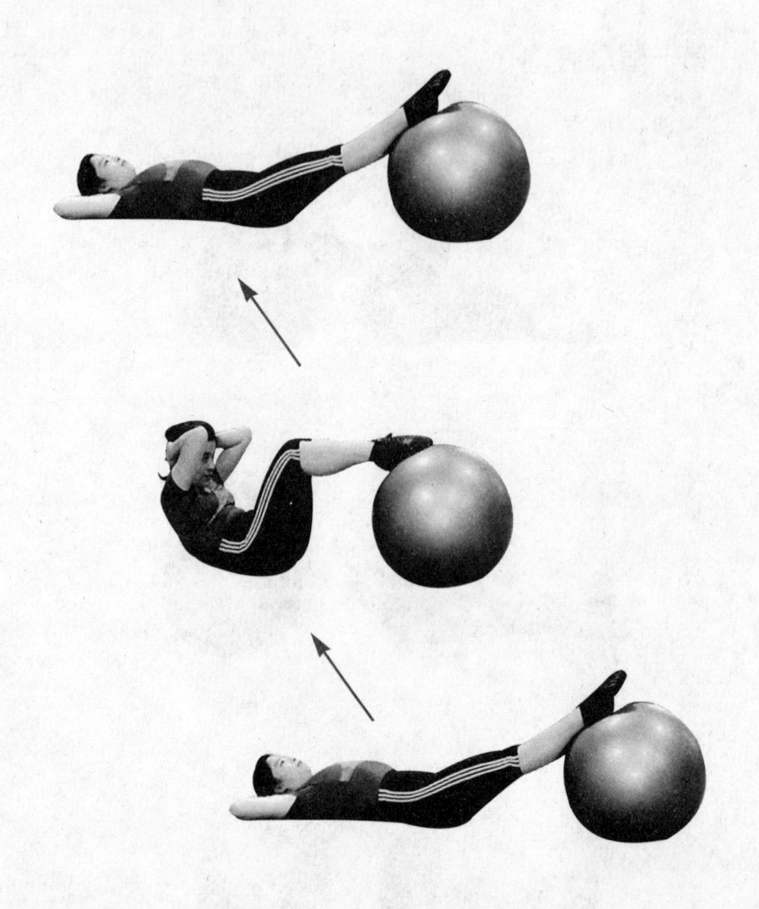

仰臥，兩腿搭於球上，兩手抱於頭後。上體抬起，同時屈膝收腹，從而球也被腳帶動回滾。之後，上體落下，同時腿也伸直，球被帶動前滾。兩拍一次，做四次。

第三個八拍:

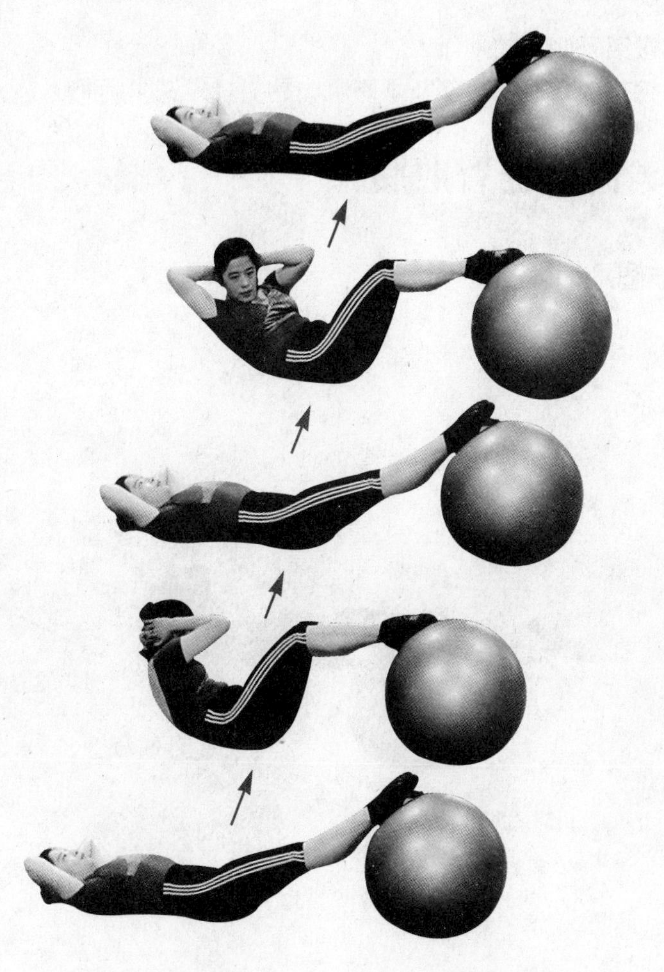

仰臥，兩腿搭於球上，兩手抱於頭後。上體抬起左轉，同時腿屈膝收回，帶動球回滾。身體復原。上體再抬起右轉，身體再還原。兩拍一次，左、右各做兩次。

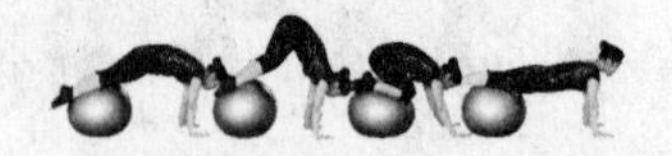

第四個八拍：

重複第三個八拍動作。

鍛鍊功效： 鍛鍊腹部及兩側肌肉的力量，減少脂肪。

五、俯撐提臀收腹

第一個八拍：

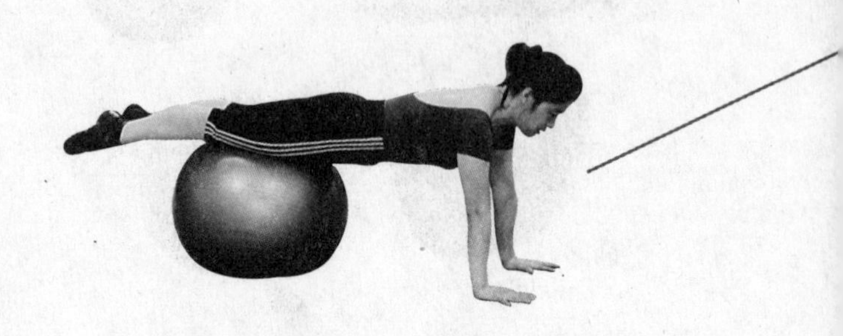

俯撐，大腿搭於球上，身體成一條線。收腹提臀，球隨之前滾，由小腿搭球，稍停留片刻。身體再慢慢復原。兩拍一次，做四次。

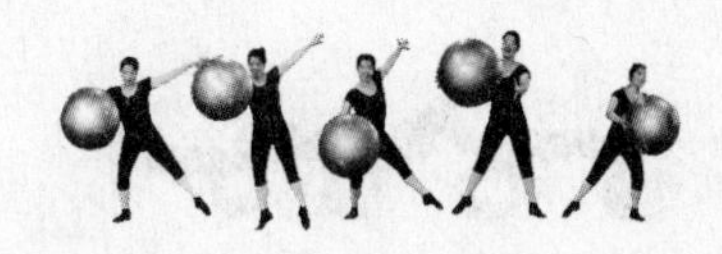

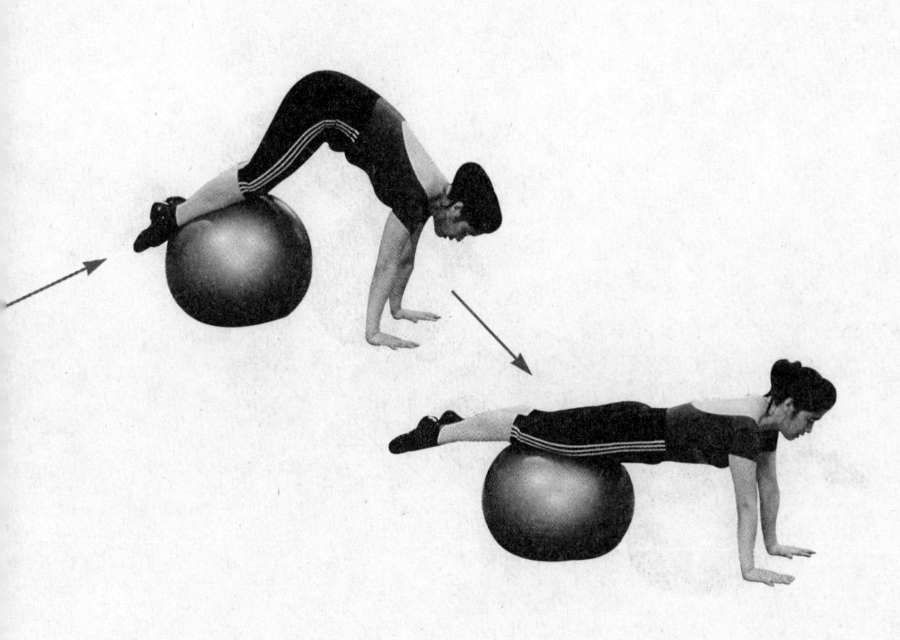

第二個八拍：

重複第一個八拍動作。

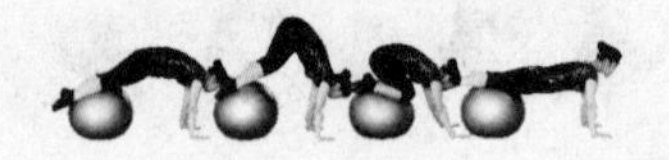

第三個八拍:

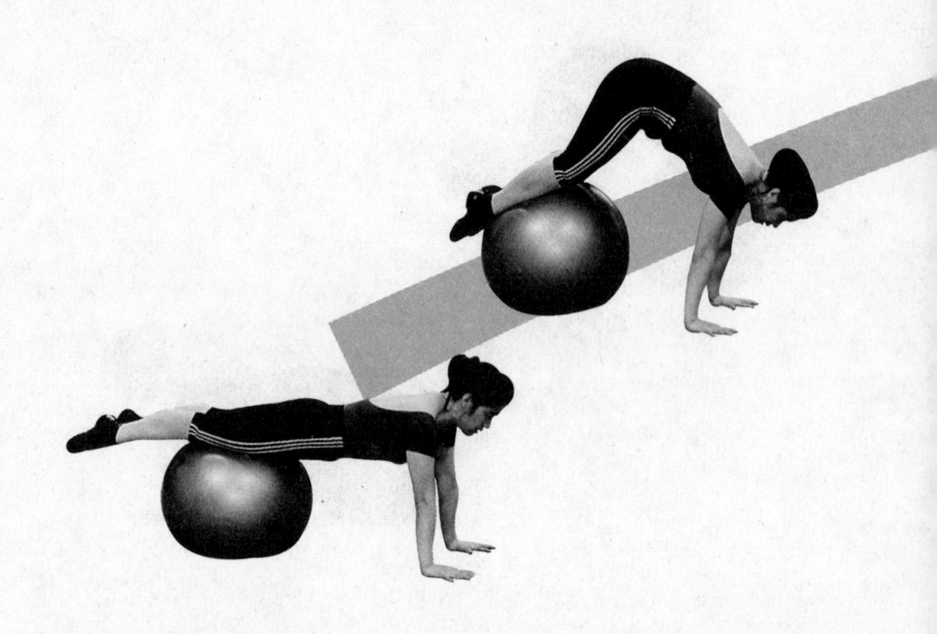

俯撐，兩腿稍分開，大腿搭於球上，收腹提臀，當臀提至一定高度時屈膝跪於球上。之後，再慢慢伸展身體還原。四拍一次，做兩次。

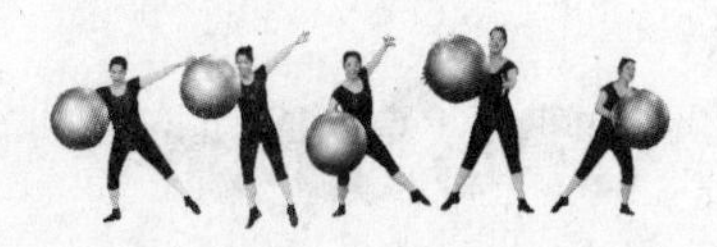

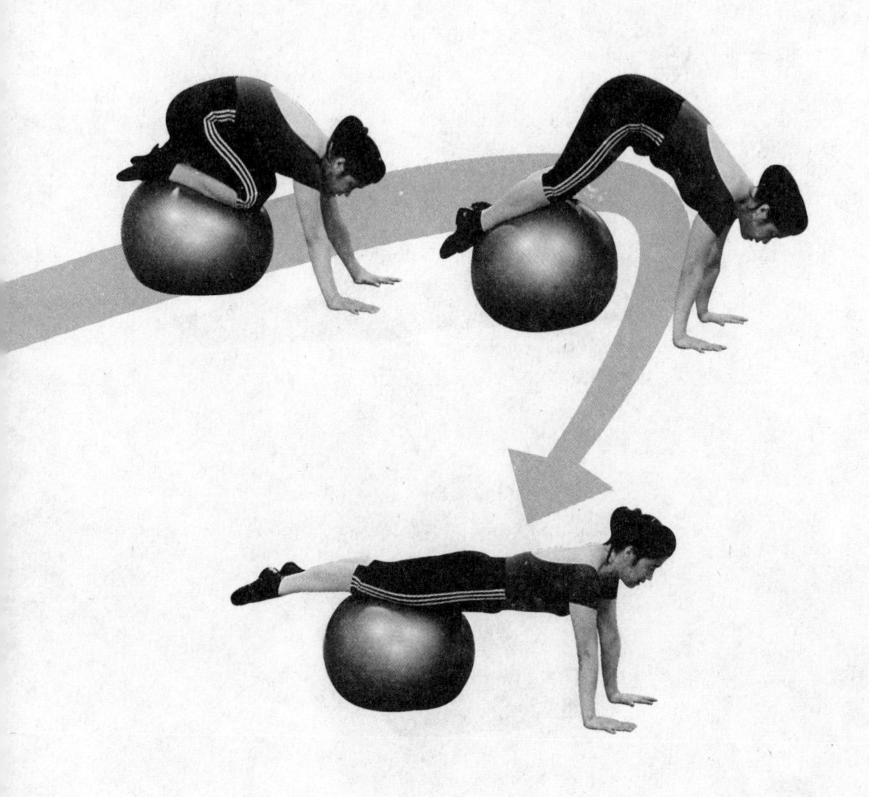

第四個八拍：

重複第三個八拍動作。

鍛鍊功效： 鍛鍊腹肌，減少脂肪。

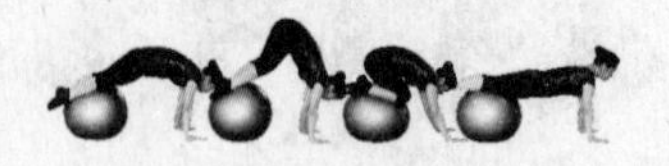

六、仰臥舉球

第一個八拍:

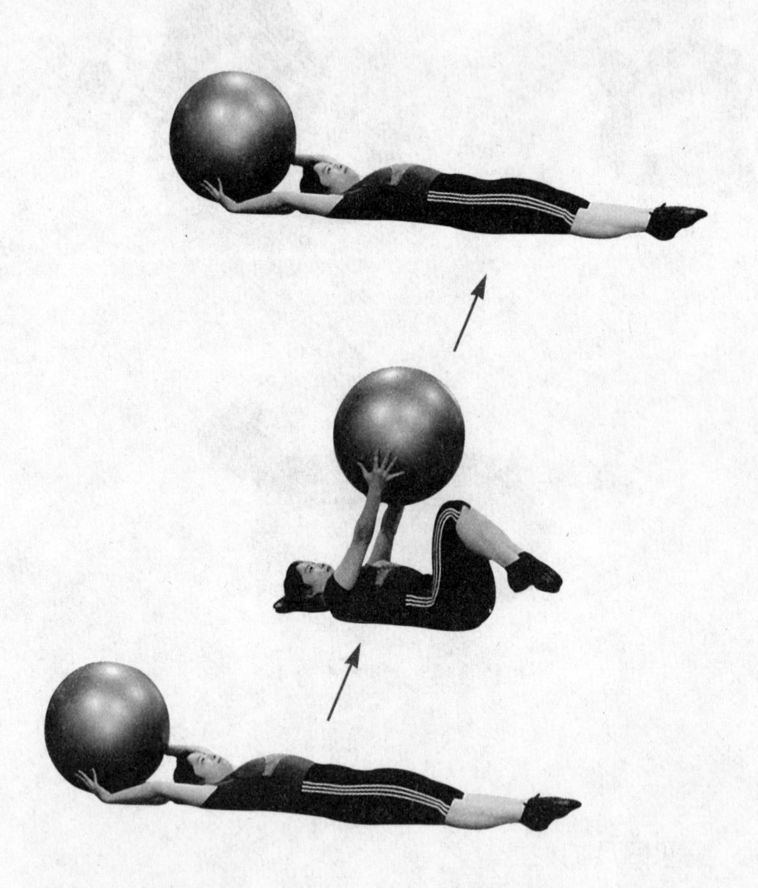

仰臥，雙手持球於頭上。雙手將球舉起，同時屈膝收腹，再還原。兩拍一次，做四次。

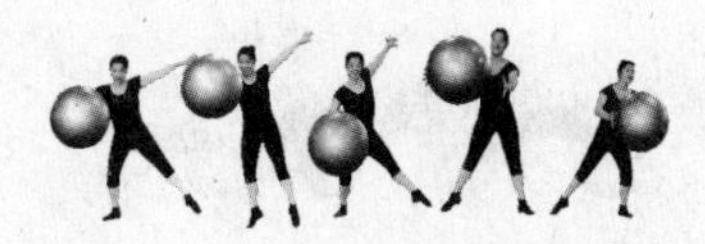

第二個八拍：

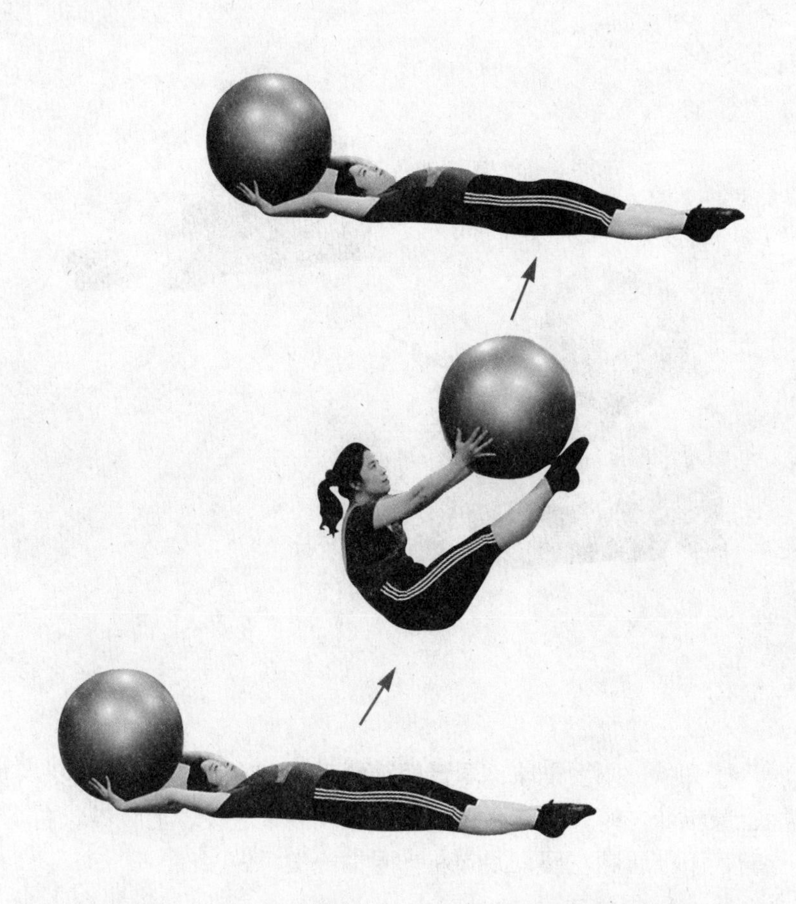

仰臥，兩手持球於頭上。手舉球，隨上體及腿部同時向上起，之後再慢慢落下。兩拍一次，做四次。

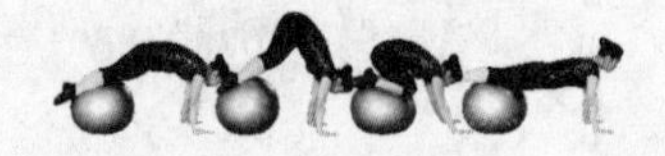

第三個八拍:

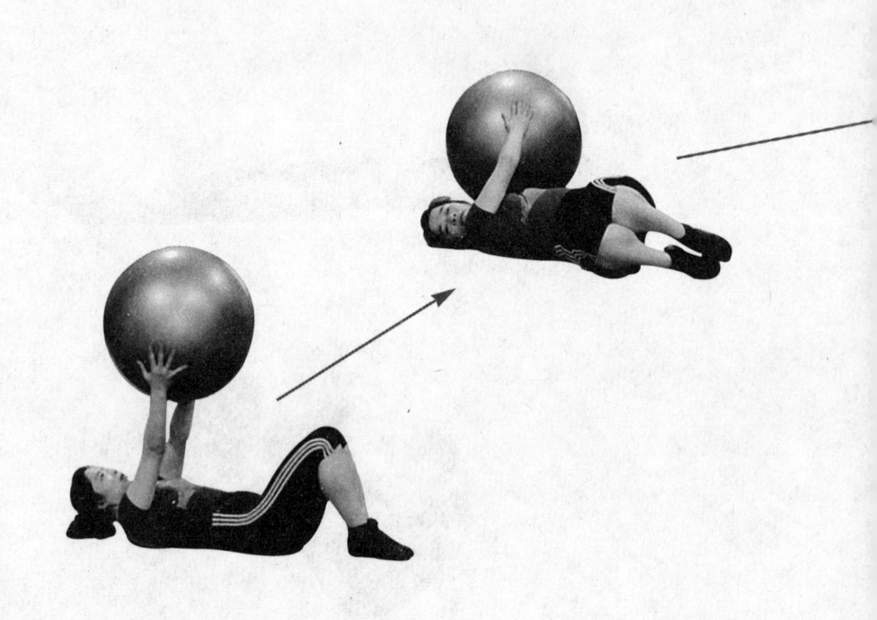

仰臥，兩手舉球，兩臂與地面垂直，兩腿屈膝腳撐地。上肢舉球左轉，下肢屈膝右轉，頭向右，之後，上肢舉球右轉，下肢屈膝左轉，頭向左。兩拍一次，做四次。

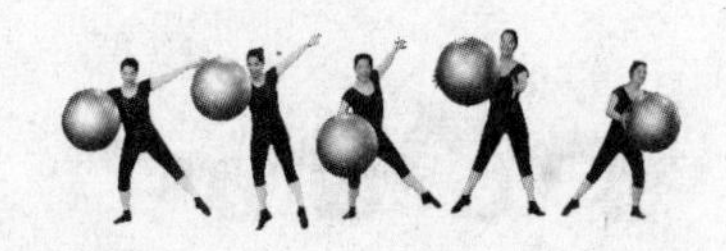

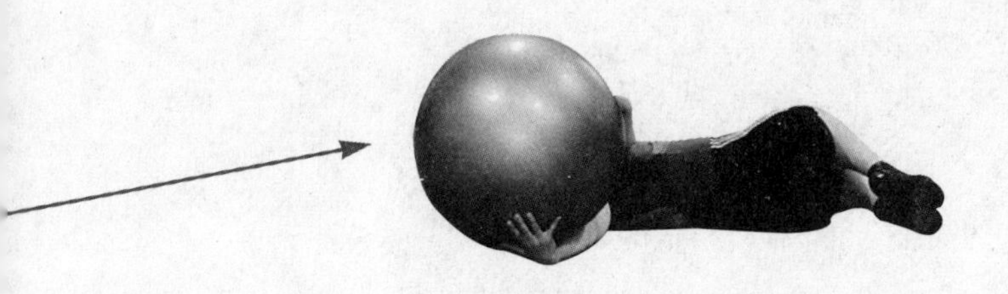

第四個八拍：

重複第三個八拍動作。

鍛鍊功效： 鍛鍊腹部肌肉力量，減少脂肪。特別是由於舉球加大了阻力，使動作更有效。

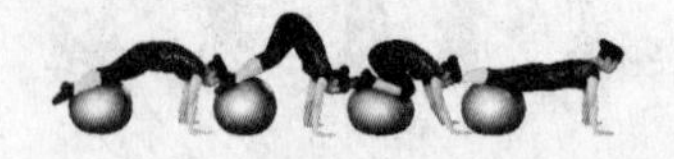

七、俯臥放鬆

第一～四個八拍：

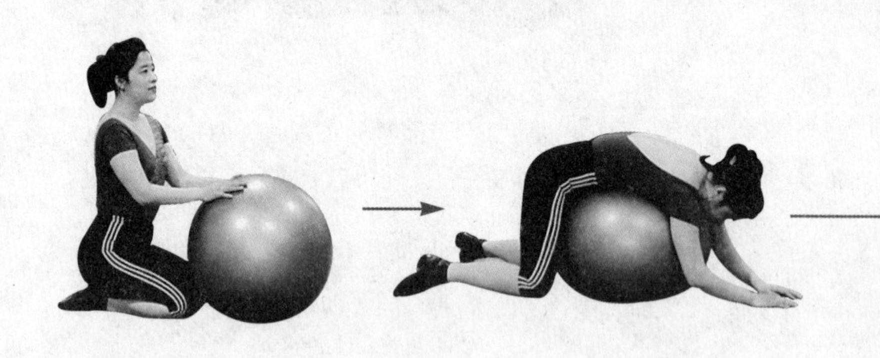

跪坐，球在體前。上體放鬆趴於球上，腿屈膝放鬆隨著球自然搖動。

鍛鍊功效：利用球的彈性及滾動性能，放鬆身體，特別是放鬆腹部。

提示：由於生活水準的提高和體力消耗的減少，人到一定年齡腹部開始凸起，並由此開始肥胖。科學研究證明，腹部的肥胖、腰圍的增粗與心腦血管等，現代文明疾病的發病

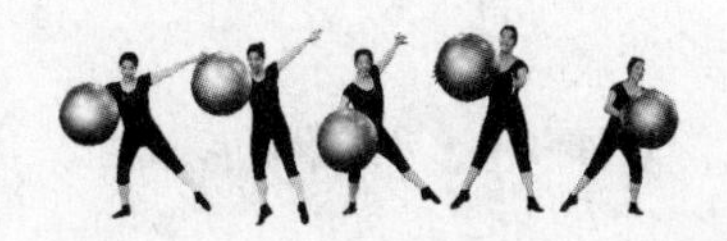

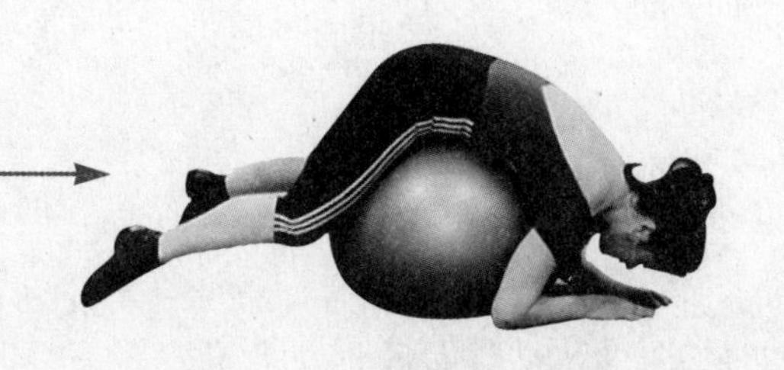

率成正比。柔力健身球操可以在不同的平面，運用多種不同方法，在有趣而多變的練習中對腹部進行有效的鍛鍊及按摩，從而達到腹部減脂的作用。

根據人體能量消耗的特點，要想減脂必須持續做有氧運動60分鐘左右，才可以消耗脂肪。因此，要想達到理想的鍛鍊效果，在練習這套動作之前，最好先進行20～30分鐘的熱身有氧運動，再做此套練習。

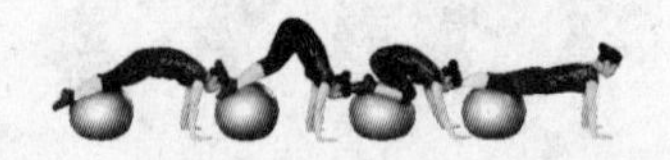

第六節　發展身體柔韌性成套動作範例

一、持球伸展

預備姿勢： 兩腳開立，兩手持球於腹前。

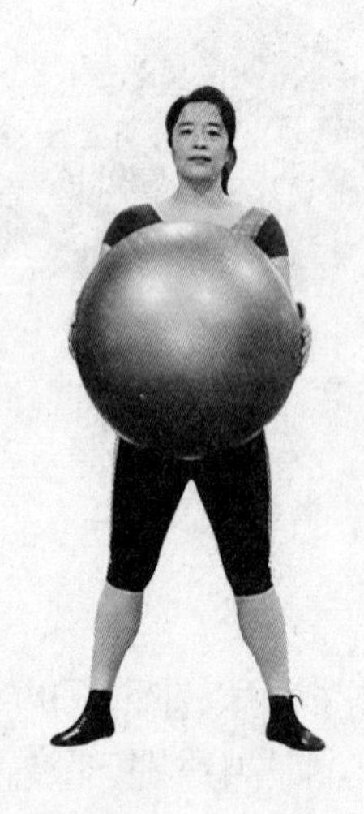

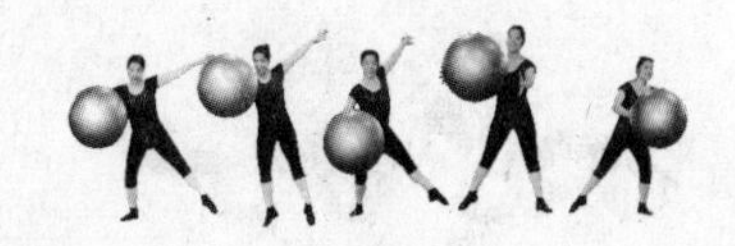

第一個八拍:

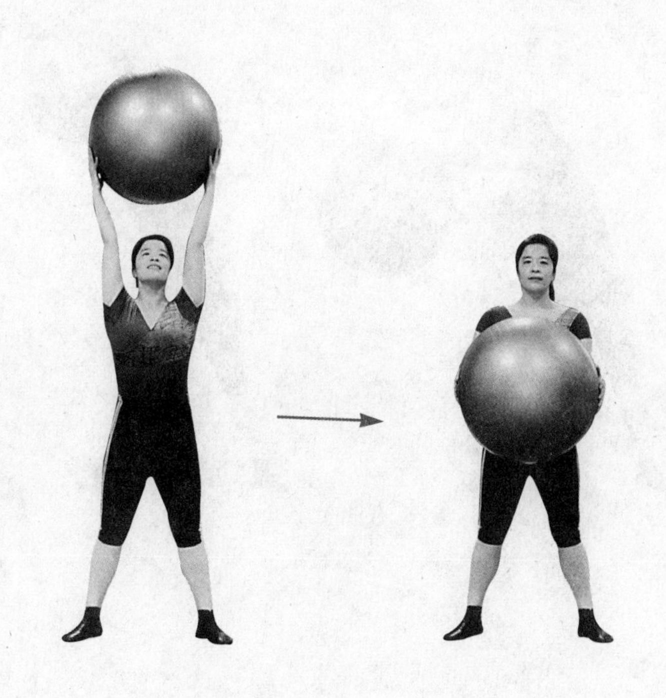

持球慢慢上舉盡量向上伸展，再經前向下慢慢落下。兩拍向上，兩拍向下。

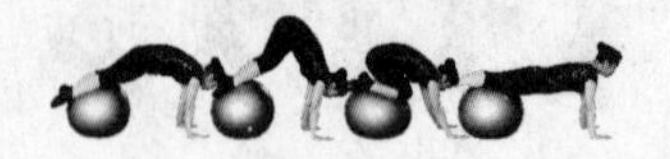

第二個八拍：

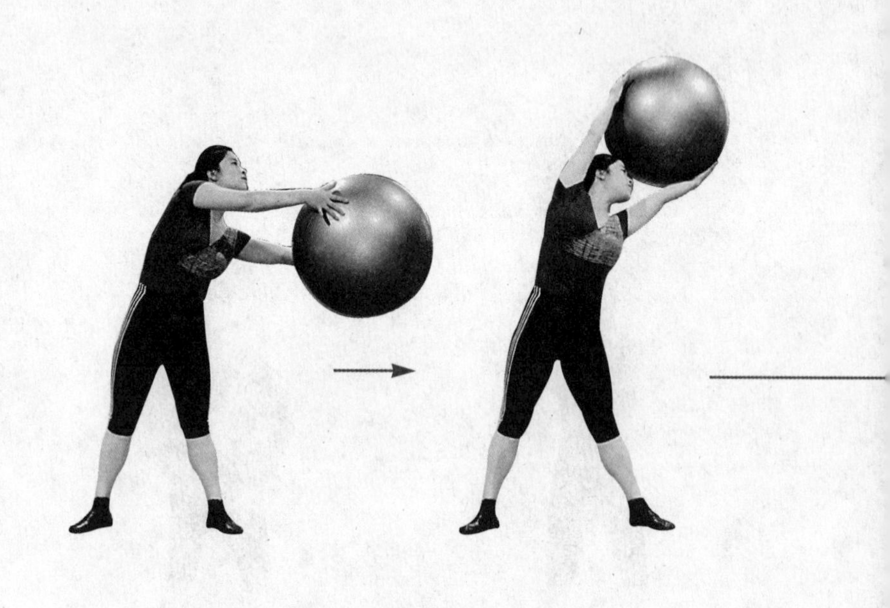

持球由左開始經上慢慢繞環一周，再向反方向做一次，四拍繞一次。

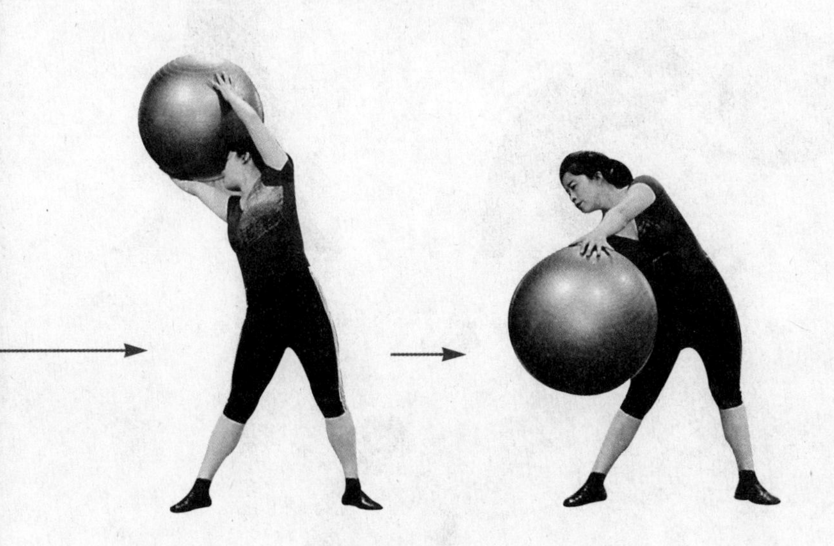

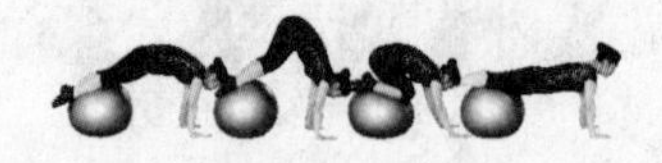

第三個八拍：

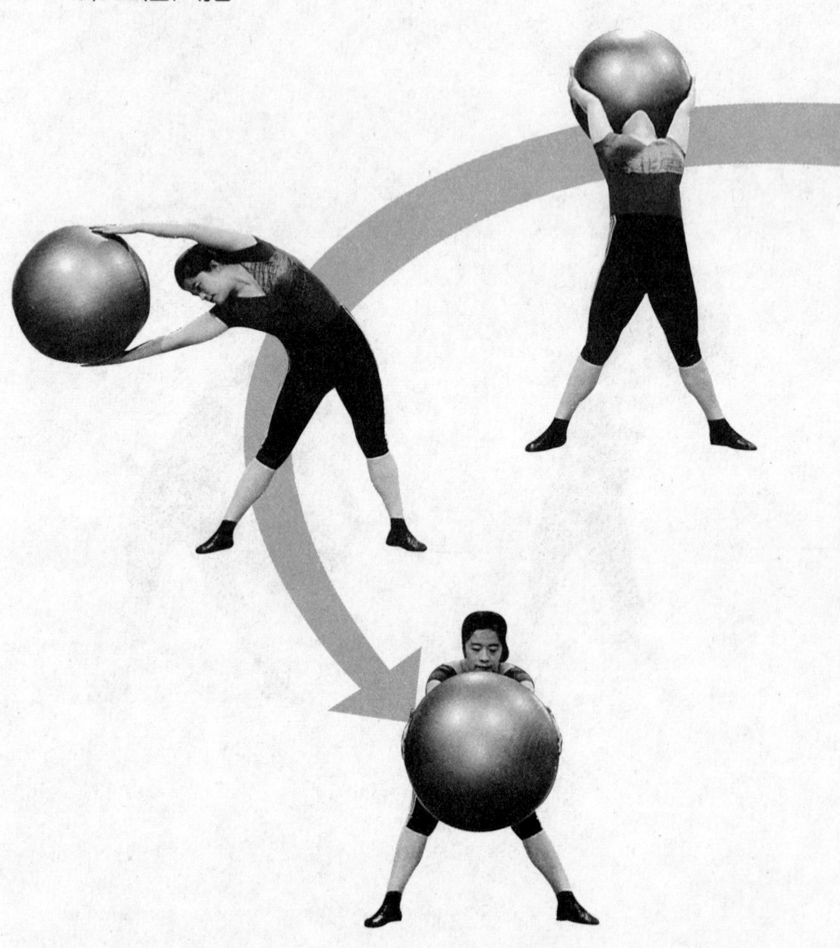

上體前屈，兩手持球前伸，由前向左側繞並帶動上體慢慢向左側繞動，再慢慢向後、向右側繞動，最後繞到前。再向相反方向做一次，四拍繞一次。

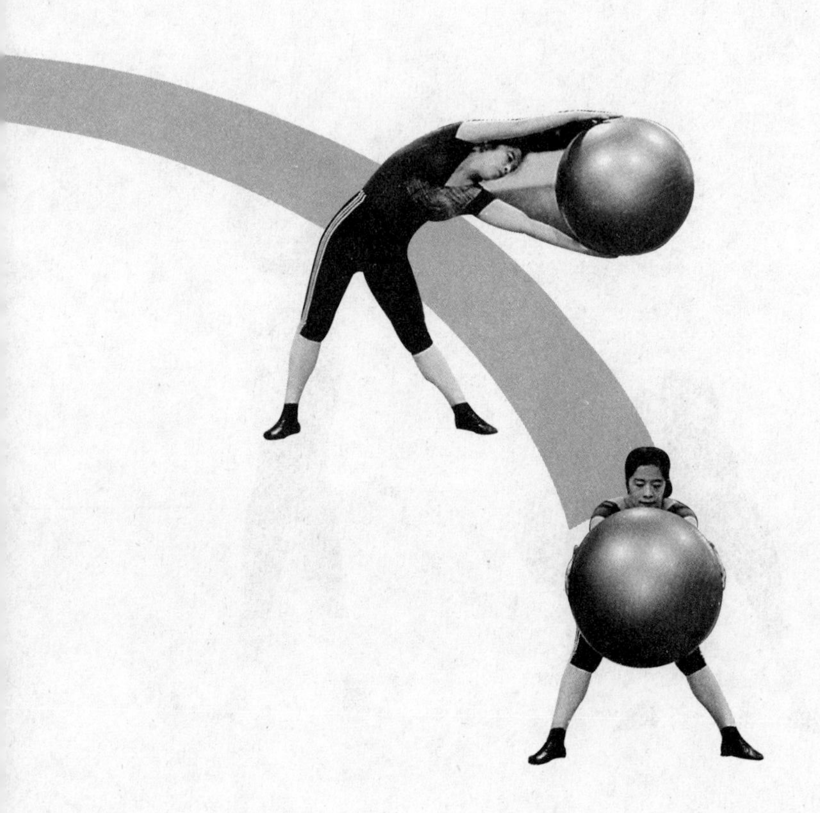

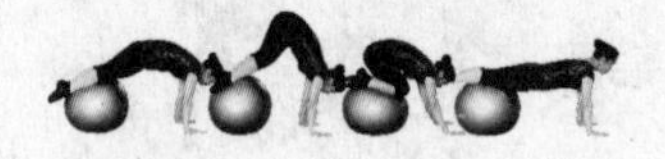

第四個八拍：

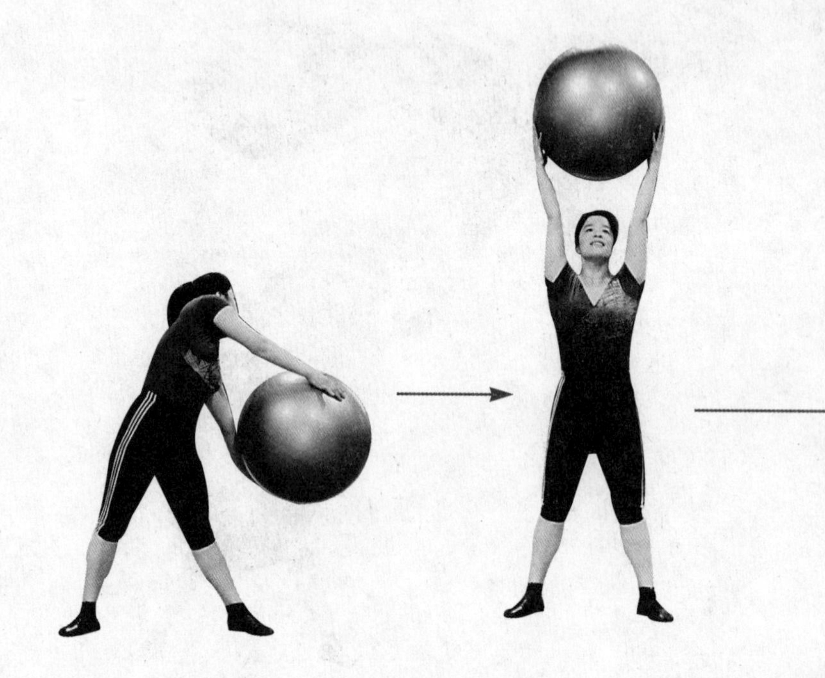

雙手持球前平舉，由左下向後上繞動到前上，再由右下向後上繞動到前，其繞動的軌跡正好是橫 8 字。

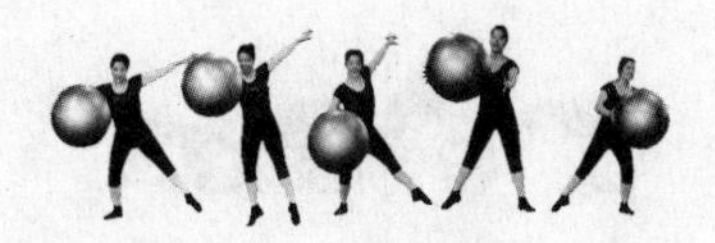

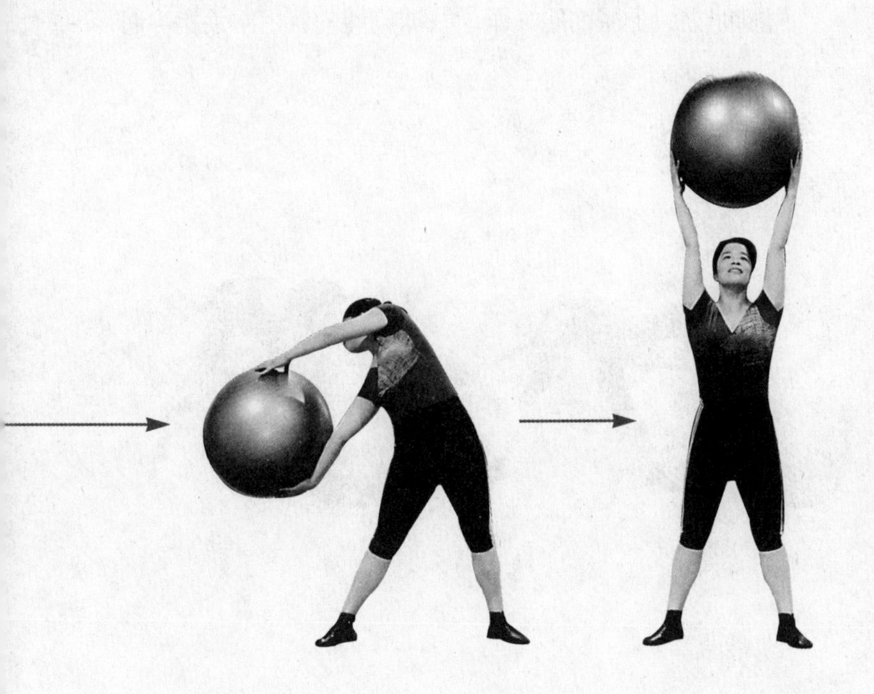

鍛鍊功效： 由於加大了動作幅度，所以本節動作使身體得到了有效的伸展，提高了身體的柔韌性。

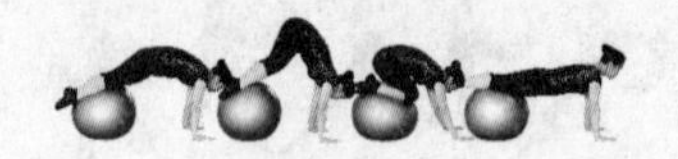

二、站立滾球伸展

第一個八拍：

兩腳開立，上體前屈，兩手扶球於體前，用兩手指尖將

第三個八拍：

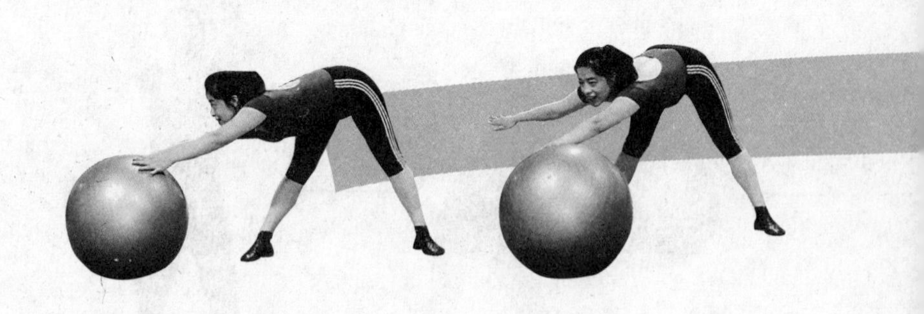

兩腿開立，兩手依次用力撥球，將球從右側經前撥至左側，再將球從左側經前撥至右側，球的運動軌跡要盡量遠。左、右各做一次。

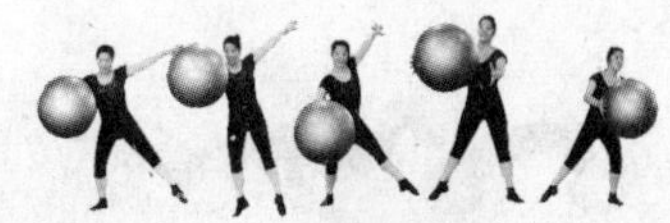

球向前慢慢撥出，隨著球的前滾兩手向前搆球並停球壓肩，最後兩拍再用手指尖撥回球，並用兩膝夾球。

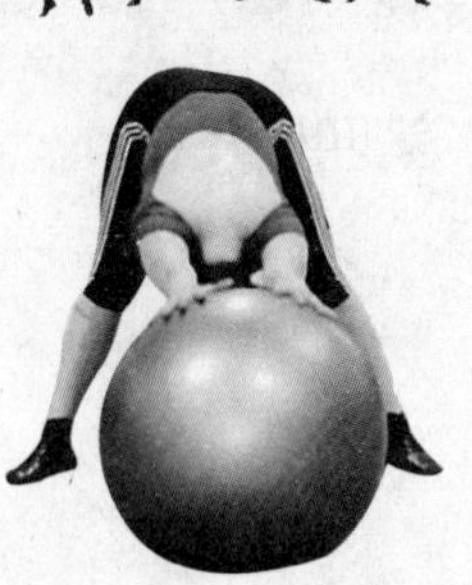

第二個八拍：

重複第一個八拍動作。

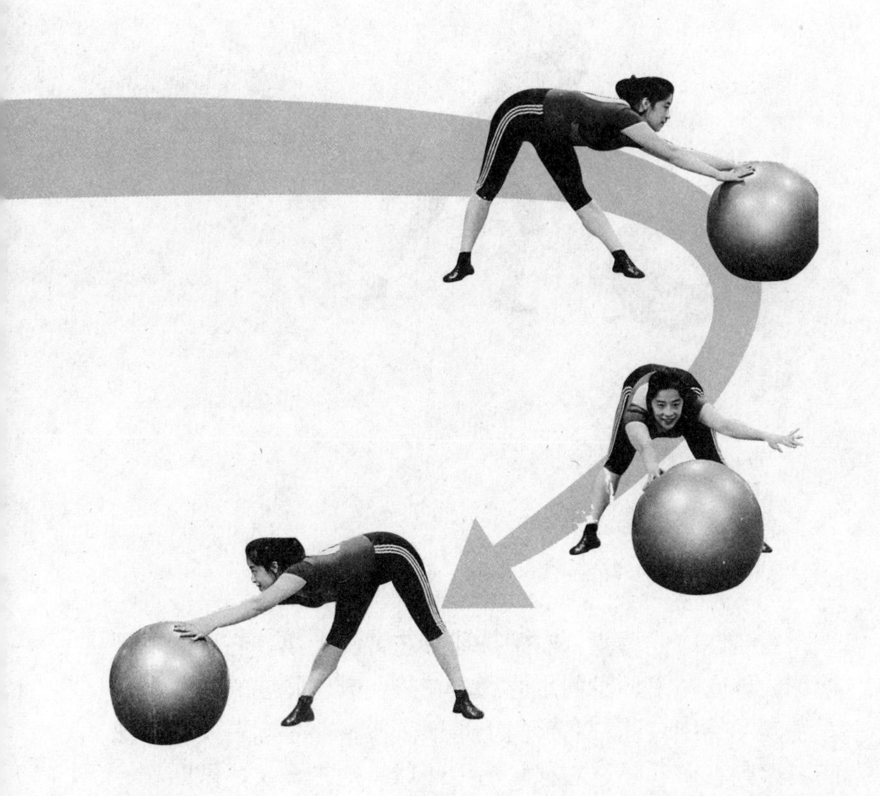

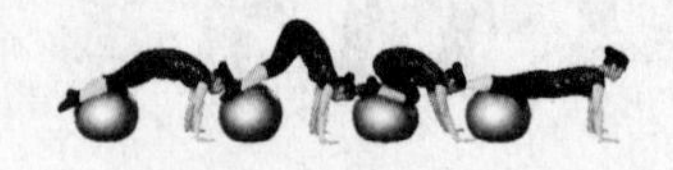

第四個八拍:

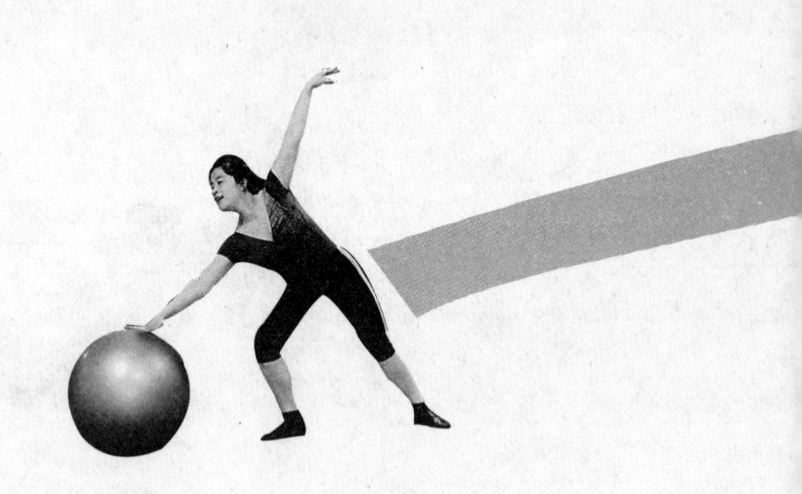

右腿屈成側弓步，右手扶球，左臂斜上舉，右手向左側撥球，球向左滾，身體重心隨之左移，成左腿屈的側弓步，左手向左伸出停球，右臂斜上舉。之後，左手向右撥球，球向右滾動，重心隨之右移，右手停球。兩拍一次，做四次。

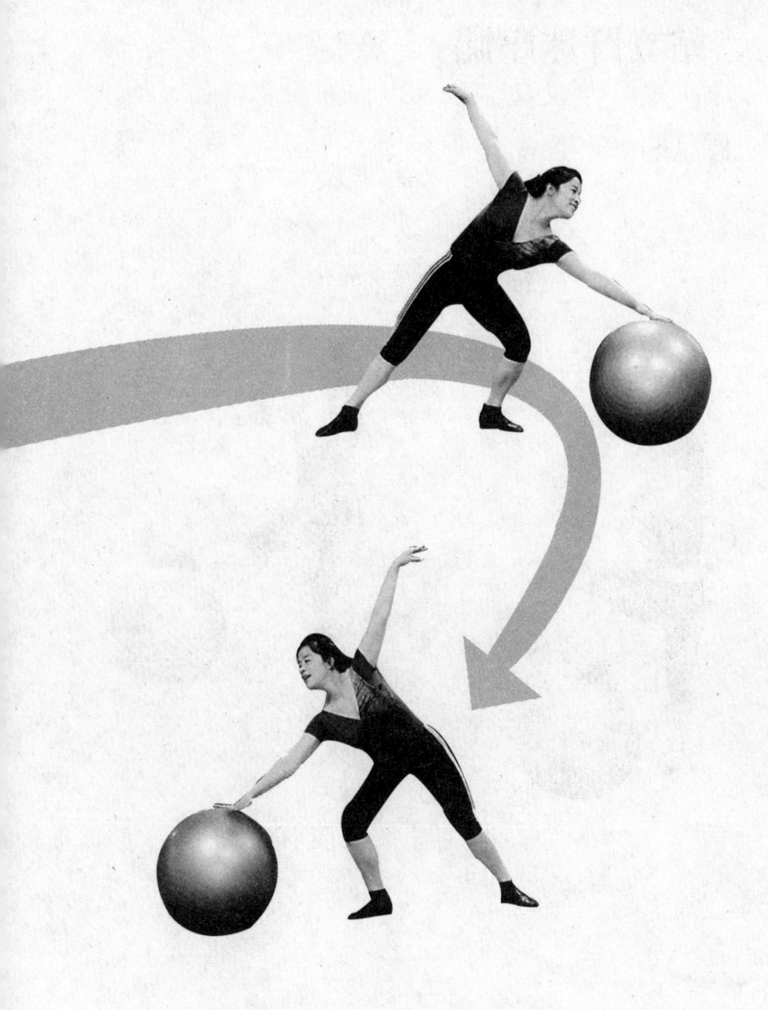

鍛鍊功效：由前、後、左、右的撥球滾動，對肩、軀幹及腿後部的肌肉、韌帶進行了拉伸。

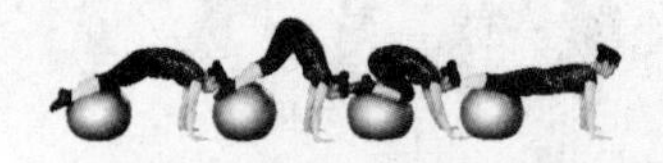

三、站立踩球壓腿

第一個八拍：

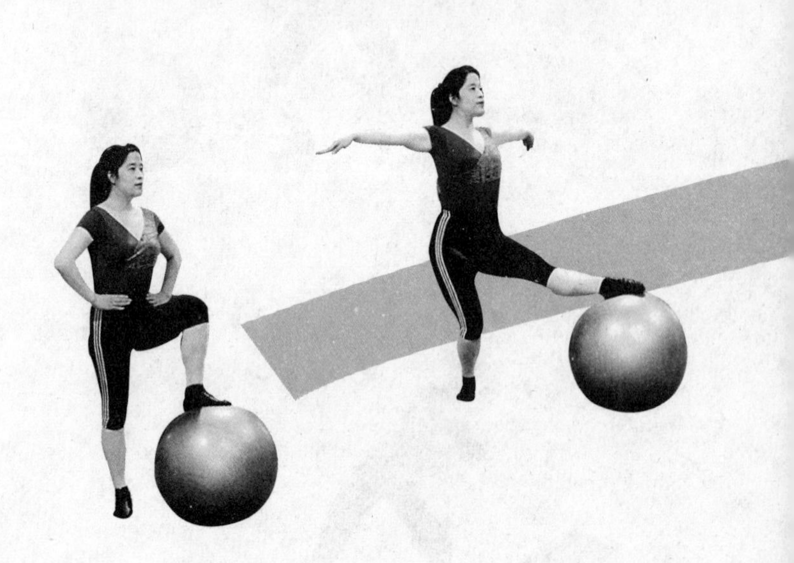

人站在球後，右腳直立支撐，左腿屈膝，腳掌踩在球上，兩手叉腰。右腿屈膝，同時左膝伸直，左腳前伸，帶動球前滾，兩臂側伸；右腿伸直，同時左腿屈膝，腳收回，帶動球回滾，兩手叉腰。兩拍一次，做兩次。之後，右腿屈膝，

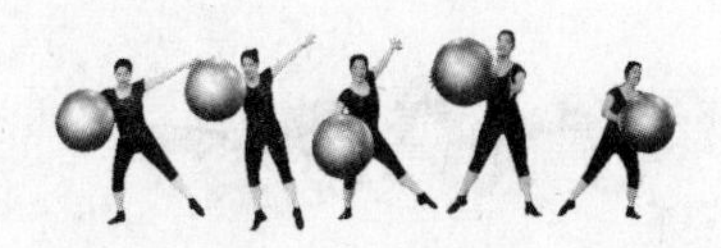

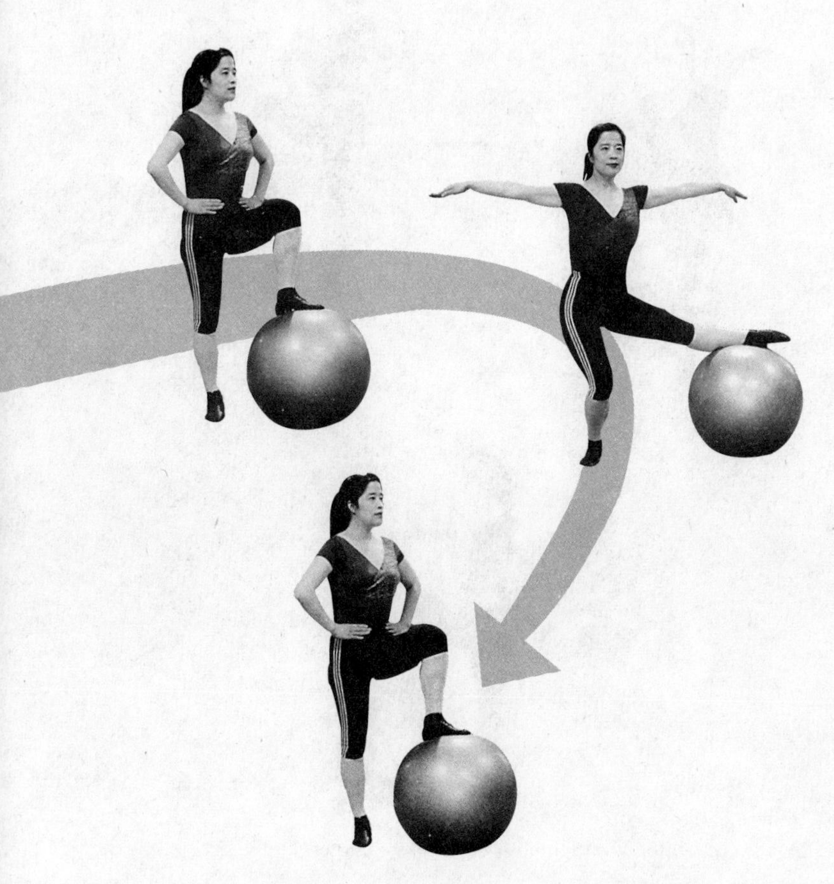

同時左膝向側伸出，腳帶動球向側滾，兩臂側伸；左腿屈膝，腳收回，帶動球回滾，兩手叉腰。兩拍一次，做兩次。

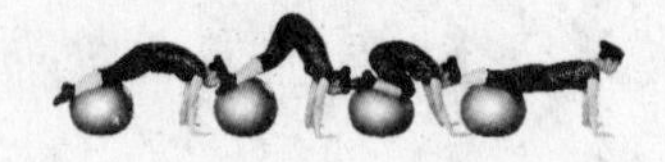

第二個八拍：

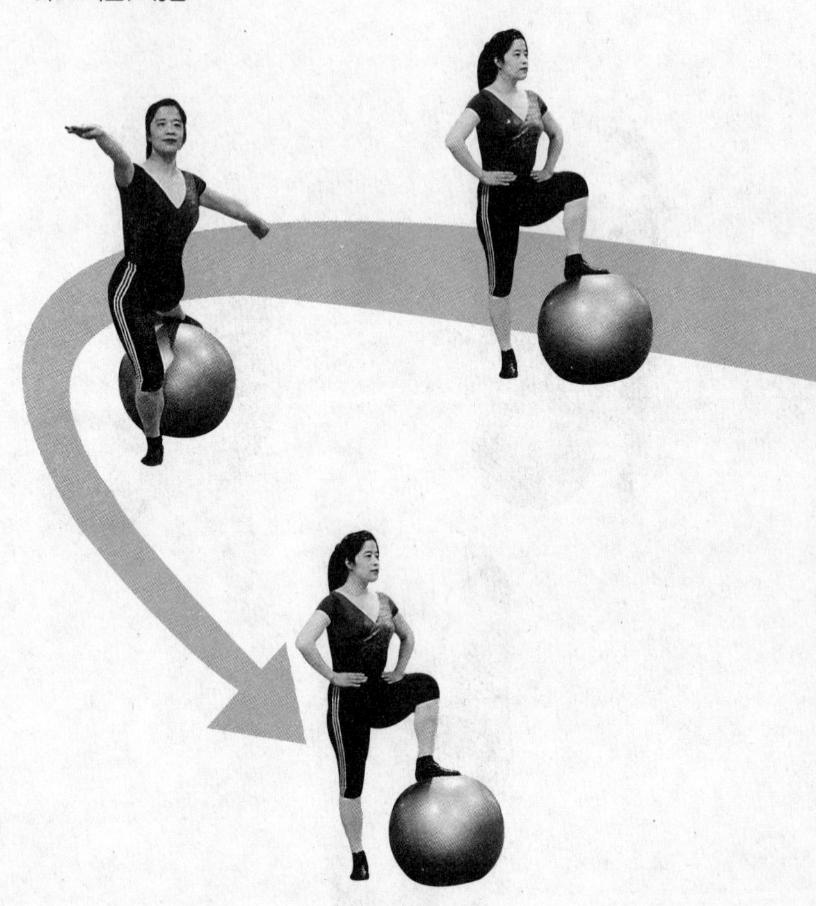

右腿支撐直立不動，左腿向後伸直，腳帶動球向後滾，兩臂側伸；左腿屈膝收回，腳帶動球回滾。兩手叉腰，兩拍一次，做兩次。之後，右腿屈膝，同時左膝向後伸直，腳帶動球後滾，右臂斜前伸，右臂斜後伸；右腿伸直，同時左腿

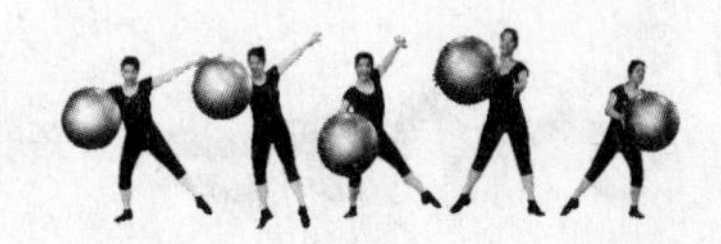

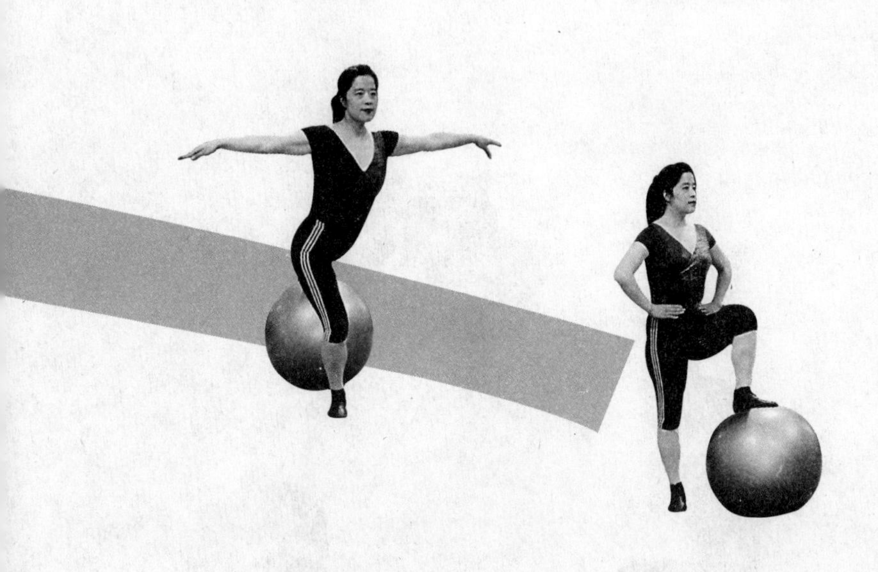

屈膝腳收回，帶動球回滾。兩手叉腰，兩拍一次，做兩次。

第三～第四個八拍與第一～第二個八拍大致相同，換腿做。

鍛鍊功效： 提高下肢的柔韌性、靈活性。

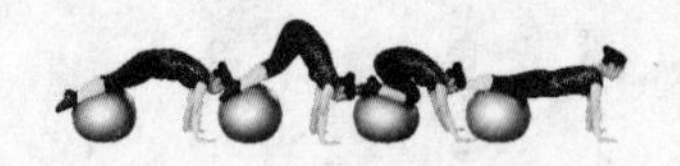

四、坐球伸展

第一個八拍:

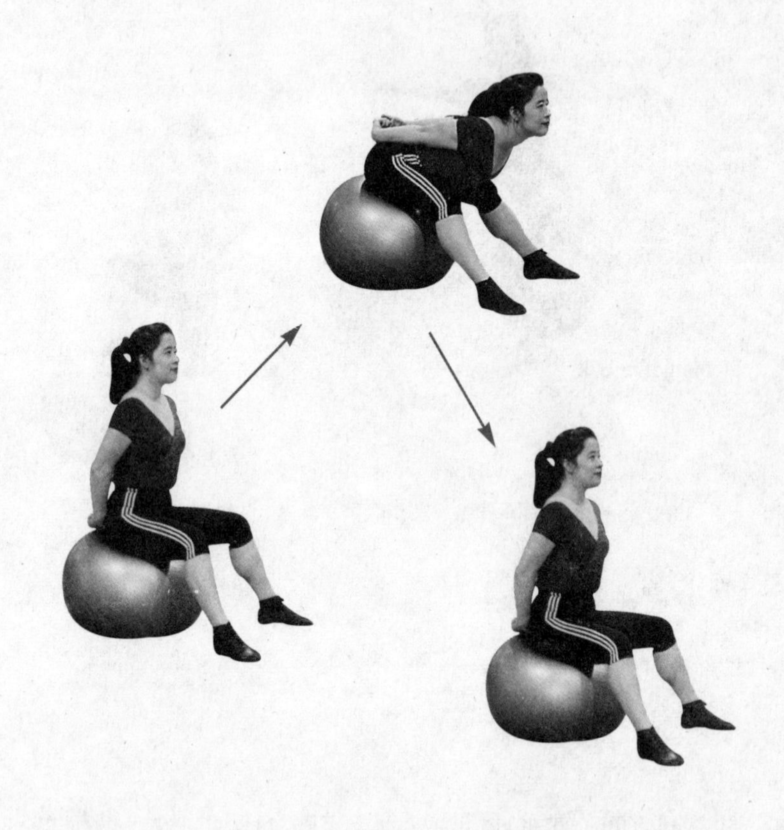

兩腿分開坐在球上，兩手背後，髖部慢慢向後用力使球後滾，同時上體前屈，挺胸塌腰，稍停片刻後，髖部前收，帶動球回滾，身體慢慢還原。四拍一次，做兩次。

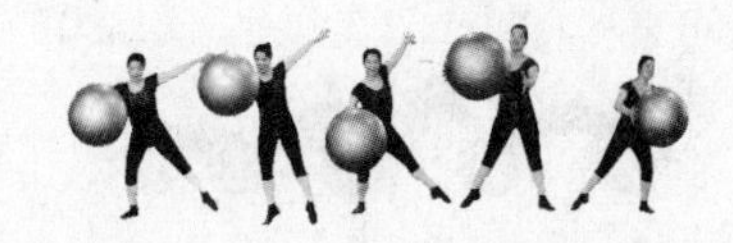

第二個八拍:

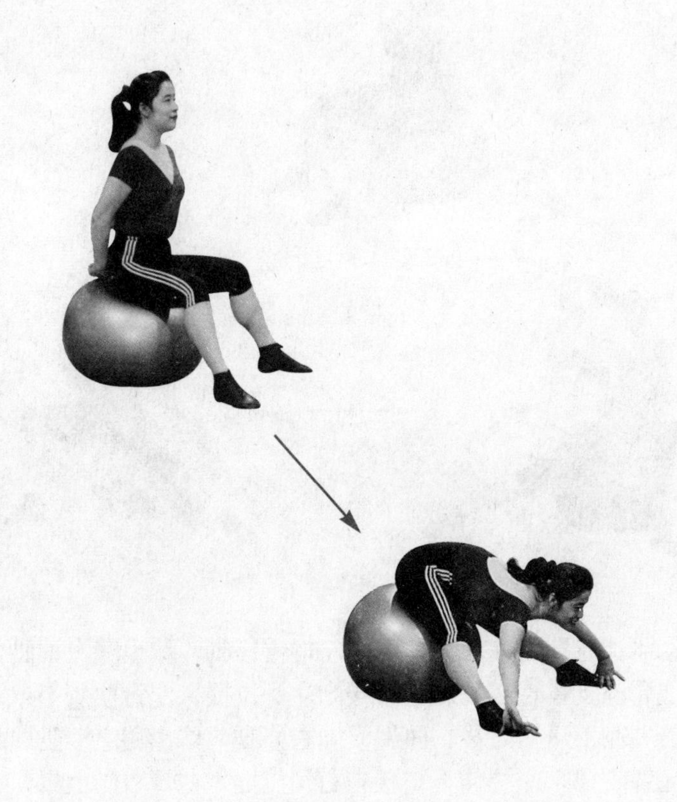

坐在球上，兩腿分開，兩手背後，臀慢慢後移，帶動球後滾，兩腿慢慢伸直，挺胸抬頭，盡量前屈，手觸腳，從而拉伸腿後部肌肉、韌帶。停留片刻後，再慢慢復原。四拍一次，做兩次。

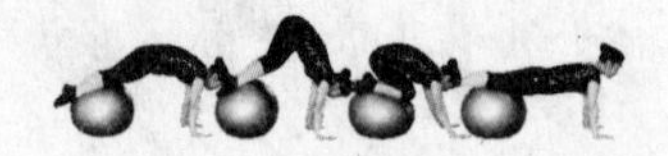

第三個八拍：

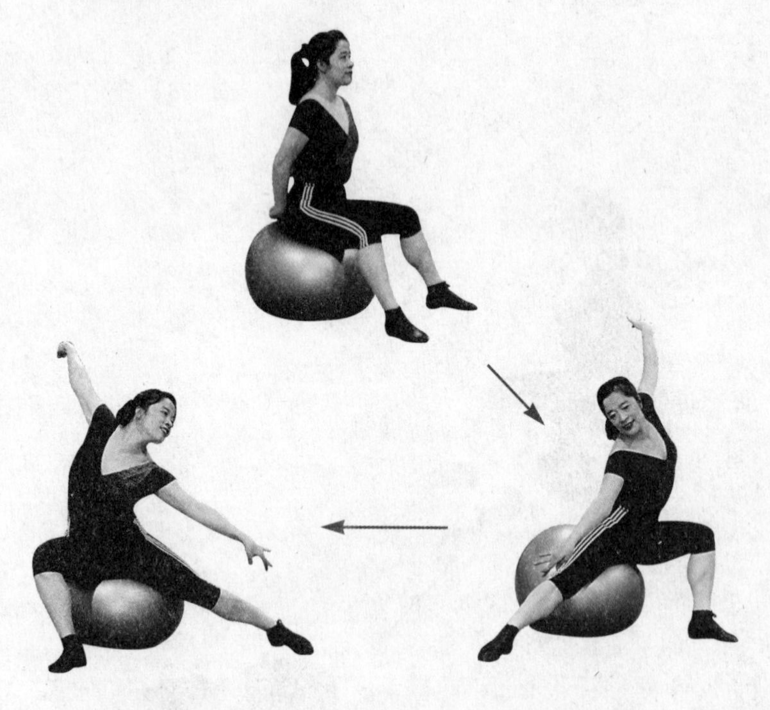

兩腿分開坐在球上，髖向左慢慢移動，球也隨之滾動，左腿屈膝支撐，右腿伸直，腰向左側拉提，左臂左側上舉，右臂右側下舉。之後，髖慢慢向右移動，球也隨之滾動，右腿屈膝支撐，左腿伸直，腰向右側拉提，右臂右側上舉，左臂左側下舉。

第四個八拍：

重複第三個八拍動作。

鍛鍊功效：由坐球伸展練習，提高腿部、軀幹的柔韌性。

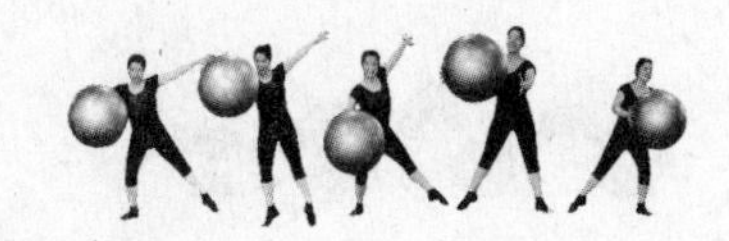

五、側臥滾球伸展

第一個八拍：

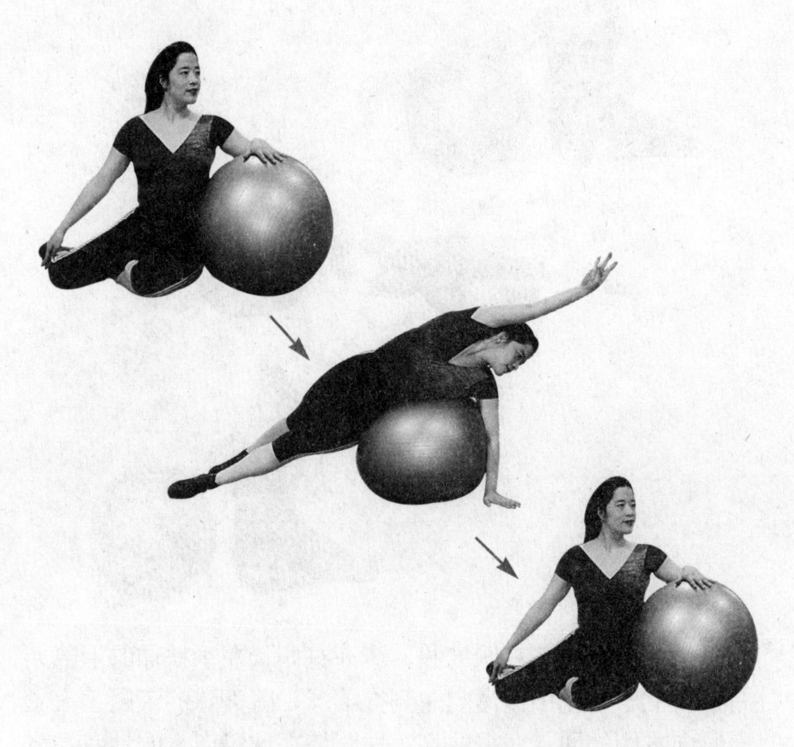

坐地，兩腿向右側彎曲，球在身體左側，左手扶球。兩腳蹬地，上體慢慢向左側伸展，左手越球撐地，球隨之左滾，成左手扶地、右臂上伸，身體左側壓在球上，兩腿伸直，兩腳蹬地，展體，稍作停頓。之後，兩腿屈回，身體慢慢收回到開始姿勢，球也隨之滾回。四拍一次，做兩次。

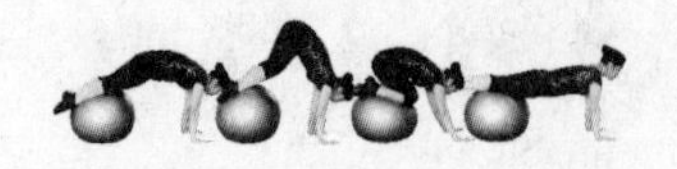

第二個八拍：

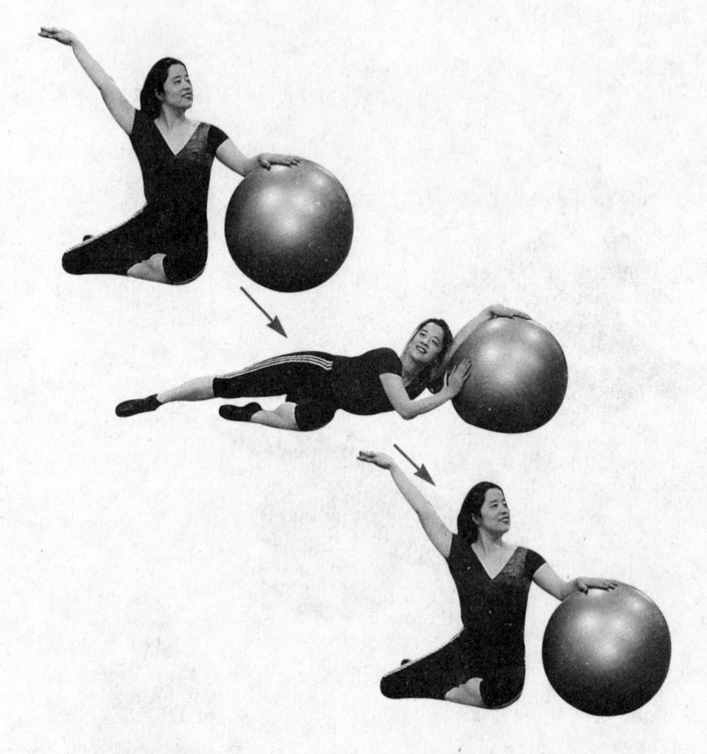

坐地，兩腿在右側彎曲，球在左側，左手扶球的上部，右臂斜上舉。左手慢慢向左側推滾球，隨著球的滾動，人體慢慢向左側伸展，右腿伸直，左臂搭在球體上，頭枕在左臂上，右手也向左伸扶球，從而充分伸拉左臂、左肩、左側軀幹。稍做停留後，慢慢還原。四拍一次，做兩次。

第三～四個八拍同第一～二個八拍，方向相反。

鍛鍊功效： 軀幹的兩側及肩關節得以充分伸展，從而增強其柔韌性，促進血液循環，減輕疲勞。

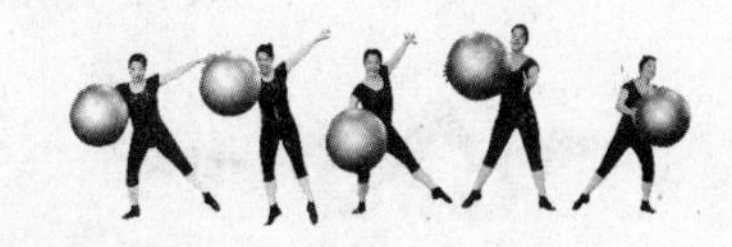

六、跪臥滾球壓肩

第一個八拍：

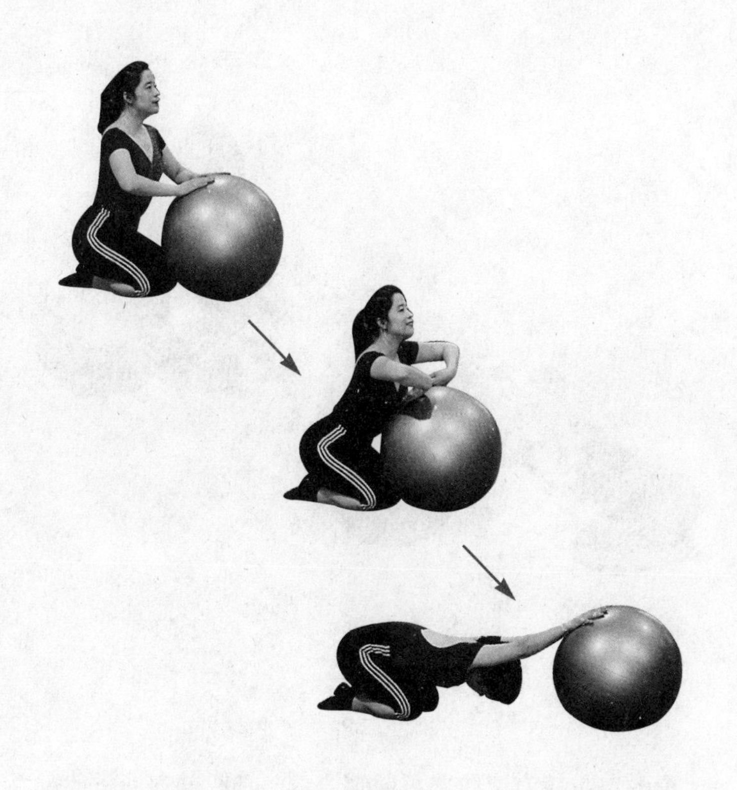

跪坐，球於體前，雙手搭在球上。用手指尖向前撥球，當撥到上體前屈伸手能摸到球時，用手停球並扶球壓肩。停留片刻後，再將球撥回原位。四拍一次，做兩次。

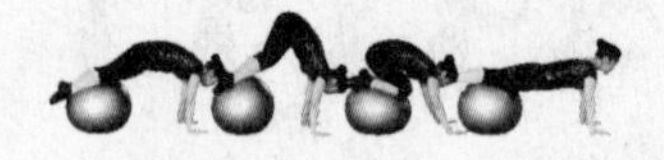

第二個八拍：

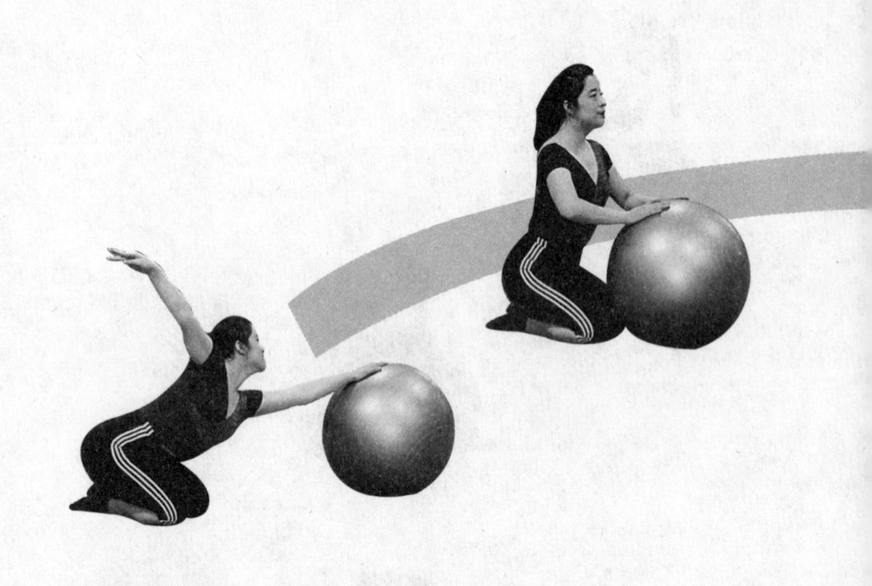

左手向左前方滾球，右臂側上舉，當球滾到一定位置之後，左手、左肩伸展搆球，上體左前屈，稍停片刻後，左手將球撥回體前，雙手搭在球上。右手向右前方滾球，左臂側上舉，當球滾到一定位置後，右手、右肩伸展搆球，上體右

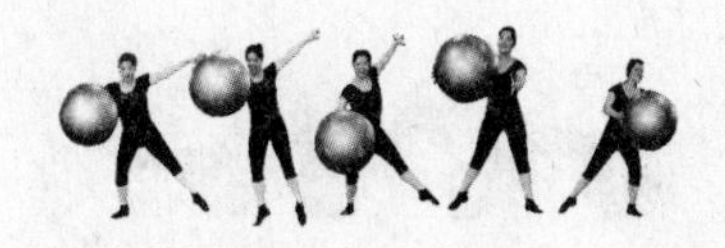

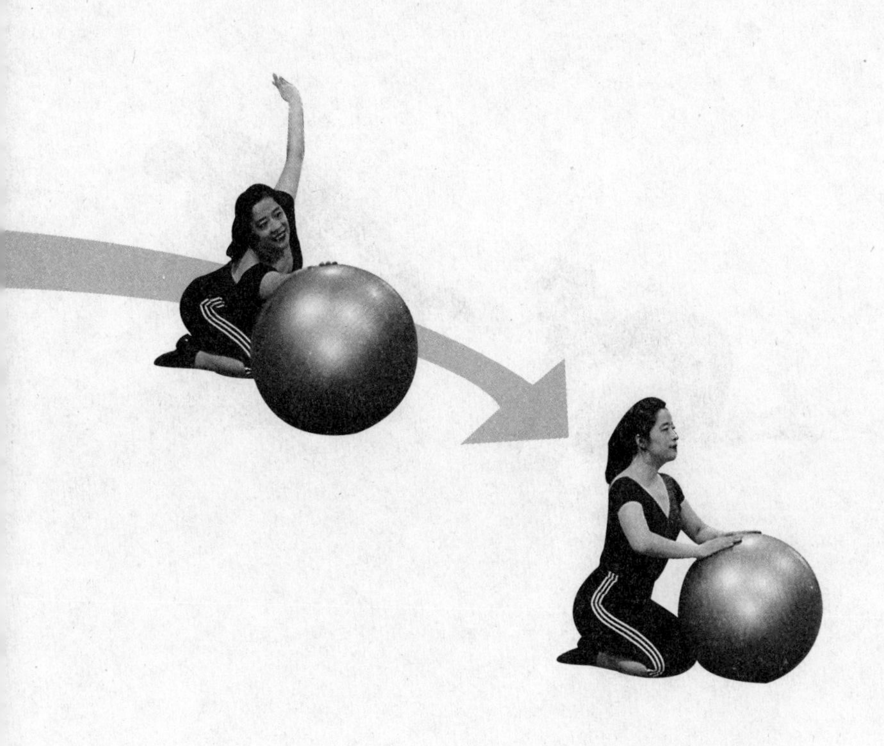

前屈，稍停片刻後，右手將球撥回體前，雙手搭在球上，四拍一次，左右各做一次。

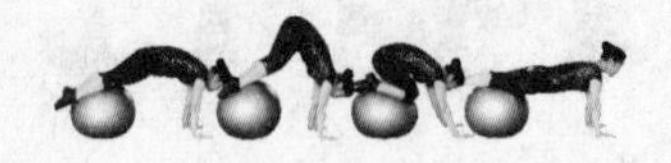

第三個八拍：

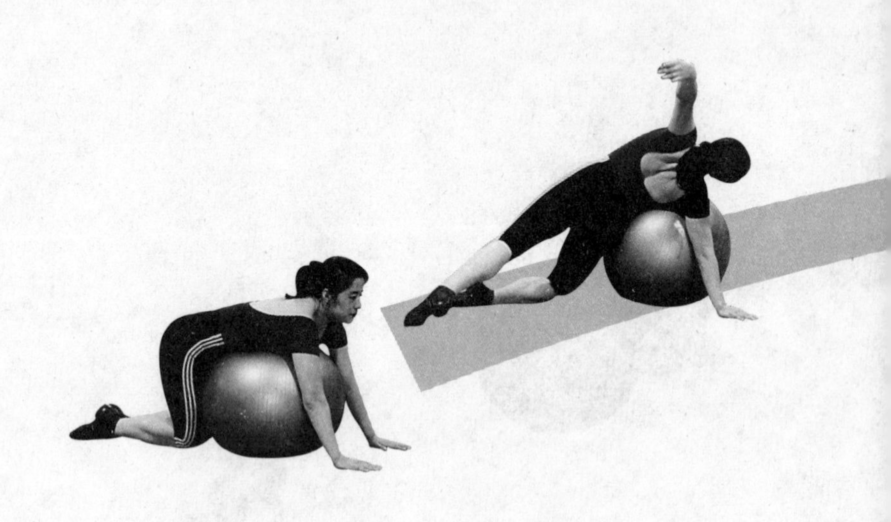

跪撐，上體壓住球。左手推地並抬起上體向左翻展體，左腿伸直向右後方斜點地，稍做停頓，身體還原。右手推地抬起，上體向右翻展體，右腿伸直向左後方斜點地，身體還原。四拍一次，左、右各做一次。

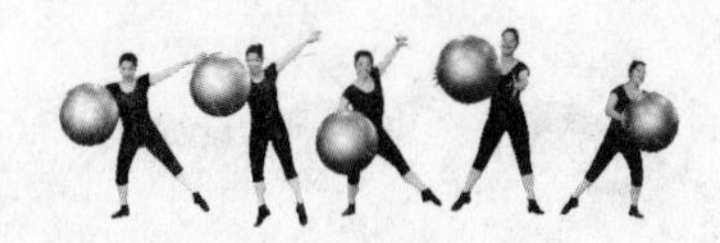

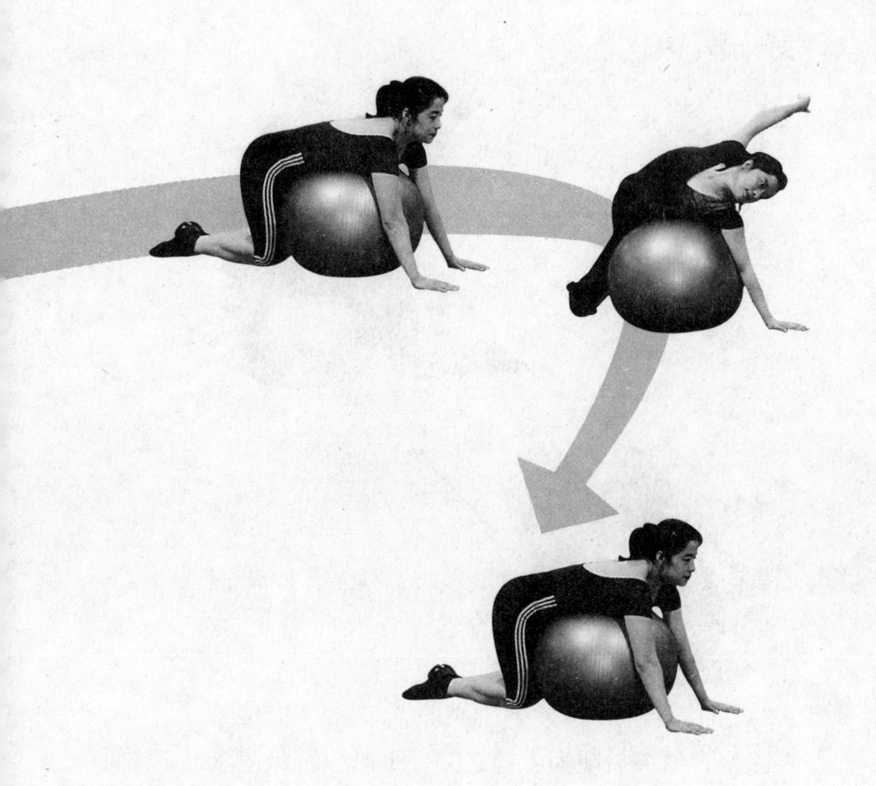

第四個八拍：

重複第三個八拍動作。

鍛鍊功效： 由壓肩、展體練習，提高肩關節及軀幹前部的柔韌性。

第七節　跪臥踢腿

第一個八拍：

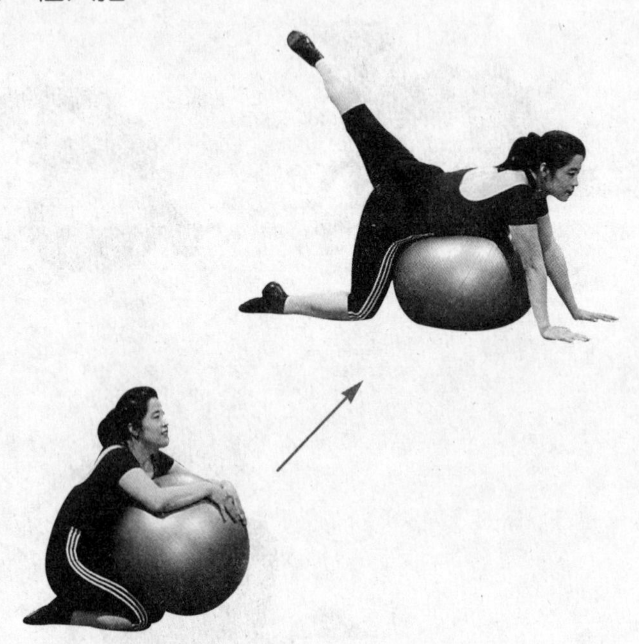

跪坐，球夾於腿與上體之間，上體放鬆趴在球上，兩臂搭在球上。上體向前壓在球上，手向前撐地，同時右腿跪立，左腿伸直向後踢，之後左腿落下還原。兩拍一次，踢四次。

第二個八拍：

與第一個八拍動作相同，換腿做。

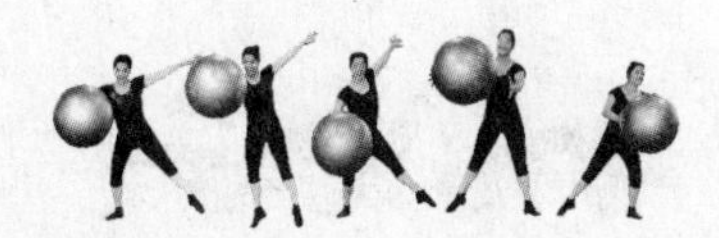

第三個八拍：

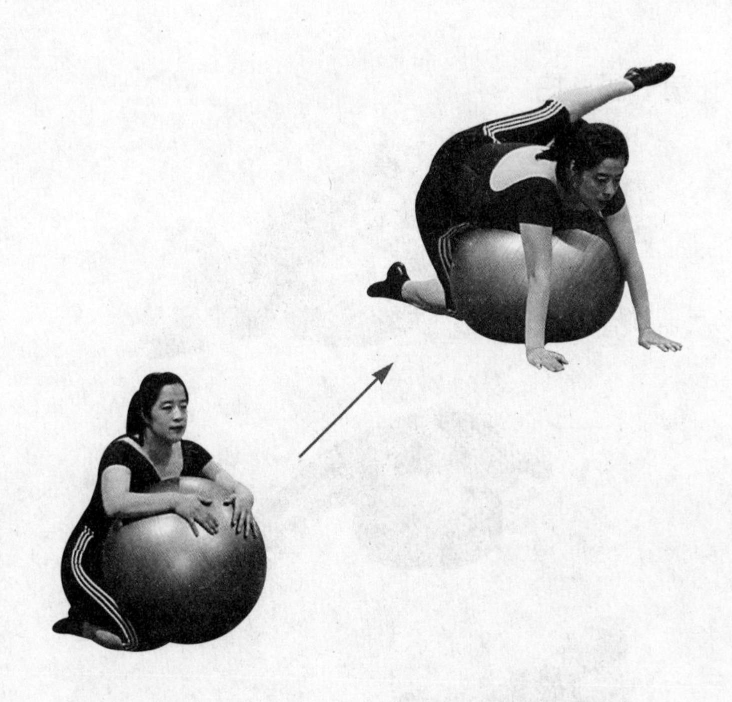

跪坐，球夾於腿與上體之間，上體放鬆趴在球上，兩臂搭在球上。上向前壓在球上，手向前撐地，同時右腿跪立，左腿向側踢，之後左腿落下還原。兩拍一次，踢四次。

第四個八拍：

與第三個八拍動作相同，換腿做。

鍛鍊功效：由踢腿練習，提高髖的柔韌性。

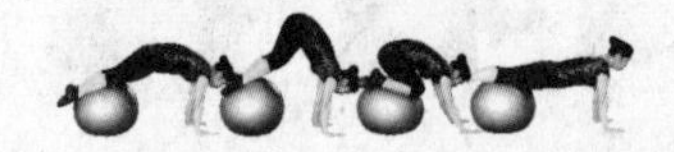

第八節　靠球滾動伸展

第一個八拍：

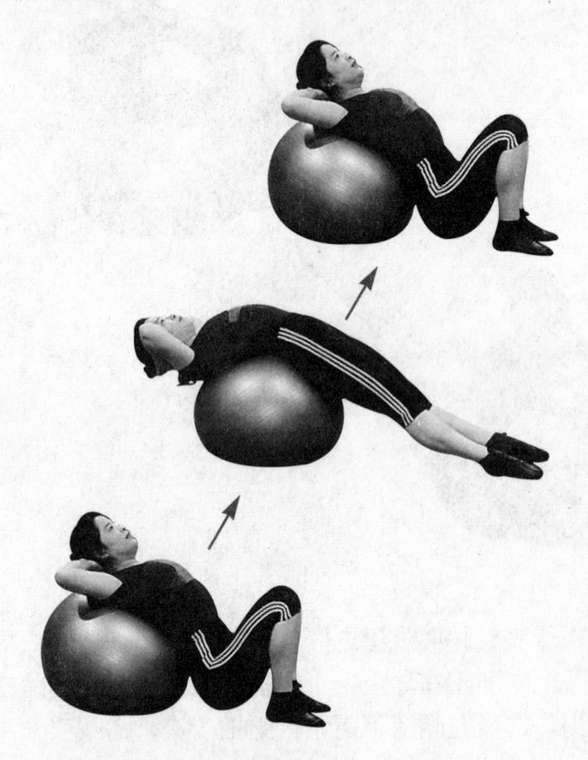

兩腿稍分開蹲下，將球放在體後，後背靠球，兩手抱著頭。兩腿慢慢蹬直，球向後滾動於腰部。兩腿再慢慢屈回，球隨之向前滾回至背部。四拍一次，做兩次。

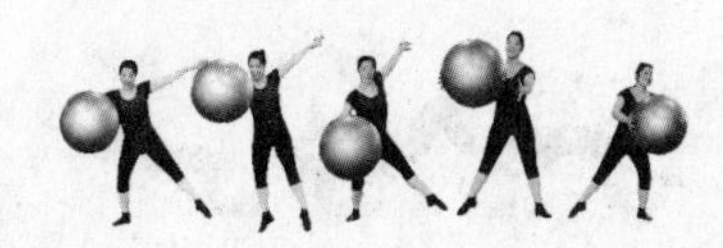

第二個八拍：

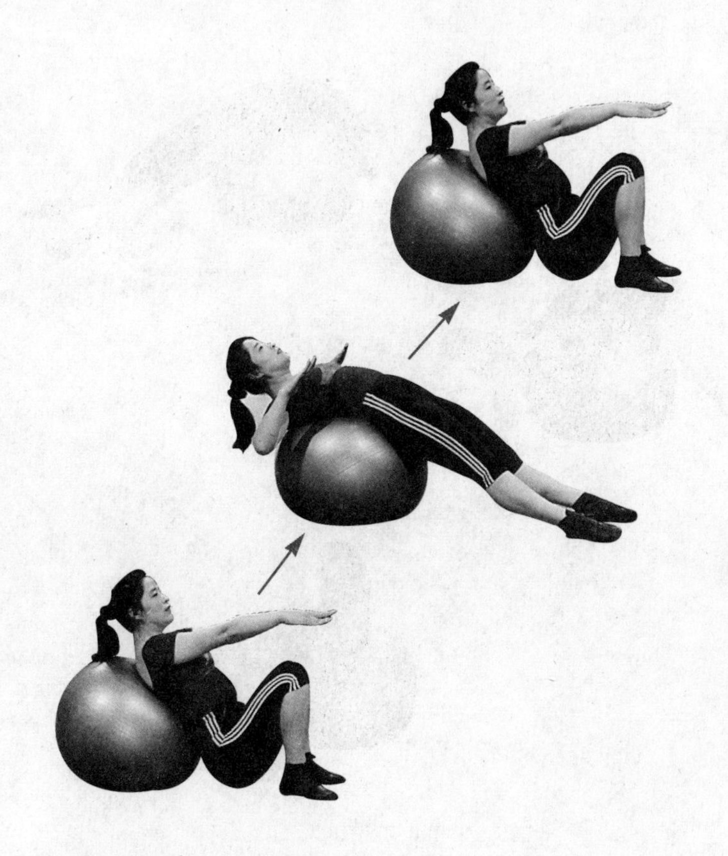

兩腿稍分開蹲於球前，後背靠球，兩臂伸直前舉。兩腿蹬直，同時兩臂胸前平屈向後振動，球隨之向後滾動。隨後屈膝，身體還原，兩臂隨著球的滾動前伸。四拍一次，做兩次。

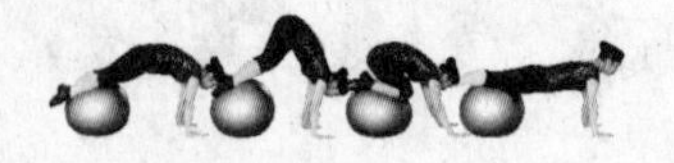

第三個八拍：

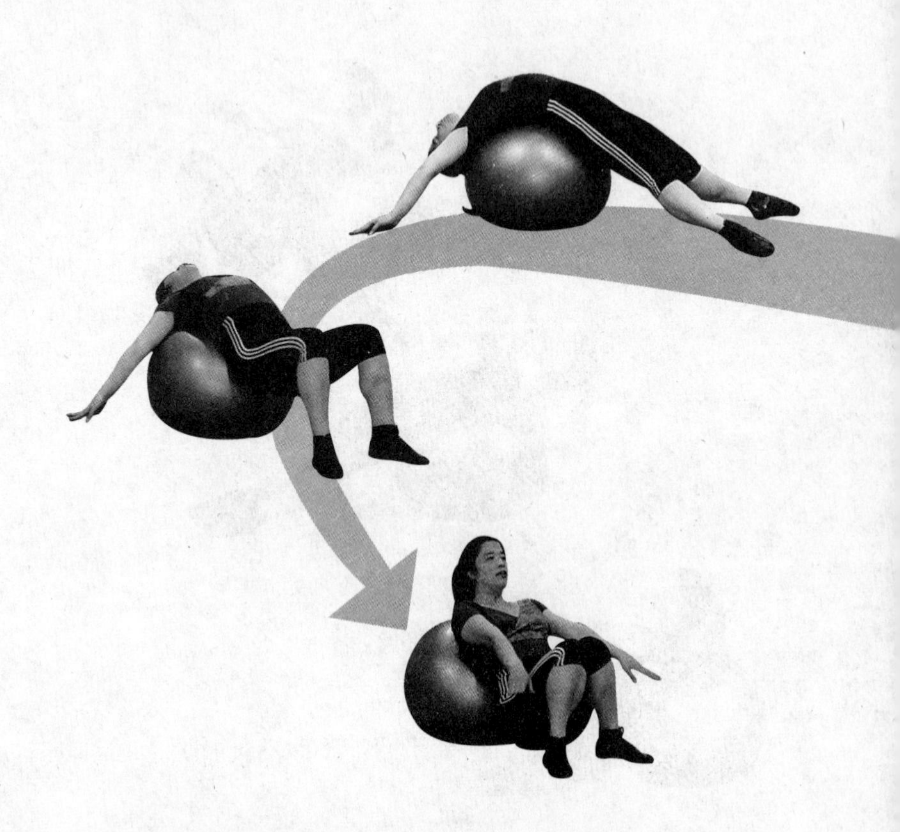

兩腿稍分開蹲於球前，後背靠球，兩臂伸直於體側，兩腳後蹬，兩腿慢慢伸直，球隨之向後滾動，隨著腿的蹬直、球的滾動軀幹也向後伸展，兩臂同時向後伸出，使軀幹在球體上得到充分伸展。停留片刻後，兩腿再屈回，球向前滾動，軀幹也隨著球向前滾而還原，兩臂繼續由下向前繞動。

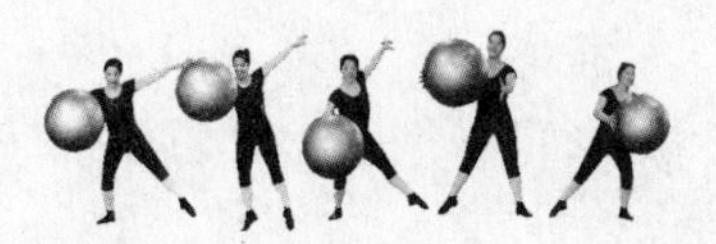

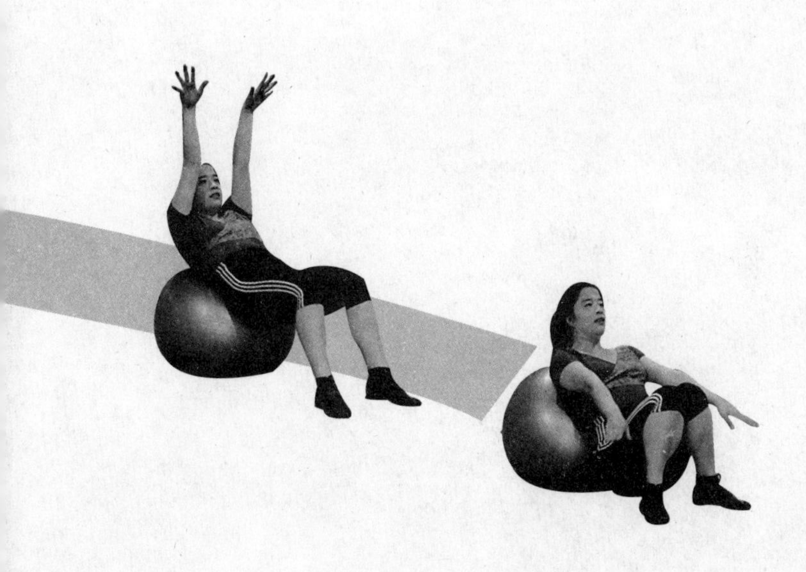

第四個八拍：

重複第三個八拍動作。

鍛鍊功效：軀幹充分伸展，從而提高其柔韌性。同時，球體因滾動背部進行了有效的按摩。

第四章

進行柔力健身球鍛鍊時應注意的事項

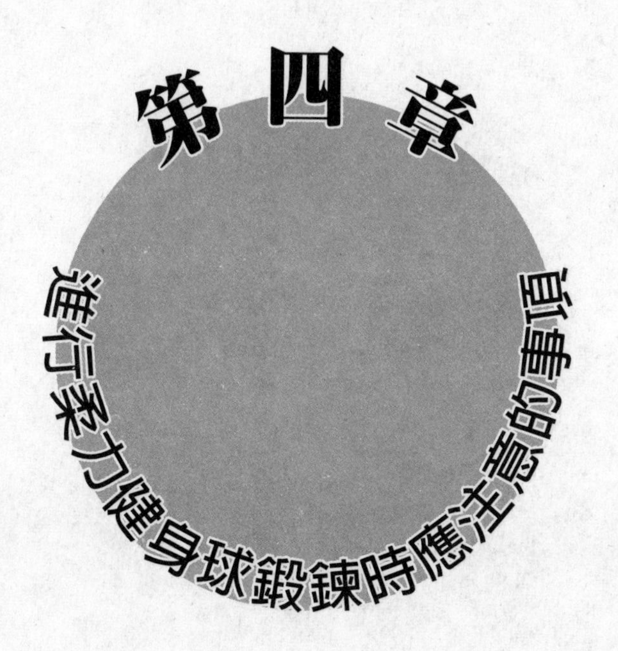

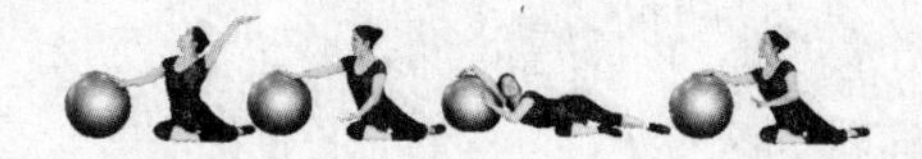

為了增強體能，改善、提高身體各器官的機能，柔力健身球要以健康為目的，做到安全、有效，心情愉快。在練習中，必須遵循一定的原則，並注意運動中可能產生的問題。

第一節　健身的原則

一、循序漸進原則

平常運動少的人，首先從基本動作做起。開始，每天運動10分鐘，適應以後逐漸增加運動量，使身體不斷地適應。學習的內容從熟悉球性的簡單動作開始，動作的數量由少逐漸增多，逐漸複雜。

二、超負荷原則

用日常生活中的負荷來進行鍛鍊，各器官機能不可能提高。例如，呼吸循環能力的提高，用最大吸氧量的40％以上的負荷強度，特別是增加負荷持續時間和負荷頻率（3次／周），才能改善和提高機能。

三、個別性原則

初學者和經常運動的人，其體能相差很大，如果他們在一起運動，運動中身體的負擔量完全不同，即便是相同的體

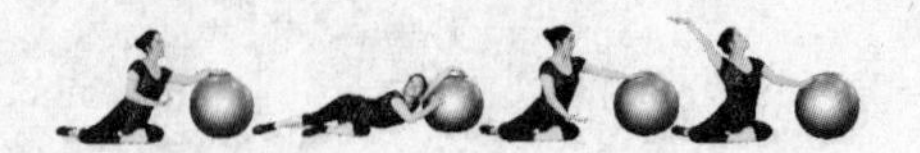

能，每個人在體內的反應也不同。增強體能應該符合個人體能的特點。

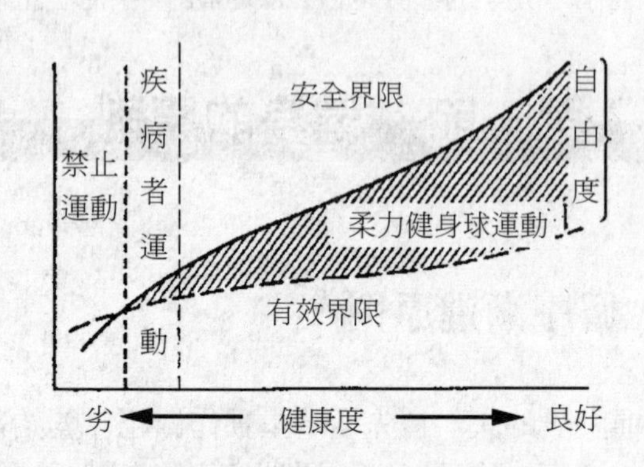

運動的量和健康的關係

四、全面性原則

在人體全面發展時，身體與精神應具有良好的平衡，二者要很好地結合。身體的全面發展對於提高專業的能力起到一定的作用，也是重要的條件。

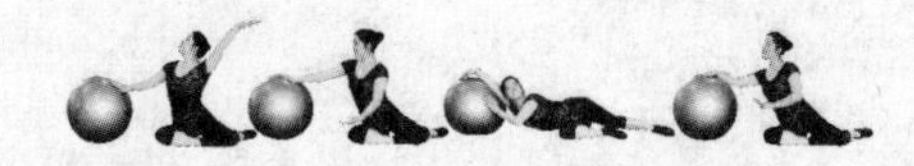

第二節　運動中應注意的問題

一、運動時要注意的問題

1. 運動鞋與地面的摩擦力要大，不能打滑。由於柔力健身球是球體，它總是在滾動之中。當人體在球體上進行運動時，必須靠腳或手的支撐獲得穩定。若鞋底滑，不能很好地支撐人體，必然使人體失去平衡而摔倒。所以在進行柔力健身球練習時，首先要檢查鞋底是否打滑，運動中腳和球要形成穩定的支點。

2. 在進行柔力健身球練習前，首先要檢查地面情況，並且打掃地面衛生。由於球體是膠質的，不能耐受尖銳物質的摩擦，例如沙粒，否則會磨損球體。

3. 在酷暑時鍛鍊，在運動前和運動中要補充水份。

4. 不要忘記在運動前做準備活動，結束時做整理運動，在運動的開始和結束階段動作要緩慢進行。

二、運動前身體出現以下症狀應停止運動

1. 有過度疲勞感，酗酒，腹瀉，頭痛。

2. 感冒，精神極度緊張，安靜時心率比平時多20次以上。

三、運動中出現以下症狀停止運動

1. 呼吸困難，頭痛，頭暈，嘔吐，腹痛。

2. 心率增加快，胸悶，非常疲勞。

3. 足、膝、髖關節疼痛，腳和腿無力，臉色蒼白，嘴唇發紫。

第三節　柔力健身球要寓鍛鍊於生活之中

如果沒有很多時間進行運動，你可以把鍛鍊寓於生活之中。如在打電話時可坐在球上做各種腰腹部的健身運動，邊通電話邊運動；在看電視的時候可以坐在柔力健身球上，邊欣賞電視節目邊坐在球上進行運動。在生活中注意抓住閒散時間進行運動，在輕鬆、愉快的氣氛中鍛鍊身體。

邊鍛鍊邊聊天，邊鍛鍊邊聽音樂或新聞廣播，在鍛鍊的過程中心情舒暢，將會取得良好效果。

如果認真思考，就會找到可以利用的健身時間。要根據鍛鍊的目標，有計劃地利用柔力健身球進行鍛鍊。鍛練時間最好固定，把柔力健身球運動作為生活中不可缺少的一件事，久而久之，就養成了習慣，在終身運動中延年益壽，增進健康。

一個人鍛鍊感到乏味枯燥時，可以邀請同伴及親屬一起進行運動，並按照自己事先制訂好的方案進行。

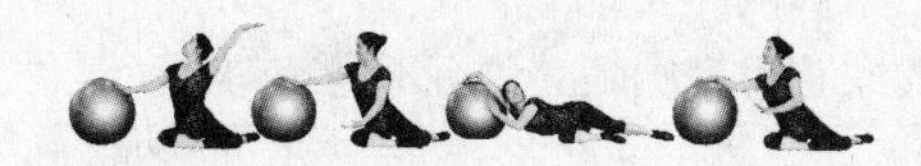

主要參考文獻

1. 鄧樹勳等：《運動生理學》，北京，高等教育出版社，1999年。

2. 紀仲秋等：《運動生物力學》，北京，高等教育出版社，2001年。

3. 勝 田 茂：《運動生理學 20講》，日本，朝倉書店，1993年。

4.姜桂萍：《舞蹈 體育舞蹈 藝術體操》，廣西師範大學出版社，2000年。

5.人體解剖學編寫組：《人體解剖學》，北京，高等教育出版社，1998年。

國家圖書館出版品預行編目資料

柔力健身球/ 姜桂萍 著.
－初版－臺北市：大展 ，2003【民 92】
面 ； 21 公分 －（快樂健美站；1）
ISBN 957-468-200-5（精裝）
1. 運動與健康

411.71　　91024579

柔力健身球

ISBN 957-468-200-5

作　　者／姜　桂　萍
責任編輯／劉　　沂
發 行 人／蔡　森　明
出 版 者／大展出版社有限公司
社　　址／台北市北投區（石牌）致遠一路 2 段 12 巷 1 號
電　　話／（02）28236031・28236033・28233123
傳　　真／（02）28272069
郵政劃撥／01669551
E－mail／dah_jaan@pchome.com.tw
登 記 證／局版臺業字第 2171 號
承 印 者／國順文具印刷行
裝　　訂／源太裝訂實業有限公司
排 版 者／順基國際有限公司
初版 1 刷／2003 年（民 92 年） 3 月

定價／280 元